BLOOD MASTER
―血液疾患症例に学ぶ―

●監修
内山 卓
京都大学大学院医学研究科 血液・腫瘍内科学 教授

●編集
中畑龍俊
京都大学大学院医学研究科 発達小児科学 教授

谷脇雅史
京都府立医科大学大学院医学研究科
血液・腫瘍内科学 教授

前川 平
京都大学医学部附属病院 輸血細胞治療部 教授

インターメディカ

序文

　日常診療でよく遭遇する血液疾患症例を取り上げて、その疾患の原因・発症機構・病態・診断・治療を深く掘り下げて検討し、その理解を深めることを目的として、研究会「BLOOD MASTER －血液疾患症例に学ぶ－」が発足した。

　第Ⅰ章の「はじめに」にも書いたように、教科書には何でも書いてあるが、いざ、臨床の現場で患者さんを診ると、所見がどこか違っている。あるいは、その対処法が教科書には記載のない他疾患を合併している、さらには、教科書に書いてある疾患とは違う疾患ではないかと思う所見がある、などの経験をすることは稀ではない。すなわち、最良の教科書は患者であると言われるゆえんである。

　本研究会は、血液診療に携わる比較的若い医師を対象に、一症例を徹底的に解析した。さらに、その疾患の原因・病態・臨床像・治療などを専門家に解説していただくことによって、その疾患の理解を深め、また、実際の診療現場で役立つことを主目的にしている。

　それぞれの研究会では、参考資料として70～80ページの小冊子が作成された。例えば、症例1の悪性リンパ腫では、症例提示に続いて、「悪性リンパ腫　画像診断への第一歩」、次いで、「染色体、遺伝子、細胞表面形質　腫瘍細胞の本質に迫る」、「病理診断　悪性リンパ腫の基本的な形態像を学ぶ」、最後に、「治療　治癒を目指した新しい治療のコンビネーション」について、レベルの高い内容を

序文

わかりやすく解説している。

　また、現場で診療に携わる専門家からの実際的な診療上のコツやアドバイス、最近の話題などが文中に挿入され、読んでいて興味がますます深まる内容になっている。

　悪性リンパ腫に続いて、急性骨髄性白血病、骨髄異形成症候群、多発性骨髄腫の計4症例を勉強したが、この時点で初期の計画通り4冊の冊子を合本することとなった。私は、一症例について、これだけのページを使って記述してある参考書はあまり見かけたことがない。他の教科書や参考書には記載のない、実際の臨床現場で役立つ情報の記載も多い。その意味で、ユニークな本ではないかと思う。

　また、できるだけ多くの若い医師に読んでいただけるように、手軽に入手できる価格にした。

　この本が、読者の血液疾患の理解の深化、明日からの診療に役立つことを願っている。

平成20年9月

京都大学大学院医学研究科　血液・腫瘍内科学

教授　内山　卓

BLOOD MASTER ―血液疾患症例に学ぶ―

Contents

序　文 　　　　　　　　　　　　　　　　　　　　　　　内山　卓 … 002

第Ⅰ章　悪性リンパ腫
　はじめに　　　　　　　　　　　　　　　　　　　　　　内山　卓 … 007
　第Ⅰ章　症例提示　　　　　　　　　　　　　　　　　　　…………… 008
　1. 画像診断　　悪性リンパ腫：画像診断への第一歩　　　東　達也 … 014
　2. 染色体、遺伝子、細胞表面形質　腫瘍細胞の本質にせまる　錦織桃子 … 030
　3. 病理診断　　悪性リンパ腫の基本的な形態像を学ぶ　　羽賀博典 … 040
　4. 治療　　治癒を目指した新しい治療のコンビネーション　門脇則光 … 052

第Ⅱ章　急性骨髄性白血病
　はじめに　　　　　　　　　　　　　　　　　　　　　　谷脇雅史 … 069
　第Ⅱ章　症例提示　　　　　　　　　　　　　　　　　　　…………… 070
　1. 形態と表面形質　急性骨髄性白血病の形態学的病型分類と免疫学的表面形質
　　　　　　　　　　　　　　　　　　　　　　　　　　　堀池重夫 … 080
　2. 染色体と遺伝子　染色体検査と遺伝子検査から何がわかるか　滝　智彦 … 098
　3. 治療Ⅰ　急性骨髄性白血病（AML）の化学療法　　　　小林　裕 … 112
　4. 治療Ⅱ　造血幹細胞移植療法について　　　　　　　　稲葉　亨 … 128

第Ⅲ章　骨髄異形成症候群
　はじめに　　　　　　　　　　　　　　　　　　　　　　中畑龍俊 … 147
　第Ⅲ章　症例提示　　　　　　　　　　　　　　　　　　　…………… 148
　1. 診断と分類　骨髄異形成症候群（MDS）について　　　足立壮一 … 156
　2. 治療Ⅰ　低リスク骨髄異形成症候群　　　　　　　　　石川隆之 … 166
　3. 治療Ⅱ　High‐risk MDS に対する治療（化学療法、造血幹細胞移植）　梅田雄嗣 … 176
　4. 移植と GVHD　　　　　　　　　　　　　　　　　　平松英文 … 188

第Ⅳ章　多発性骨髄腫
　はじめに　　　　　　　　　　　　　　　　　　　　　　前川　平 … 207
　第Ⅳ章　症例提示　　　　　　　　　　　　　　　　　　　…………… 208
　1. 多発性骨髄腫の病態　　　　　　　　　　　　　　　　島崎千尋 … 220
　2. 骨髄腫の画像診断　　　　　　　　　　　　　　　　　伊藤博敏 … 230
　3. 骨髄腫の染色体異常　　　　　　　　　　　　　　　　野村憲一 … 248
　4. 造血幹細胞移植を用いた多発性骨髄腫の治療　　　　　石川隆之 … 258
　5. 多発性骨髄腫に対する化学療法　　　　　　　　　　　芦原英司 … 268

執筆者一覧

[監修]

内山　卓　　京都大学大学院医学研究科 血液・腫瘍内科学 教授

[編集]

中畑龍俊　　京都大学大学院医学研究科 発達小児科学 教授
谷脇雅史　　京都府立医科大学大学院医学研究科 血液・腫瘍内科学 教授
前川　平　　京都大学医学部附属病院 輸血細胞治療部 教授

[執筆] （掲載順）

東　達也　　滋賀県立成人病センター研究所
錦織桃子　　京都大学大学院医学研究科 血液・腫瘍内科学
羽賀博典　　北海道大学病院 病理部
門脇則光　　京都大学大学院医学研究科 血液・腫瘍内科学
堀池重夫　　京都府立医科大学大学院医学研究科 血液・腫瘍内科学
滝　智彦　　京都府立医科大学大学院医学研究科 分子病態検査医学
小林　裕　　京都第二赤十字病院 内科
稲葉　亨　　京都府立医科大学大学院医学研究科 分子病態検査医学
足立壮一　　京都大学大学院医学研究科 発達小児科学
石川隆之　　京都大学大学院医学研究科 血液・腫瘍内科学
梅田雄嗣　　京都大学大学院医学研究科 発達小児科学
平松英文　　京都大学大学院医学研究科 発達小児科学
島崎千尋　　京都府立医科大学大学院医学研究科 血液・腫瘍内科学
伊藤博敏　　京都府立医科大学大学院医学研究科 放射線診断治療学
野村憲一　　京都府立医科大学大学院医学研究科 血液・腫瘍内科学
　　　　　　（現 岩手医科大学 血液・腫瘍内科学）
芦原英司　　京都大学医学部附属病院 輸血細胞治療部

第Ⅰ章 悪性リンパ腫

1. 画像診断
悪性リンパ腫：画像診断への第一歩

2. 染色体、遺伝子、細胞表面形質
腫瘍細胞の本質にせまる

3. 病理診断
悪性リンパ腫の基本的な形態像を学ぶ

4. 治療
治癒を目指した新しい治療のコンビネーション

はじめに

　教科書には、ほとんどすべてのことが書かれているようにみえるが、しかし、実際に臨床の現場で診療を行うに当たっては、肝心なことが記載されていないことも多く、重要なことは現場で学ぶことが少なくない。昔から、最高の教科書は患者さんであるといわれるゆえんである。本研究会は、実際の血液疾患症例について、十分な時間をかけて検討することによって、血液疾患臨床の基礎のみならず、教科書には書かれていない内容を学ぶことを目的として発足した。

　稀な症例、診断が困難な症例ではなく、臨床でよく遭遇する症例をとり上げて、血液学に興味を持っている学生、卒後間もない研修医、血液診療に携わっている医師、血液診療に興味を持っている医師やコメディカルスタッフの人たちと、提示された症例から、病態の理解、診断技術や診療のコツなどを学びたい。

　第Ⅰ章は、悪性リンパ腫症例を取り上げ、臨床の第一線で活躍している医師による、1. 画像診断、2. 染色体・遺伝子・細胞表面形質、3. 病理診断、4. 治療に関するミニレクチャーを聴きながら、この症例から多くのことを学びたい。

　参考資料として作成された本冊子は、他の参考書や雑誌には書かれていない貴重な情報が詰まっていて、今後の診療におおいに役立つことを確信している。

　最後に、執筆いただいた諸先生、また、本企画を実現してくださった大日本住友製薬株式会社にお礼を申し上げたい。

京都大学大学院医学研究科　血液・腫瘍内科学
教授　内山　卓

第Ⅰ章　症例提示

●症例　〔67歳 男性〕

主　　訴：頸部リンパ節腫大
既 往 歴：15歳頃 腸チフス、20歳 結核
家 族 歴：母 高血圧、兄 腸閉塞
現 病 歴：平成11年7月頃、径約1cmの腫瘤を左頸部に自覚。腫瘤は徐々に増大したが、疼痛がないため放置。平成12年6月に39度の発熱があり、近医受診。抗生剤を処方され、解熱した。その際、左頸部腫瘤の精査を勧められ、前医を受診し、同年6月20日に、同部の針生検を施行。組織所見にて、裸核状リンパ球類似の腫瘍細胞がびまん性に浸潤しており、免疫染色にて、CD20（+）、CD3（-）であることより、malignant lymphoma（diffuse large B cell lymphoma）と診断される。家人の都合により、当院での治療を希望され、同年7月10日受診し、7月21日、加療目的にて入院となる。平成12年1月からの3カ月間に、約4.5kgの体重減少（65→60.5kg）を認めたが、その後、体重減少は認めていない。

●症例　〔入院時身体所見〕

身長：173cm、体重：62kg、BMI：20.7。
血圧：140/80mmHg、体温：37.1℃、脈拍：110/分・整。
意識清明。眼瞼結膜に貧血はなく、眼球結膜に黄染なし。胸部所見異常なし。
腹部　肝を右季肋部に1横指触知、脾は触知せず。
表在リンパ節
　　　右頸部にφ0.5cm、
　　　左頸部にφ13×5cm、φ1cmを3ケ、φ0.5cmを1ケ
　　　右鼠径にφ1.5×1cmを触知する。
顔面、下肢に浮腫なし。
神経学的所見　両膝蓋腱・アキレス腱反射がやや減弱。
Performance　status　0。

●症例　〔入院時血液検査所見〕

<末梢血>		<生化学>		Cl	96 mEq/l
RBC	513×10^4 /μl	GOT	32 IU/l	T-CHO	156 mg/dl
Hb	16.2 g/dl	GPT	23 IU/l	TG	112 mg/dl
Ht	47.6 %	LDH	293 IU/l	sIL-2R	739 U/ml
WBC	5700 μl	ALP	278 IU/l		
Neut	64 %	γ-GTP	22 IU/l	<血清学>	
Lym	22 %	ChE	214 IU/l	CRP	0.2 mg/dl
Mono	5 %	T-Bil	0.4 mg/dl	VDRL	(-)
Plt	17.0×10^4 μl	TP	8.3 g/dl	TPHA	(-)
		ALB	4.5 g/dl	HBs-Ag	(-)
<凝固系>		FBS	86 mg/dl	HCV-Ab	(+)
PT	11.9 秒	BUN	12 mg/dl	HCV核酸定量	<0.5Meq /ml
APTT	28.4 秒	CRE	0.8 mg/dl	IgG	2253 mg/dl
Fib	319 mg/dl	UA	5.2 mg/dl	IgA	496 mg/dl
		Na	136 mEq/l	IgM	155 mg/dl
		K	3.4 mEq/l		

●第Ⅰ章 悪性リンパ腫

●入院時骨髄検査所見

骨髄像：正形成性骨髄
　　　　三血球系に著変はないが、大型でPOX陰性のBlastを2.2%認める。
　　　　G/E比：1.48
染色体：46,XY
flow cytometry：malignancyに特徴的所見を認めず。

●胸部X線

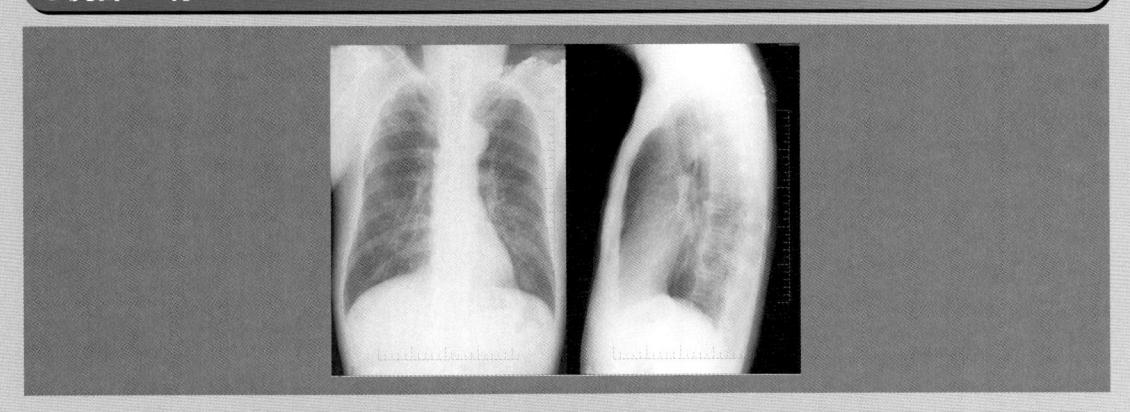

●頸部CT

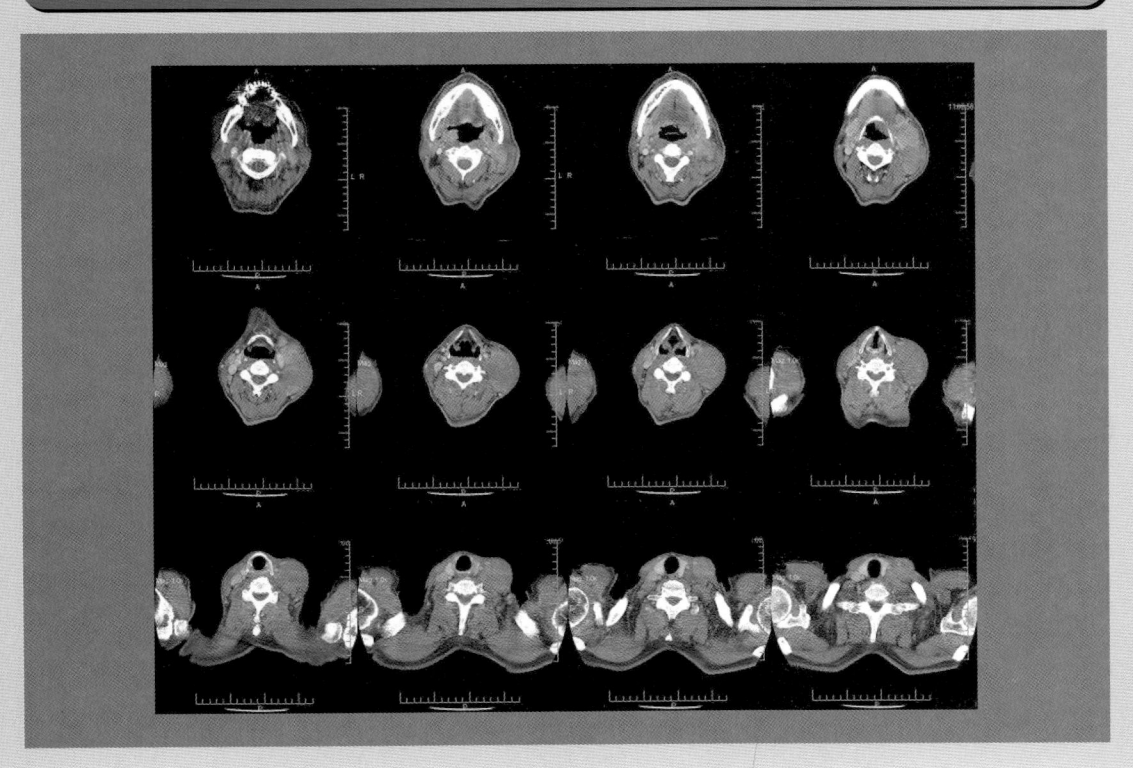

●胸部 CT

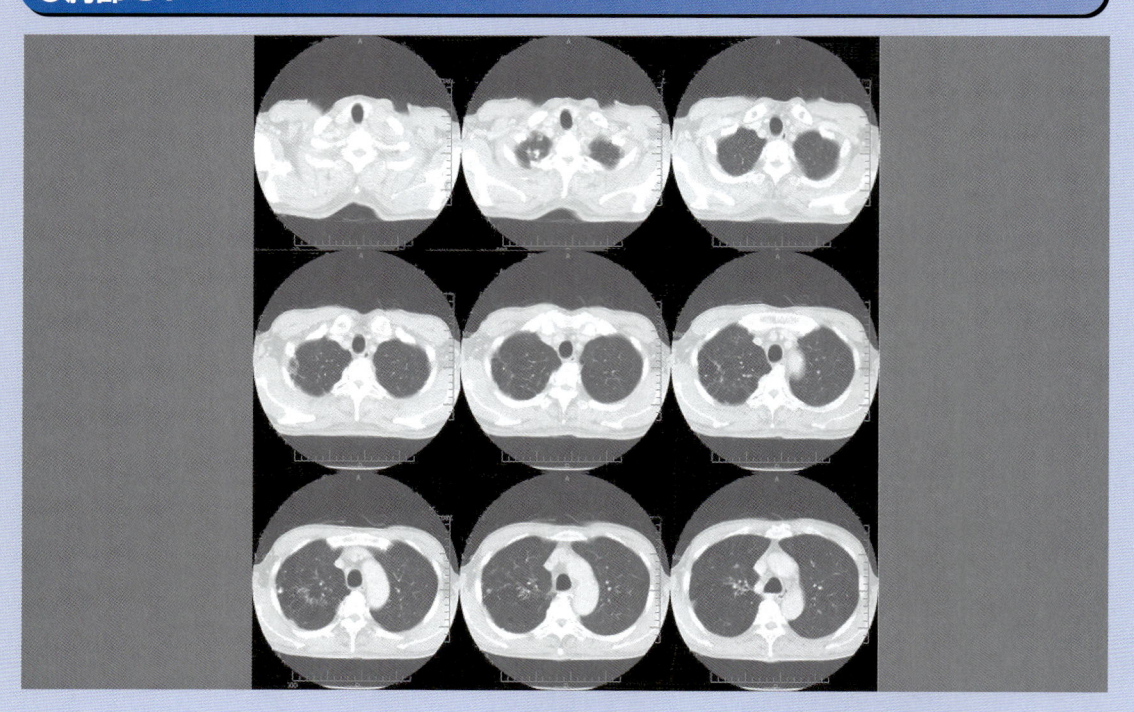

●腹部 CT

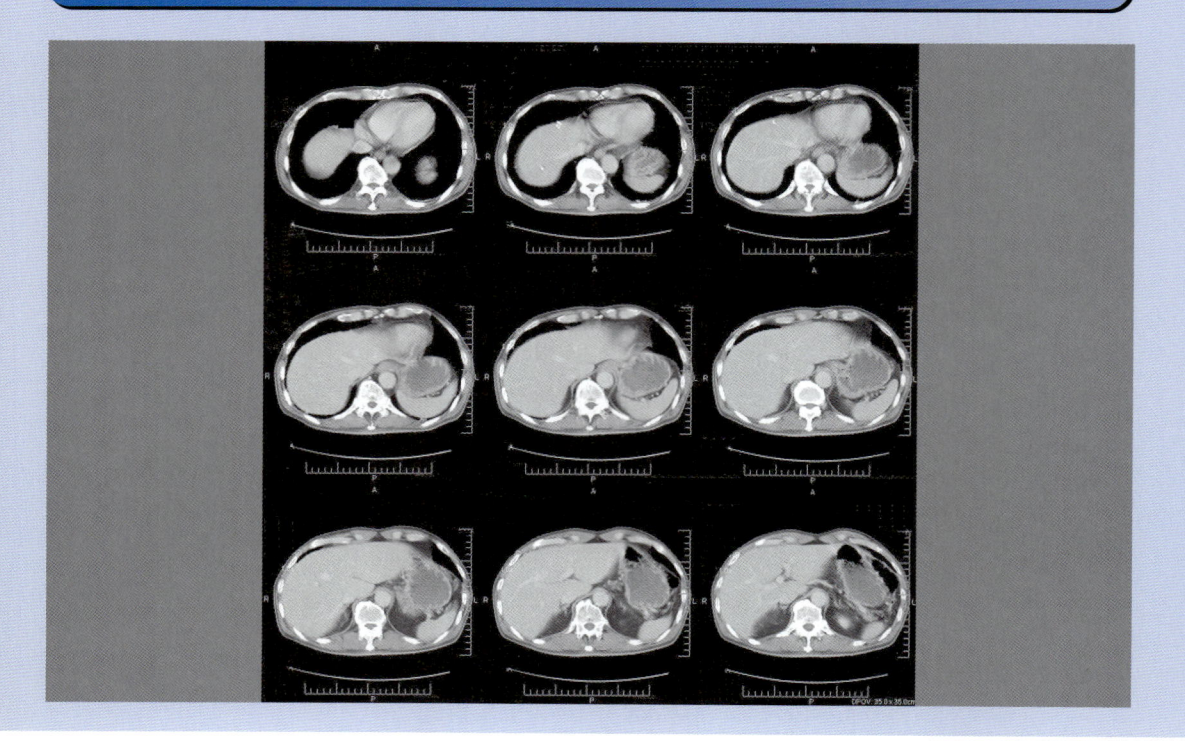

010　●第Ⅰ章 悪性リンパ腫

●第Ⅰ章 悪性リンパ腫

● Ga scintigraphy

●検査所見

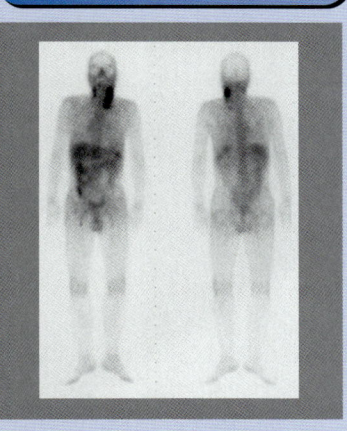

心電図 ： 洞性頻脈、心拍数 110 回 / 分
心エコー ： 大動脈弁硬化と軽度の逆流、EF 73%
胸部 X-p ： 右上肺野に石灰化陰影
頸部 CT ： 左頸部に、外耳道の少し下方から鎖骨上部にかけて
最大径約 4cm の、比較的均一に造影されるリンパ節腫大。
右頸部、中咽頭右壁に腫瘤を認める。
ワルダイエル環、舌後部左側に腫瘤の疑い。
胸部 CT ： 縦隔に扁平なリンパ節を認める。
右上葉に胸膜肥厚、気管支血管束のひきつれ像、石灰化像
腹部 CT ： 肝内に結節性石灰化
Ga scintigraphy ： 左側優位に両側頸部に強い集積、
右大腿上部に点状集積

●左頸部リンパ節生検病理標本

●左頸部リンパ節生検病理標本

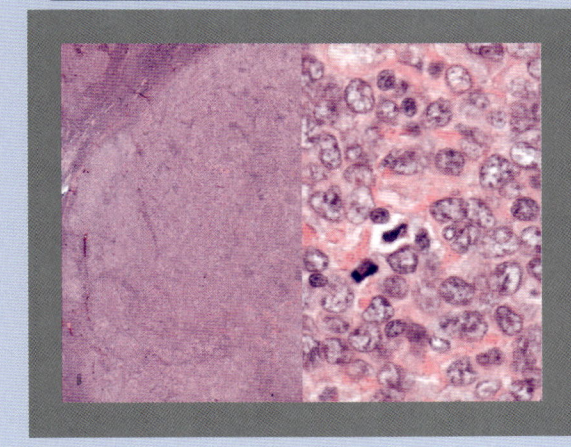

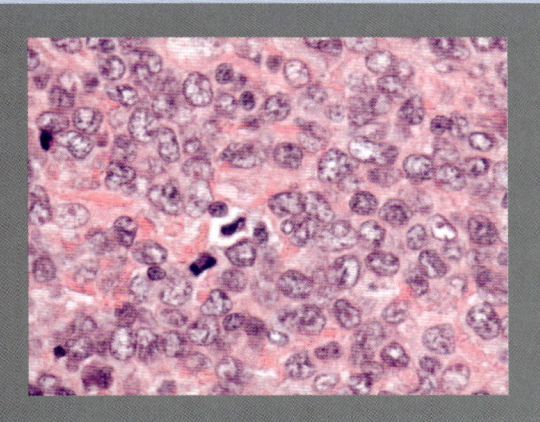

●左頸部リンパ節生検 FCM

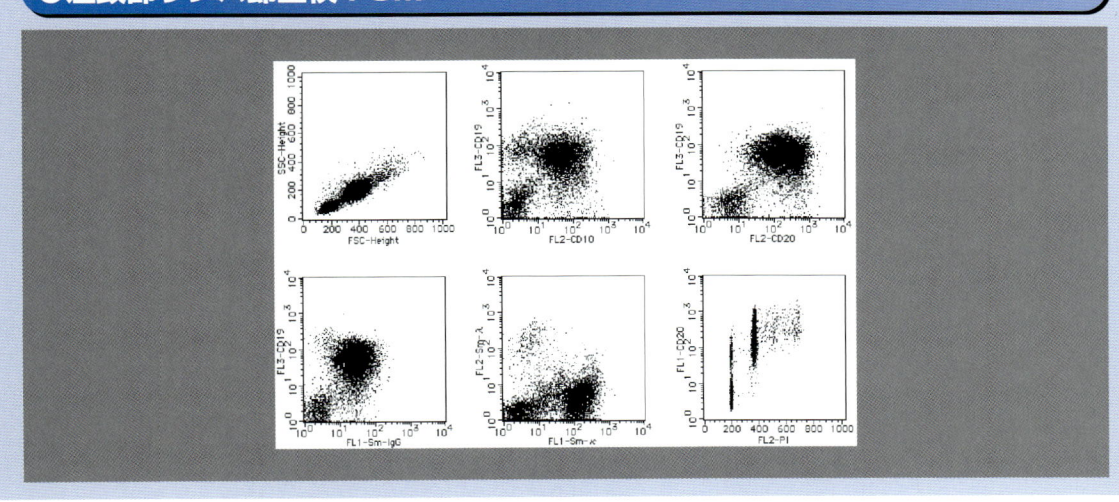

●左頸部リンパ節生検所見

病理組織：リンパ濾胞の構造等、リンパ節の基本構造が不明瞭になっており、核径が 8〜16 μm で核形は不整、核小体が明瞭な細胞を含めて、小型リンパ球核の約 2 倍大の大型の atypical lymphoid cell の増生を認める。

flow cytometry：
- CD10　21.1%　　Sm-IgG　26.3%
- CD19　38.9%　　Sm-κ　32.8%
- CD20　37.1%　　HLA-DR　53.6%
- DNA　aneuploidy（+）

染色体検査（G-band）：
- A：85, XXY, -Y, add(1)(p11), -3, t(3;22)(q27;q11), -5, -6, ad(8)(q24), -9, -11, -12, -16, -16, -18, -18, -19, -21, der(22)t(3;22), +mar1, +mar2, +mar3, +mar4, +mar5, +mar6 [1/20]
- B：85, idem, -4, +12, -mar4, -mar5, -mar6, +mar3 [1/20]
- C：45, X, -Y [1/20]
- D：46, XY [9/20]
- E：他に ad(1), t(3;22) の共通異常を有する細胞 [8/20]

●症例要約

症例	：67 歳、男性
主訴	：頸部リンパ節腫大
現病歴	：平成 11 年 7 月頃、径約 1cm の腫瘤を左頸部に自覚するも放置。平成 12 年 6 月 20 日に、同部の針生検を施行し、malignant lymphoma（diffuse large B cell lymphoma）と診断。平成 12 年 1 月からの 3 カ月間に、約 4.5kg の体重減少（65 → 60.5kg）を認める。
身体所見	：表在リンパ節 右頸部にφ 0.5cm、左頸部にφ 13 × 5cm、φ 1cm を 3 ケ、φ 0.5cm を 1 ケ、右鼠径にφ 1.5 × 1cm を触知。
入院時血液検査	：LDH：293IU/L、sIL-2R：739U/ml、HCV-Ab：(+)
頸部 CT	：左頸部に著明なリンパ節腫大。右頸部、中咽頭右壁に腫瘤を認める。ワルダイエル環、舌後部左側に腫瘤の疑い。
胸部 CT	：縦隔に扁平なリンパ節を認める。
Ga scintigraphy	：左側優位に両側頸部に強い集積、右大腿上部に点状集積。
左頸部リンパ節生検	： 病理組織：大型の B 細胞がびまん性に増生。 flow cytometry：CD10、CD19、CD20、IgG-κ が陽性。 染色体検査：t(3；22) を含む多彩な異常 [9/20]

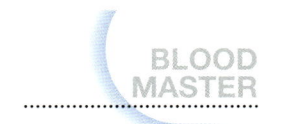

●第Ⅰ章 悪性リンパ腫

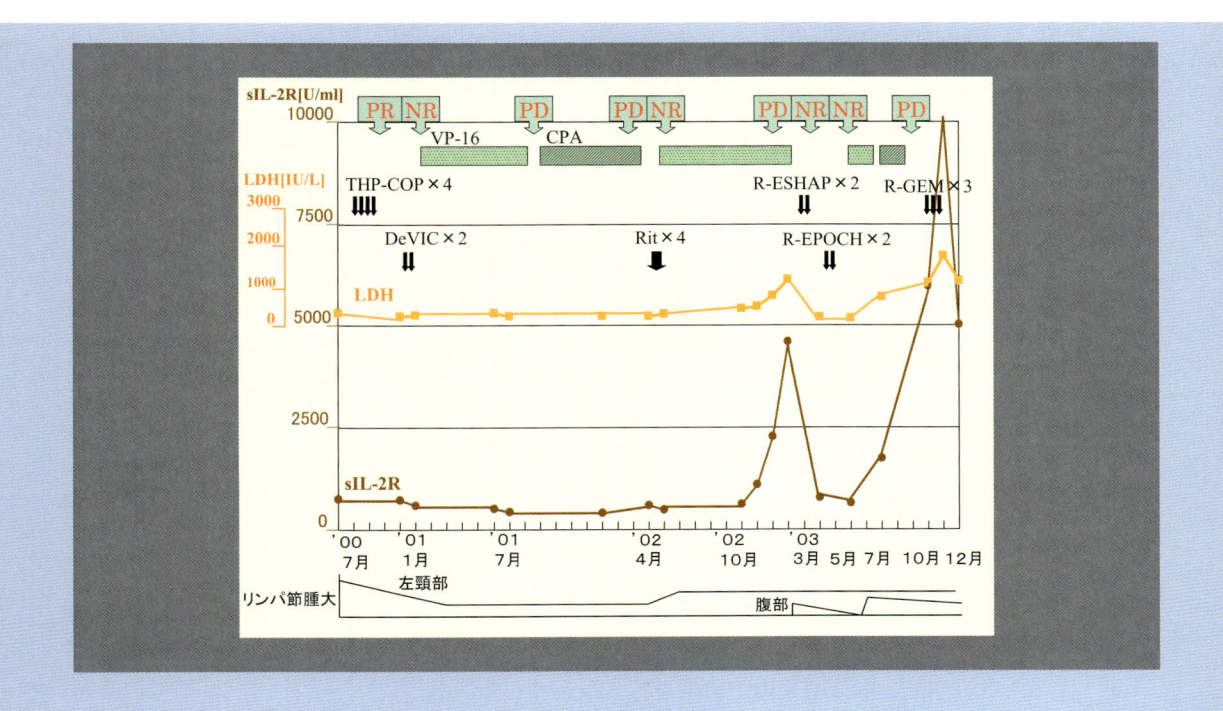

1. 画像診断

悪性リンパ腫：画像診断への第一歩

滋賀県立成人病センター研究所

東　達也

　日本における現代医療は evidence-based-medicine：医学的論拠に基づく医療への方向に向かっている。インターネットを開けば、医療機関の治療成績が公開されており、今後もますます患者サイドで医療機関、医師を選択し、成績のよい医療機関、医師に集中する傾向は強まるだろう。セカンド・オピニオンを求めて来院した患者に、医師は可能な限りの情報提供を行う義務があるし、提示した治療計画や過去に提供した治療に対して患者から論拠を求められ、ときには拒否され、ときには強く非難されることさえある。これからの医師には患者を「治してあげる」のでなく、「よりよい治療を受ける手伝いをする」という患者本位の立場で診療を行う心がけも必要だ。

　このような新しい時代において、医療画像情報は最も客観的なエビデンスの１つとして多大な影響力を持っている。病巣の検出、病巣の性状診断、病期の診断、治療効果の判定、再発評価など、医療者側にとって有用なだけでなく、医師同士の情報交換や患者への治療選択のための情報提供、治療後の病状、診療内容の説明などにも有用である。しかしながら、依頼医師からの情報提供なしに、優れた画像診断を行うことは不可能だ。それぞれの画像には利点、欠点があり、病状によって必要とされる画像は異なるため、依頼医師側にも必要不可欠な画像を依頼することが要求される。いわゆる「見落とし」もありえる。さらに、画像診断は決してすべてが安価で簡便なものではない。検査自体が有害なことさえある。現在日本では保健医療が行き詰まってきており、包括医療が部分的に導入されることになった。依頼医師の側にも必要最小限の画像診断を選別し依頼する必要がある。今日の医療において画像診断に最も求められているものは、エビデンスとなる医療画像情報をいかに、効率よく、「見落とし」なく、総合判断して、有益な情報提供を行えるか、ということに尽きるだろう。

　この解説では悪性リンパ腫の画像診断に使われる画像の種類、その利点、欠点、注意点、画像診断の選択における留意点などについて述べ、医学生・研修医諸君が上記のような立場にたって、画像診断に強い医師となるための一助としたい。

1）方法

　悪性リンパ腫は根治も期待できる疾患だが、現状では必ずしも死亡率が低いわけでなく、有効な治療を行うためには、適切な病理組織学的診断と適切な病期診断が大変重要だ。画像診断が骨髄穿刺や骨髄生検、病理組織学的診断にとって代わることは不可能である。しかし、画像診断の進歩により最近では「臨床病期（clinical stage：CS）」という概念が用いられている。すなわち、病期診断は最終的な病理診断（病理病期（pathological stage：PS））を待たずにCTを中心とした画像診断により決定されるようになり、試験開腹などの侵襲度の高い検査法は姿を消しつつある。Ann Arbor分類（Cotswolds修正分類）は現在でも最も基本となる病期分類で、その分類上の最大の注意点は1／横隔膜の上下に病変があるかどうか、2／リンパ系組織（リンパ節、脾臓、胸腺、ワルダイエル輪、虫垂、Peyer板）以外の臓器や部位に病変があるかどうか（節外病変）、それが限局しているかどうか、にある（**表1**）。

　悪性リンパ腫は全身疾患であることが多く、頸部から躯幹部をまず撮影し、全身に幅広く分布するリンパ組織と節外臓器の状況を把握する必要がある。Cotswolds分類に示されたリンパ節領域を示している（**図1a**）。病期分類を考えれば、横隔膜の上下をくまなく画像診断しておく必要があるだろう（**図1b**）。近年国際予後指標（international prognostic index：IPI）として重要な治療予後因子が提唱されている。「臨床病期のIII、IV期であること」がこのIPIの1つとしてあげられており、画像診断による臨床病期（CS）の重要性はますます注目されている。この点に注意して、病期診断に有用な画像について概説する。

図1a　リンパ節領域の模式図

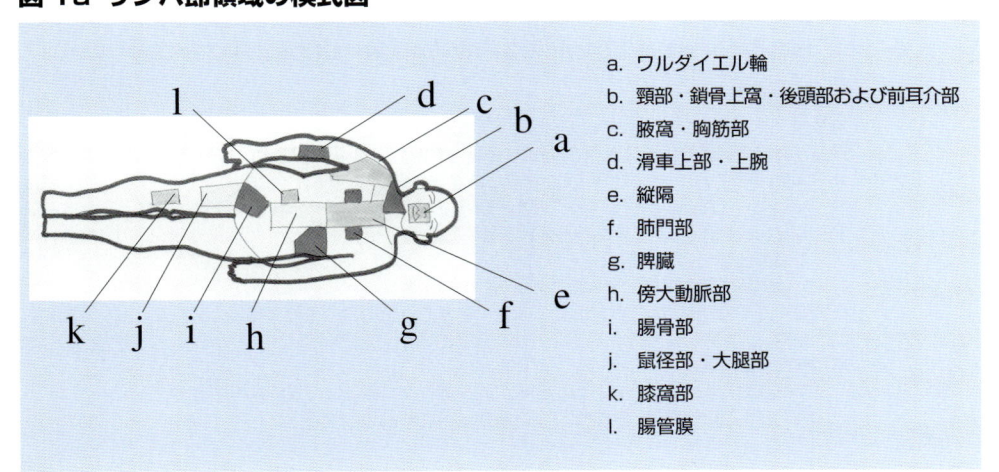

a. ワルダイエル輪
b. 頸部・鎖骨上窩・後頭部および前耳介部
c. 腋窩・胸筋部
d. 滑車上部・上腕
e. 縦隔
f. 肺門部
g. 脾臓
h. 傍大動脈部
i. 腸骨部
j. 鼠径部・大腿部
k. 膝窩部
l. 腸間膜

図1b stagingのイメージ図

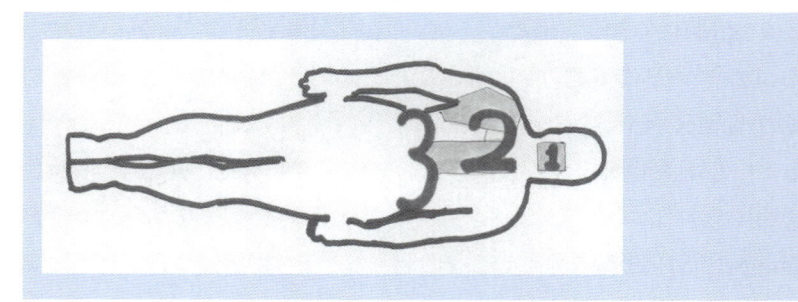

表1 Ann Arbor分類（Cotswolds修正案）

I期	I	1つの	リンパ節領域の侵襲 リンパ系組織の侵襲		あるいは
	IE	1つの	節外病変への	限局性侵襲	
II期	II	2つ以上の	リンパ節領域の侵襲	（ただし横隔膜の片側に限局する）	
	IIE	1つ以上の 1つの	リンパ節領域の侵襲 節外病変への	（ただし横隔膜の片側に限局する） 限局性病変	かつ
	病変の数を記載すること：例　II3				
III期	III	複数の	リンパ節領域の侵襲	（ただし横隔膜の上下にわたる）	
	IIIE	複数の 1つの	リンパ節領域の侵襲 節外病変への	（ただし横隔膜の上下にわたる） 限局性侵襲	かつ
	IIIS	複数の	リンパ節領域の侵襲 脾臓への侵襲	（ただし横隔膜の上下にわたる）	かつ
	IIISE	複数の 1つの	リンパ節領域の侵襲 節外病変への 脾臓への侵襲	（ただし横隔膜の上下にわたる） 限局性侵襲	かつ かつ
IV期			（リンパ節病変の有無にかかわらず） 1ないし複数の節外病変を越えて広がる　びまん性侵襲や播種性病変 （肝臓・骨髄浸潤、肺の小結節性病変はびまん性浸潤と考える）		
症状	A B		B症状のないもの 初診6カ月以内における10％以上の体重減少 38度以上の原因不明の発熱 盗汗（寝具を替えなければならないようなずぶぬれの発汗） （掻痒症のみ、または原因の明らかな感染症に伴う短期間の有熱症状はこれに含まれない）		

Cotswolds修正案の要点
1. 胸腔内、腹腔内のリンパ節腫大の診断にCTを用いること
2. 肝臓と脾臓の病変の検出には2つの異なる画像診断による検出を要する
3. X：bulky病変　　最大径が10cm以上のリンパ節性腫瘍　　　または
　　　　　　　　　胸部レ線にてT5／6レベルでの胸郭径の1／3を超える縦隔腫瘤
4. CRu（uncertain　CR）を治療効果判定基準に採用
　　　　治療前からの病変部位に一致したX線学的異常のみが治療によっても変化なく認められる場合に完全緩解に準じたものとみなす
5. E病変：既知のリンパ節に連続した、またそれより近位の単一の節外部位の病変で、リンパ節に対する照射野を容易に含むことができるもの
6. III期を2群に分類
　　　III1：脾臓あるいは脾門部、腹腔動脈、肝門部リンパ節領域いずれかへの侵襲
　　　III2：傍大動脈、腸骨、腸間膜リンパ節領域いずれかへの侵襲

(1) 胸部レ線：

特徴：いわずと知れた検査の基本中の基本。
　　　簡便で禁忌はまずない。費用も安価（75点）。侵襲は少ない。
　　　（被曝量は約 0.05 mSv（ミリシーベルト・被曝の単位）程度）

　まず、初診時ないし入院時ルーチンに最低限 1 枚は撮像。肺野のびまん性病変の有無は stage IV に直結する。また縦隔や肺門部のリンパ節腫脹などはよい適応である（図2）。しかし、胸部レ線での縦隔の情報は病期診断に十分ではなく、現在では胸部 CT なしに胸部レ線のみで胸部の診断をすることはまずない。経過観察時に被曝や費用を考えて、可能なら胸部レ線で経過観察をする場合はある。また、悪性リンパ腫は経過中、特に化学療法時に日和見感染などが起こり、結核、ニューモシスチス・カリニ肺炎などが併発することもある。呼吸困難など訴えた場合、胸部レ線は迅速で、簡易な検査法といえる。

欠点：縦隔の小さなリンパ節の腫大などは診断不可能。心臓の裏側に存在する肺野病変などはわからない。

(2) 頸部・胸部・腹部・骨盤部 CT：

特徴：中規模以上の病院であれば、まず CT 撮影装置は完備しており、ルーチンに行われるべき基本的検査。現代における画像診断の基本。

図2

a. ガリウムシンチグラフィ：異常を指摘しえなかった。
b. PET にて肺野、縦隔、肺門部に指摘。
c. 胸部レ線でも肺野の病変と右肺門部の腫大がわかる。

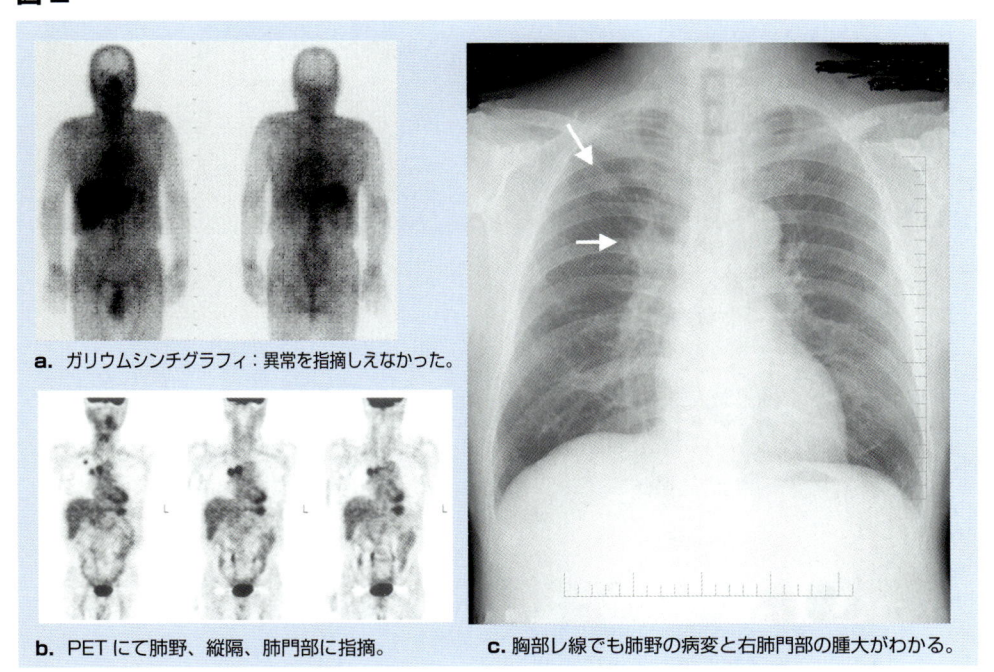

比較的簡便であるが、費用は中程度（頸部620点、躯幹部830点、造影剤加算500点）。被曝量は約8mSvから場合によっては100mSv程度となることもある。最近の高速撮影技術の進歩により一度の検査で全身（頸部から躯幹部）スクリーニングができるようになった。

　悪性リンパ腫ではヨード系造影剤による造影検査は必須で、単純CTでは一塊になって認められるリンパ腫病変と血管や腸管を区別して診断することは困難である（図3）。CTの読影に王道はなく、解剖・正常構造を熟知したうえで、あるべきものがあるかどうか、あるべきでないものがあるかどうかを、じっくり読影してほしい。

　通常のリンパ節領域の病変ではリンパ腫大を疑わせる軟部陰影があるかないかが問題となる。節外病変の診断の際には上皮性腫瘍との鑑別などが必要となり、病変の造影状態などが重要なポイントとなるが、これは個別の臓器により異なるので、詳細はここでは述べない。一般にリンパ腫病変はがん腫などに比し柔らかい傾向があり、腫瘍の内部を血管が貫通する像をとることが多いとされている（図4）。

　欠点：単純撮影では著しく診断能は落ちる。ヨードアレルギーの患者の場合、造影検査は禁忌。同一患者で短期間に多件数を行うとやはり被曝の問題がある。口腔付近では歯科治療による金属冠がアーチファクトを引き起こすため、不十分なこともある（図5）。腸間膜リンパ節、腸管、骨髄の病変は比較的検出しにくい。

図3

a. 正常の造影CT像とPET像。

b. 傍大動脈リンパ節領域リンパ節腫大での造影CT像とPET像。リンパ節はCTでも、PETでも明瞭。

c. 傍大動脈リンパ節領域リンパ節腫大での単純CT像とPET像、ガリウムシンチグラフィ像。PET像、ガリウムシンチグラフィ像では明瞭だが、単純CT像ではリンパ節、血管、腸管の判別が困難。

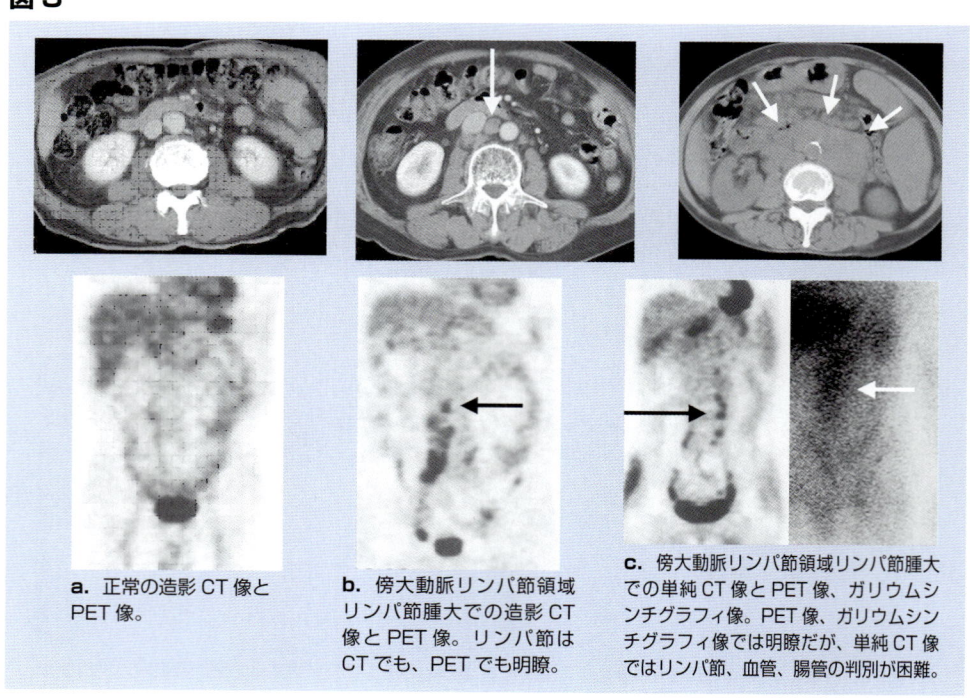

第Ⅰ章 悪性リンパ腫

図4

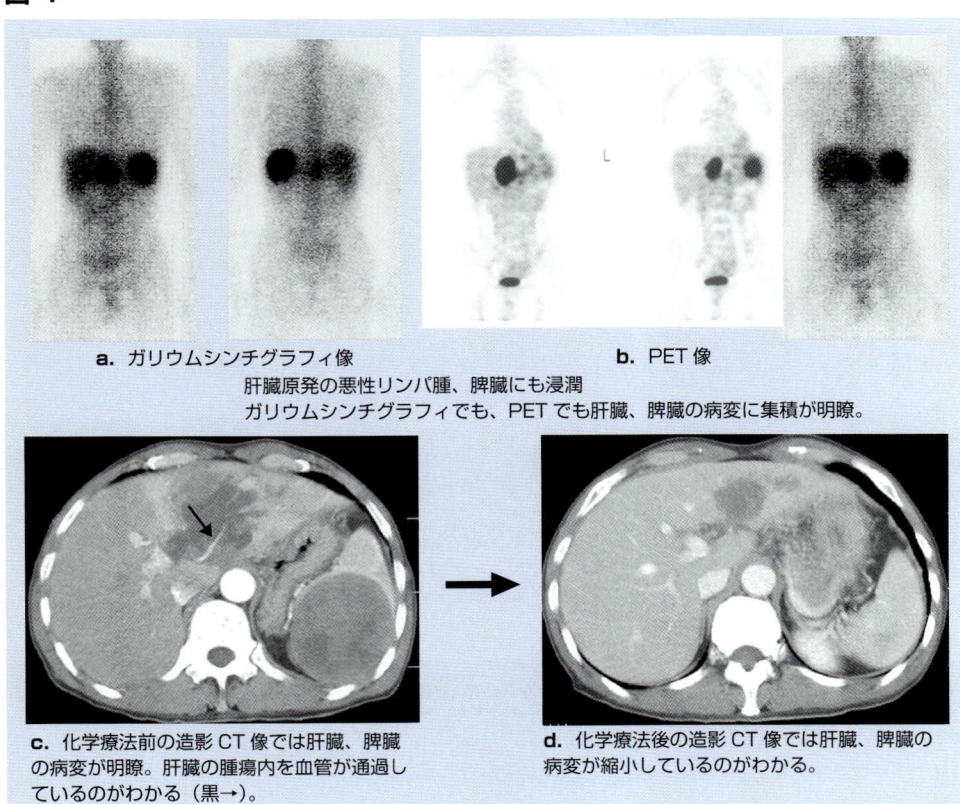

a. ガリウムシンチグラフィ像　　b. PET像

肝臓原発の悪性リンパ腫、脾臓にも浸潤
ガリウムシンチグラフィでも、PETでも肝臓、脾臓の病変に集積が明瞭。

c. 化学療法前の造影CT像では肝臓、脾臓の病変が明瞭。肝臓の腫瘍内を血管が通過しているのがわかる（黒→）。

d. 化学療法後の造影CT像では肝臓、脾臓の病変が縮小しているのがわかる。

図5

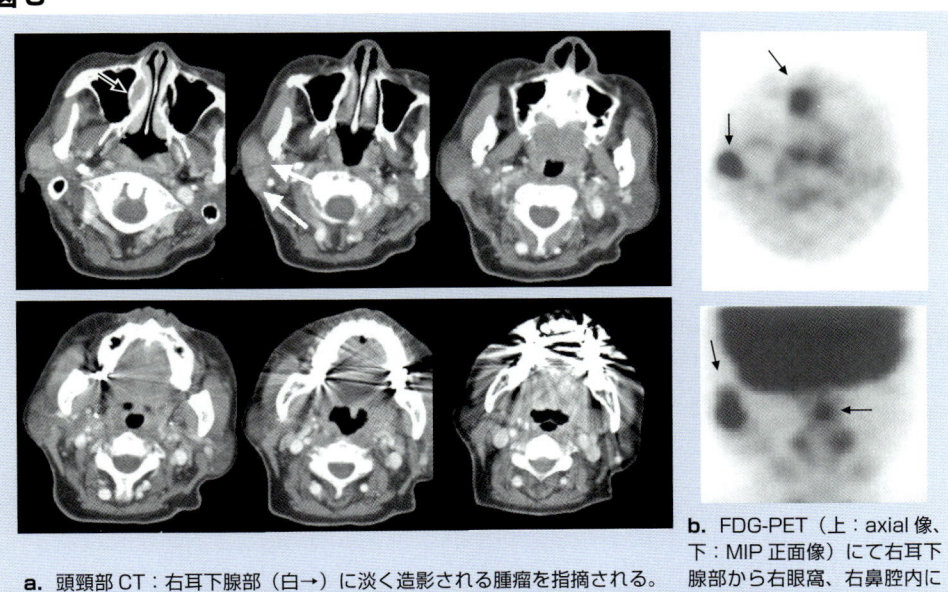

a. 頭頸部CT：右耳下腺部（白→）に淡く造影される腫瘤を指摘される。しかしながら、右眼窩内の軟部陰影（黒→）は指摘されなかった。口腔内では金属アーチファクトを認める。

b. FDG-PET（上：axial像、下：MIP正面像）にて右耳下腺部から右眼窩、右鼻腔内に高集積を認め（黒→）、最終的に悪性リンパ腫と診断された。

図6　MD-CT による多相撮影の例（肝細胞癌）

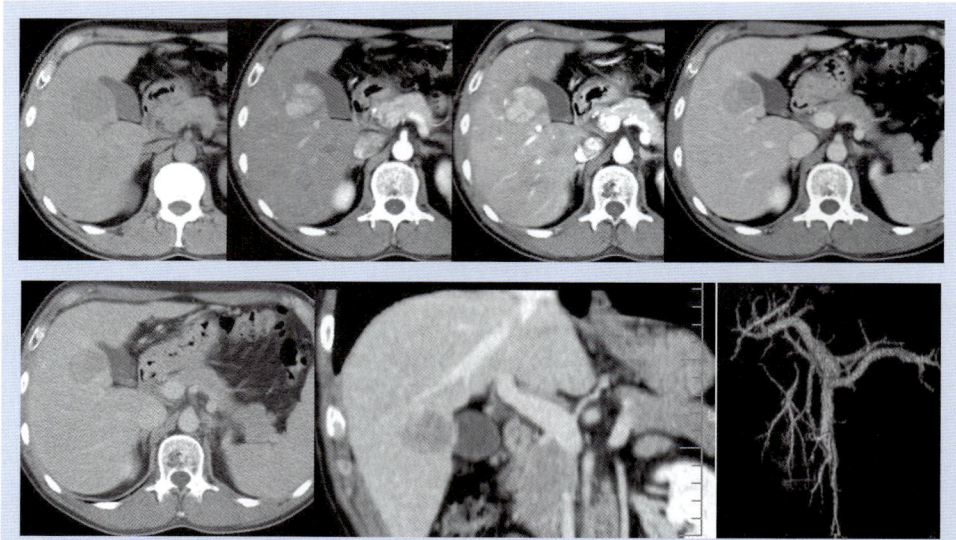

単純撮影、早期動脈相、後期動脈相、門脈相に加え、平衡相において全身の撮影を行い、さらに 3D 再構成を行い、CT-angiography により門脈などの 3 次元描出も可能となる。

MEMO 1

　一口に CT といっても機種によってその性能には月とすっぽんほどの差がある。筆者の知るある個人病院ではいまだに 1980 年代の一般病院用汎用機種が現役で活躍しており、1 スライスごとの撮影間隔に 45 秒が必要である。したがって、胸部 CT を 1 回 1cm 幅で 30 スライスほど撮像するのに 20 分以上かかる。解像度も悪く、また時間がかかるため、薄いスライス厚（5mm 以下）は事実上無理である。当然診断能は落ちるし、頸部の細かい解剖情報などは読影できない。また、これだけ時間がかかると造影 CT を撮影しても、撮り始めのスライスと撮り終わるころのスライスでは造影条件が全く異なり、十分に診断ができない。例えば、横隔膜直下の肝臓癌は動脈相で十分な造影時期に撮影できても、肝臓下縁の肝臓癌は遅延相で wash out した状態で撮影される。
　これに対して、当院の比較的新しい機種、多列検出器型 CT・マルチディテクター CT（MD-CT）はわずか 5 分間で、単純撮影、早期動脈相、後期動脈相、門脈相における肝臓付近の撮影に、平衡相における全身の撮影（頸部から大腿付近）をすべて終えることができる（図6）。それでも CT は CT、どちらで撮っても料金は同じである。

MEMO 2

　通常 CT のフィルム診断では多数のスライスが左上から右下に順番に並べられている。CT 診断では一枚一枚のスライスの診断はもちろんのこと、このスライスとスライスとの上下関係をみて、写っている構造物が立体的にどのようなものかを判断することが大事である。従来、診断医は 1 コマ 1 コマをじっくり眺めては頭の中で立体構築をしたものだが、最近のマルチディテクター CT（MD-CT）ではページングと呼ばれるコマ送りによるモニター診断が主流で、立体的な画像の理解が容易になっている。これはカンファレンスなどで多数の人間が画像を討議する時などに非常に役に立っている。また、最近の MD-CT では容易に画像の 3D 再構成ができるため、従来通りの横断像だけでなく、冠状断像、矢状断像、さらには仮想血管造影像など自由自在にあらゆる軸を中心とした画像を作ることができ、臨床の現場で役立っている（図6）。

(3) ガリウムシンチグラフィ：

特徴：悪性リンパ腫の治療を行えるような中規模病院であれば、ガリウムシンチグラフィ撮影のためのガンマカメラはあると思われる（日本では年間約200,000件のガリウムシンチグラフィが行われている）。悪性リンパ腫の治療に際してはルーチンに（一度は？）行われるべき基本的検査である（約70〜90%の悪性リンパ腫で陽性に検出される）（ここまでの3検査は日本リンパ腫研究グループから病期分類の際、必須の検査と勧告されている）。検査は2〜3日がかりでやや時間がかかるが、侵襲は少なく（被曝量は約8mSv）、一度の検査で全身のスクリーニングが容易にできるため簡便。機能画像診断としてCTなどの解剖学的診断では得られない情報がわかる（CR（u）の診断などに用いられる）。禁忌は妊娠・授乳中の方。費用は結構高い（2,200点、SPECT追加で1,800点）。CTでは検出しにくい腸間膜リンパ節や腸管、脾臓、骨の病変も比較的検出しやすい。ただしガリウムシンチグラフィのみでは異常集積が何に相当するのか不明なこともあり、詳細な解剖学的構造が得られるCTなどの形態学的画像診断との比較対照も重要と考えられている。

POINT

「ガリウムシンチグラフィを検査直前にキャンセルしてはいけない！」
クエン酸ガリウムに限らず、アイソトープ製剤は減衰すればただの水になる。通常検査前にあらかじめ注文するので、急にキャンセルしてもすでに院内に入荷していれば、返品できない。病院に多大な赤字を残すことになる。

もともとEdwards & Hayesがホジキン病のリンパ節にガリウムが集積することに気づき、腫瘍イメージング製剤として1969年に報告したものだが、炎症巣にも集積するため、炎症イメージングとしても使われる。ガリウム（67Ga-クエン酸）は鉄輸送タンパクであるトランスフェリンと血清中で結合し、腫瘍が持つトランスフェリン受容体を介して、腫瘍に取り込まれるとされる。したがって、体内の鉄の動態が乱れている場合、ガリウムの集積は大きく変動する。しかし、30年以上たった今日でもその集積機序には不明な点がある。67Gaの半減期は78時間で、主たるγ線のエネルギーは93、184、294keVと3つのピークレベルを持ち、中から高エネルギーを示す。

検査手段：静注で投与し、通常48〜72時間後にシンチカメラにより全身像を約20分程度かけて撮影する。写真はプラナー像と呼ばれる全身前面像と全身後面像からなる（図7）。必要あれば、スポット像（局所像）やSPECT像（断層撮影像）を追加撮影する（日本には約2,000台程度のSPECT撮影機がある）（図8）。大半は尿排泄（24時間以内）及び肝臓を介した腸管排泄（それ以降）される。下剤・浣腸などで腸管へ

の生理的集積を減らす前処置を撮像前に行うことが望ましい。そのほかにも種々の条件により全身の生理的分布に変動がみられるため読影時には注意を要する。

生理的分布：涙腺・鼻咽腔・耳下腺・胸椎・胸骨・肋骨・肩甲骨・関節部・骨端部など・両側肺門部（約1／3でハの字形の集積をみることがある）・乳腺・肝臓・脾臓・腸管・外陰部など（図7）。

図7　ガリウムシンチグラフィの生理的分布

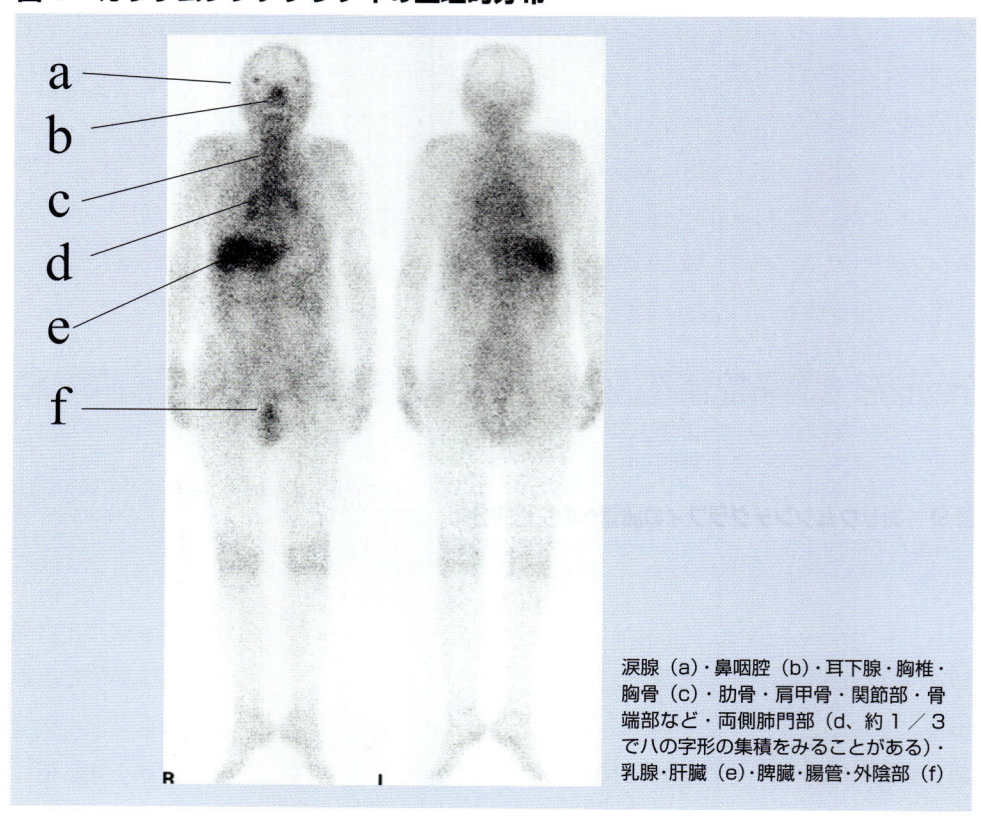

涙腺（a）・鼻咽腔（b）・耳下腺・胸椎・胸骨（c）・肋骨・肩甲骨・関節部・骨端部など・両側肺門部（d、約1／3でハの字形の集積をみることがある）・乳腺・肝臓（e）・脾臓・腸管・外陰部（f）

POINT

ガリウムシンチグラフィの適応疾患：「ガリガリでスリム」と覚えよう。
- **S：サルコイドーシスなど肉芽腫性疾患**
  （塵肺、結核、ウェジェナー肉芽腫）
- **L：悪性リンパ腫、肺癌**
  （頭頸部癌、子宮頸癌、卵巣癌、精巣腫瘍、甲状腺未分化癌なども）
- **I：Infection（炎症・感染）**
- **M：悪性黒色腫**

また、炎症イメージングとしての特長を生かし、肺線維症、結核の活動性の判定や、抗がん剤による薬剤性の間質性肺炎やニューモシスチス・カリニ肺炎などでは胸部レ線で不明瞭な時期に早期検出が可能とされている。

図8

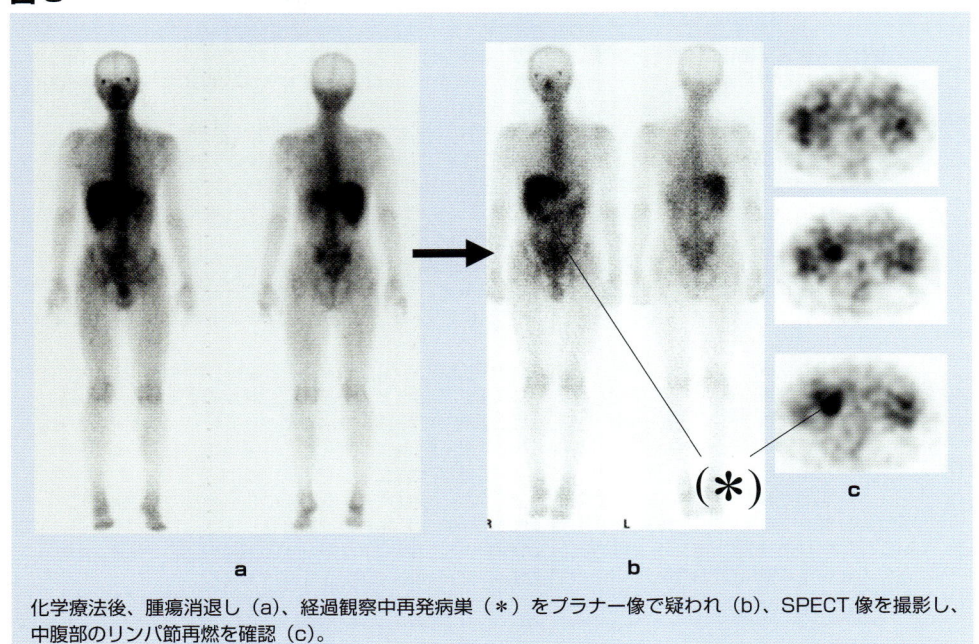

化学療法後、腫瘍消退し（a）、経過観察中再発病巣（＊）をプラナー像で疑われ（b）、SPECT像を撮影し、中腹部のリンパ節再燃を確認（c）。

図9　ガリウムシンチグラフィの腸管への生理的分布

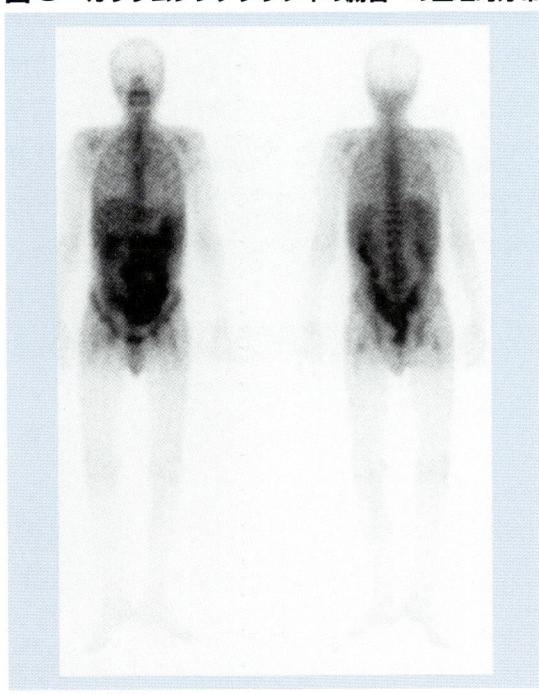

欠点：画像の解像度は不鮮明（後述のFDG-PETと比較するとその違いは明瞭）。2cm以下の病変は検出が難しい。偽陽性・偽陰性が多く、特に腸管と重なる腹部病変の診断には苦慮することが多い（図9）。悪性腫瘍なら必ず光るというわけではない。種々の条件により全身の生理的分布に変動がみられることも多く、特に化学療法中には抗がん剤による影響のため、腫瘍部への取り込みが低下することもある。骨髄浸潤は検出されないことも多い。

MEMO 3

　最近著名な医学雑誌に放射線被曝による発がんのリスクの増大がとり上げられ、日本の医療被曝の現状が新聞記事でも大きくとり上げられた。当然、医療被曝はなるべく控えなければならないが、ここで1つ忘れてはならないのは、検査によって得られる情報がどのようなメリットをもたらすか、ということである。実際の臨床の現場では患者の現在の病状に応じて、必要な検査をしっかりと行い、治療方針に役立てるべきだろう。ところで、「妊娠と知らないで胃のバリウム検査を受けちゃったけど、どうしよう。妊娠中絶をしなければならない？」と友達から尋ねられたらあなたはどう答えるだろうか？
　「そりゃだめだ、中絶しなければ！」と答えるか？　一人の医療関係者として、研修医・医学生の皆さんに覚えておいてもらいたいのはこの3点である。
1. 10 mSv 程度の診断用の放射線被曝では胎児に奇形などの障害は現れない。
2. 10 mSv 程度の被曝では将来胎児ががんになる確率は0.1%程度の増加にとどまる。
3. 医療従事者の職業被曝は100 mSv 以下／5年で、かつ50 mSv 以下／年となるように定められている。

　放射線による障害には、一定の値以上の放射線をあびなければ障害が起こらない"非確率的影響"と、どんな少量でも障害を生じる可能性があり、被曝量の増加とともにその発生頻度の上昇する"確率的影響"がある。被曝による発がんは確率的影響か非確率的影響かはよくわかっていない面がある。しかし、奇形や精神発達異常は非確率的影響である。その閾値（障害を起こす最低の放射線被曝量）は50～100 mSv である。一方、胃バリウムエックス線検査による胎児の被曝は最大でも3 mSv を超えない程度であり、1回の検査では閾値に達しない。少なくとも診断用の放射線被曝では胎児に障害は現れないと考えて対処すべきだ。妊娠中絶を安易に勧めることは避けるべきである。逆に最近のMD-CT では場合によっては100 mSv に近い被曝が起こりえるので、十分な注意が必要である。ちなみに人間が1年間に自然界から受ける自然放射線は2.5 mSv 程度といわれている。

（4）超音波検査：

特徴：小規模な一般病院でも必ずある機器。非常に簡便で禁忌はまずない。費用も安価（550点）。侵襲は少ない（当然被曝なし）。外来でのスクリーニングなどの際に簡便で有用（以下の4検査は日本リンパ腫研究グループから「病期分類の際、必須ではないが補助的に使われる検査」と勧告されている）。頸部付近など表在部の小さな病変の精査などに向く。表在リンパ節腫大に対し病理組織生検を行う際には超音波で位置の確認を行い、組織を採取する。炎症に伴う反応性のリンパ節腫大と悪性の腫大との鑑別はドップラーエコーによる血流パターンの乱れのあるなしでもある程度判断できるとされる。

欠点：全身のスクリーニングには向かない。検査医の技量により診断能は左右される。検査の全体が記録として残りにくい。

（5）消化管造影検査：

特徴：一般病院では必ず可能で簡便な検査法。禁忌はあまりない（バリウムの場合、穿孔など腹腔内への漏出のおそれがあれば禁忌）。費用も安価（上部264点、下部300点）。侵襲は少ない（被曝量は通常約0.6 mSv）。

　胃原発の悪性リンパ腫は MALT lymphoma などが知られており、mantle cell

lymphomaではlymphomatous polyposisを呈して消化管浸潤を来すことがある。T細胞性リンパ腫では小腸に潰瘍性病変を来すことも多く、注意を要する。

(6) MRI（magnetic resonance imaging）:

特徴:悪性リンパ腫の治療を行えるような中規模病院であれば、MRIはあると思われる。費用は中程度（1,120〜1,160点、造影剤加算250点）。被曝はない。禁忌は金属を体内に納めているペースメーカー装着者など。撮像時間はCTに比し、やや長い。現状ではMRIでは全身像を容易には撮影できないので、病期診断には不向きと思われる。CTのみでは診断に苦慮する場合、特に中枢神経系、眼窩周囲、鼻腔・口腔周囲、骨病変などでMRIが用いられる。

(7) F-18 FDG-PET（F-18 fluoro-deoxyglucose positron emission tomography／フルオロデオキシグルコースを用いたポジトロン断層撮影）:

特徴:2002年4月より保険に認可され（7,500〜6,000点）、現在急速に普及してきている。日本には2008年3月時点で約300台程度のPETがあり、2002年4月に比べて6倍以上に増加している。検査そのものは簡便で、侵襲が少なく（被曝量は約2〜8 mSv）、禁忌は妊娠中の方、授乳中の方は相対禁忌。検査は注射から撮影まで約2時間程度で、時間のかかるガリウムシンチグラフィに比べ、簡便。撮影時間は約20〜60分で、機器や施設の方針に依存する。機能画像診断としてCTなどの解剖学的診断では得られない情報がわかる（CR（u）の診断などに用いられる（図10））。そのうえ、空間分解能は4 mm程度で非常に画像は鮮明。悪性リンパ腫の診断に際してはその有用性が広く知られており、今後どんどん使われていく検査である。大半のがんで集積することが知られており、悪性リンパ腫のみならず適応範囲は広い。

F-18の半減期は約2時間で、陽電子・ポジトロンを放出する。ポジトロンは生体内に存在する（陰）電子と衝突して消滅し、消滅γ線と呼ばれる2本の対向する高エネルギーのγ線（511keV）を出す。この2本のγ線を対向する2ヶの検出器で同時に検出することで、F-18の正確な局在がわかり、高い空間分解能を有する画像が撮影できる（図11）。FDGはグルコースのアナログであるデオキシグルコースにF-18を標識したポジトロン製剤。一旦、細胞にとり込まれ、内部でリン酸化されると、それ以上代謝されず、細胞外にも出ていかずに細胞内にとどまるように構造設計されており、腫瘍などグルコース代謝の亢進した細胞に集積することが知られている。

最近行われた約50例をまとめた全国集計では悪性リンパ腫の診断において、ガリウ

図 10 follicular lymphoma、化学療法後、ミニ移植後

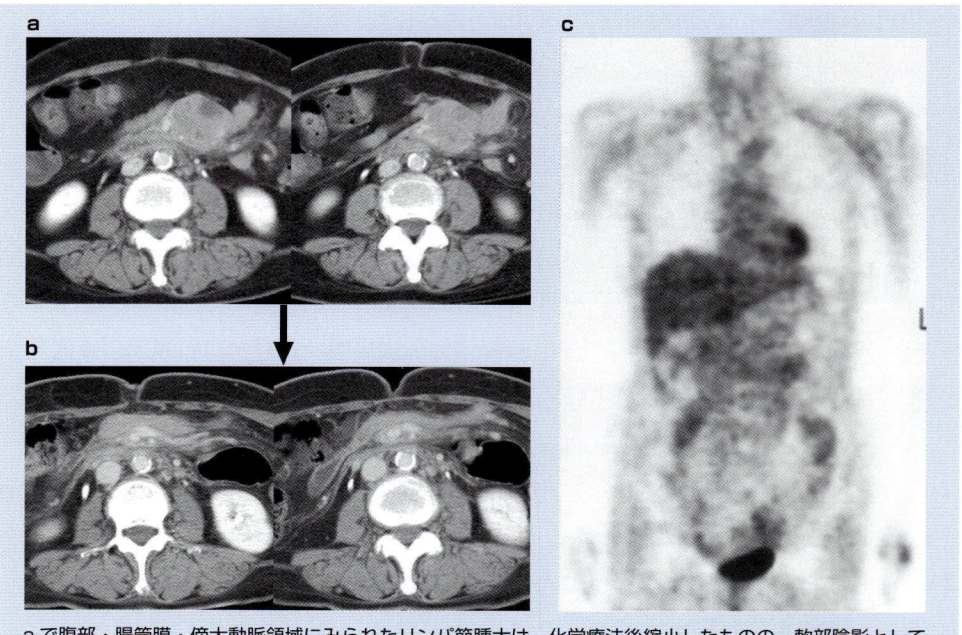

a で腹部・腸管膜・傍大動脈領域にみられたリンパ節腫大は、化学療法後縮小したものの、軟部陰影として残存していた（b）。FDG-PET にて集積を認めず（c）、CR（u）と診断された。

図 11 FDG-PET の同時検出装置

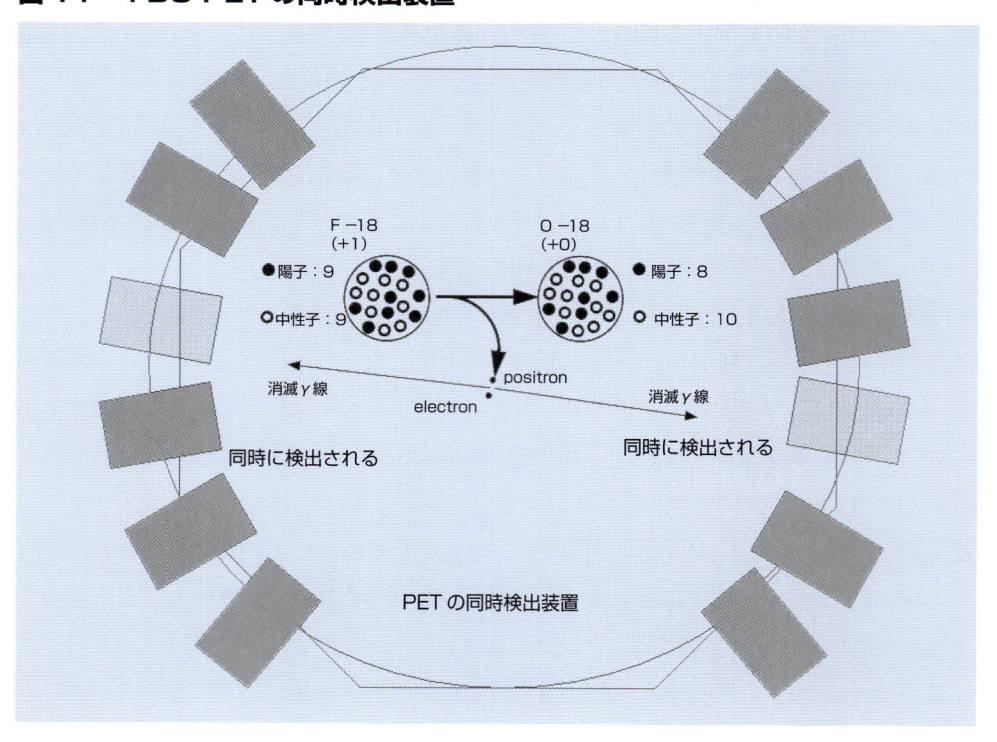

F −18
(+1)
●陽子：9
○中性子：9

O −18
(+0)
●陽子：8
○中性子：10

positron
electron
消滅γ線
消滅γ線
同時に検出される
同時に検出される

PET の同時検出装置

ムシンチグラフィ・CT／MRIとFDG-PETの診断能が比較検討され、PETの有用性が明らかになった。約半数でPETの病期診断はガリウムシンチグラフィより正確で、残りの全例でガリウムシンチグラフィと同様であった。約90％でPETの診断はCT／MRIに比較して同等ないしより正確で、特に節外病変の病期診断ではPETが優れている傾向があった。治療効果判定でも、FDG-PETにより29例中27例で治療効果を正しく判定可能で、他の画像で残存病変が認められた場合にも、15例中13例でその活動性を正しく判定できた。欧米でも同様の傾向が知られており、今後少なくとも経過観察においてはガリウムシンチグラフィからFDG-PETへの移行が進むだろう。

[生理的分布]：脳、口腔周囲、声門、心臓、胃、腸管、尿路、日常問題とならない弱い炎症性集積（肺門部リンパ節・肩関節周囲炎など）（図12）。

[欠点]：まだまだ一般的に普及はしていない。検査料が高い（欧米のPET検査料の水準に比べれば異常に安いのだが）。尿路系腫瘍、一部の肝臓癌、肺癌などで集積しないことがある。糖代謝に変動がある場合、正確な診断ができない可能性がある（食後、強い糖尿病）。生理的集積とリンパ腫などの腫瘍性の集積との鑑別は必ずしも容易ではない。特に口腔付近の集積はときにFDG-PETでは目立ち、ワルダイエル輪の病変では鑑別が難しい（図13）。ガリウムシンチグラフィと同様に炎症巣にも集積し、炎症と腫瘍性集積

図12　FDGの排泄部位・生理的・非腫瘍性集積部位

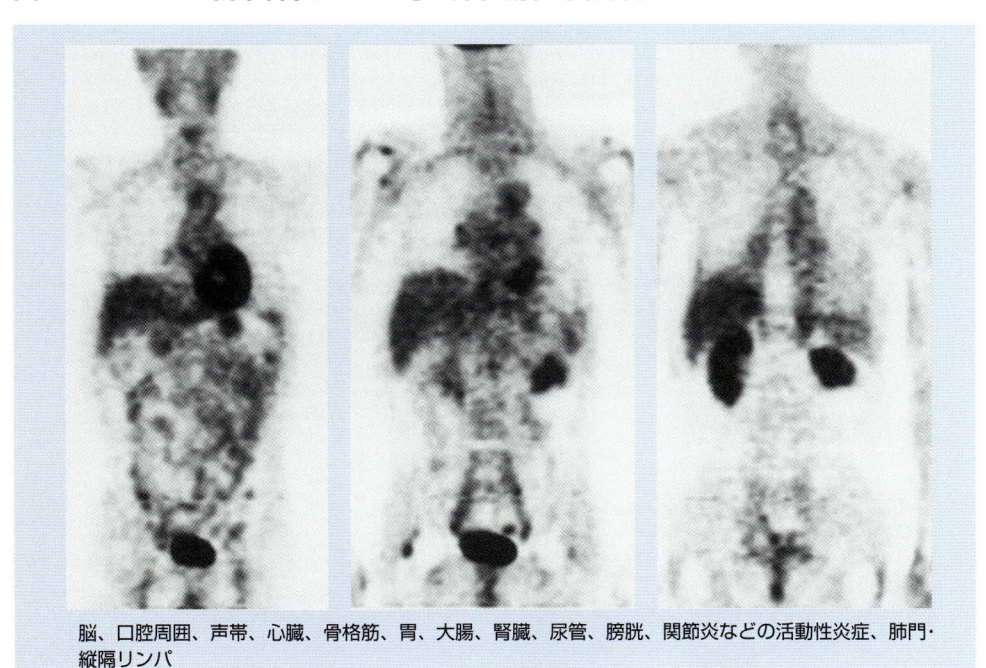

脳、口腔周囲、声帯、心臓、骨格筋、胃、大腸、腎臓、尿管、膀胱、関節炎などの活動性炎症、肺門・縦隔リンパ

の鑑別も難しい（炎症イメージングとしての特長も生かせる。もっとも保険はきかないが）。現状では撮像時間が長くなるため、足から頭までの全身撮影は難しい。骨髄浸潤は約2／3の症例で検出されない。

図13　口腔周囲のFDGの生理的集積

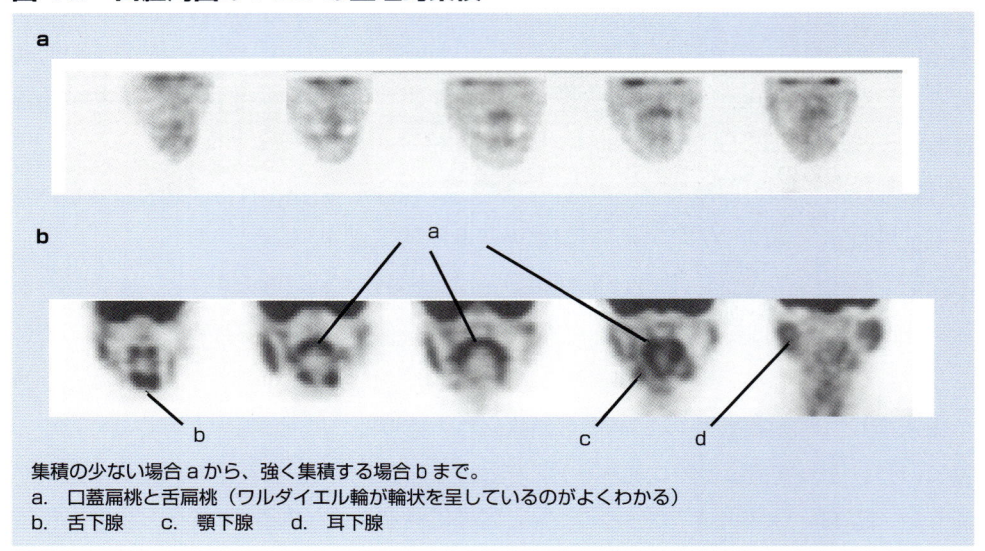

集積の少ない場合aから、強く集積する場合bまで。
a. 口蓋扁桃と舌扁桃（ワルダイエル輪が輪状を呈しているのがよくわかる）
b. 舌下腺　　c. 顎下腺　　d. 耳下腺

MEMO 4

　CTなどでは通常ヨード系の造影剤が使われている。大血管系を満たすほどの多くの量（グラム単位）が使われていることもあり、近年これによる有害反応やショックなどが問題となっており、造影剤の使用に際しては患者の同意文書が必要となった。MRIでもガドリニウムなどの造影剤が用いられているが、有害反応やショックなどに注意が必要である。
　これに対し、シンチグラフィなど核医学検査に使われる放射性薬剤は副作用などがほとんどない、非常に安全な薬剤として知られている。なぜなら放射性薬剤はあくまでも放射性核種の放射能（ベクレル／Bq）の量を目安に作るものであって、質量としては非常に微量で、薬理効果がないからである（FDGを投与したからといって、全身の糖代謝が停止しては困る）。通常1回に投与されるFDGの量は0.1マイクログラム程度である。

まとめ

　人口あたりのCT台数を国際比較すると日本には欧米の水準の約3.7倍があるとされている。しかも検査料金も非常に安いため、誰でも容易に検査が受けられることは我が国の誇りであり、がんの早期発見やひいては世界一の長寿につながっているものと我々は考えている。

　これに対し、人口あたりの放射線専門医の数は米国の約1／3以下しかいない。我々放射線科医は少ない人員で、総数・種類ともに増大する一方の検査に追いまくられているのが現状である。無用な検査は患者に無用な被曝をもたらすのみならず、放射線科医への負担増加をもたらし、1件あたりの検査水準の低下にもつながる。昨今の医療経済も念頭において、効率的で、患者本位の画像診断を心がけつつ、医学生・研修医諸君にはこれからの医療を担っていただきたい。

2. 染色体、遺伝子、細胞表面形質

腫瘍細胞の本質にせまる

京都大学大学院医学研究科　血液・腫瘍内科学

錦織　桃子

　これらの検査は、リンパ腫細胞がどの病型に特徴的な性質を持ち合わせているかを調べるもので、他の悪性腫瘍の検査には存在しない独特の検査が多数含まれる。こうした性質はリンパ腫の成因や病態とも深く関わっており、リンパ腫の真髄にせまる検査といえる。各検査の目的・特徴を理解して、状況に応じ適切な項目を選択する必要がある。

　悪性リンパ腫の診断は、かつては形態を中心とした分類がなされていたが、リンパ腫の遺伝子異常や表面形質の解析が進むにつれ、リンパ腫が形態のみでは鑑別できない様々な特性を持ち、そうした特性ごとに均一な病態や予後を持つ疾患群を形成しうることが明らかとなってきた。現在のWHO分類では、こうした遺伝子や表面形質の特性も踏まえて診断するようになっているため、悪性リンパ腫の診断に際しこれらの検査は欠かすことのできないものとなっている。

　このような遺伝子や表面形質でみられる特性には、リンパ腫になった元の細胞の性質（リンパ球の種類や分化段階）を反映するものと、腫瘍化の過程で加わった異常とがある（図1）。このような特性の違いで診断が細分化されているのは、一見とても煩雑で不合理なようであるが、それだけ悪性リンパ腫が他のがんと異なり、腫瘍化の過程が理論立っていることを示している。こうした特性を理解することは、リンパ腫が形成される原因を究明する手助けとなるだけでなく、今後各々のリンパ腫に特異的な治療の研究を進めてゆくうえでも大きな役割を果たすものと考えられる。以下に述べる検査項目は、1. 採取した検体の中にモノクローナルなリンパ球成分があるかどうか（リンパ腫かどうか）、2. リンパ腫であればどの病型に特徴的な性質を持ち合わせているか、を調べることのできる検査である。同じ特質を解析する目的でもいくつか異なる解析方法が存在するものもあるが、検査ごとに特徴があるため、スクリーニング、フォローアップなどの目的に応じて、適切な検査を選んで提出する必要がある。また、検査の中には、生細胞を用いる必要があるものと、保存した検体で施行可能なものがあり、必要な検体の量も検査

図1 代表的なB細胞性リンパ腫の起源と特徴的な染色体転座

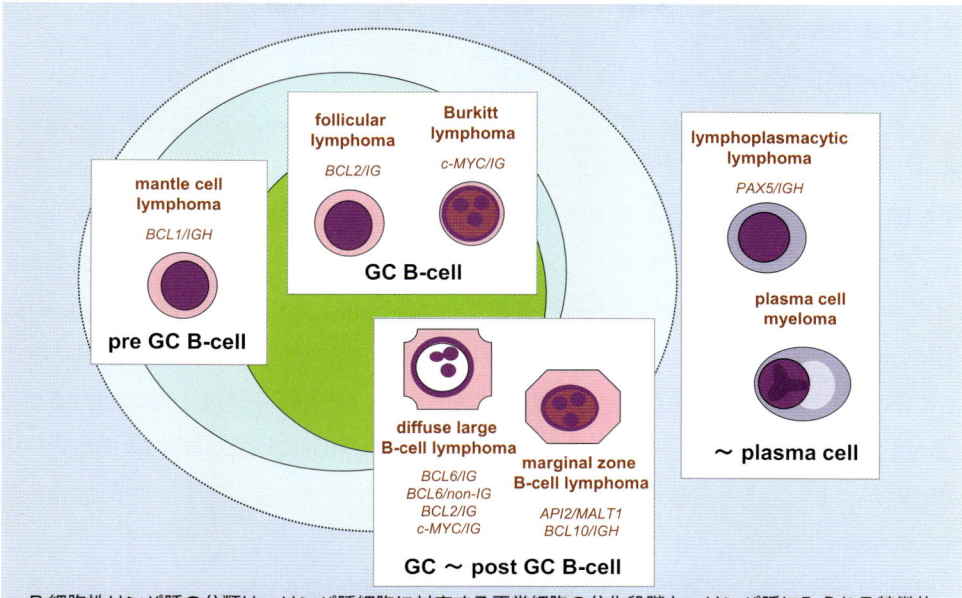

B細胞性リンパ腫の分類は、リンパ腫細胞に対応する正常細胞の分化段階と、リンパ腫にみられる特徴的染色体転座の種類が骨組みとなっている。しかし、それぞれの病型において必ずしも特徴的な染色体転座がみられるとは限らず、follicular lymphoma における BCL2/IgH の転座陽性率は 70〜95%、diffuse large B-cell lymphoma における BCL6 の転座陽性率は約4割とされる。また follicular lymphoma で BCL6 の転座がみられたり、diffuse large B-cell lymphoma で PAX5 の転座がみられたりすることもあるため、病理組織像や細胞表面形質の検査と合わせて総合的に診断する。(GC：germinal center)

によって異なるため、特に採取された検体量が少ない場合は、それらを考慮して優先順位を決めなければならない。

1）検査の種類

検体がモノクローナルな成分を含むかどうかを調べるもの
　　免疫グロブリン重鎖遺伝子（IgH）（B細胞）、T細胞受容体β鎖遺伝子（TCRβ）（T細胞）のサザンブロット法、HTLV-1 のサザンブロット法、EBウイルスの terminal repeat のサザンブロット法

悪性細胞の根拠となる aneuploidy（異数性）をみるもの
　　G-banding、フローサイトメトリー

リンパ腫に特徴的な転座を検出するもの
　　G-banding、FISH、リンパ腫関連遺伝子のサザンブロット法、PCR法

リンパ腫に特徴的な形状や表面形質を調べるもの
　　フローサイトメトリー

2) 検査の概要

(1) 染色体検査

① G-banding

分裂中期核の染色体をバンド状に分染する核型解析方法の1つで、ギムザ（Giemsa）溶液で染色することから頭文字を取ってこう呼ばれている。ギムザ染色では、ATが豊富な部分が濃く染色され、染色体ごとにバンドパターンが決まっている（**図2A**）ために、染色体の過剰・欠失や転座を同定することができる。正常核型では、1細胞あたり22対の常染色体と、1対の性染色体（男性はXY、女性はXX）が得られる。ほかの染色体分染法に比較し、光学顕微鏡で高い解像力が得られ、褪色せず永久保存が可能であることから、臨床上最もよく用いられる方法である。細胞の分裂像を得なければならない検査のため、生きた細胞を用いる必要があり、特に初回のリンパ節生検では欠かせない検査の1つである。しかし、リンパ腫によっては分裂像が得られず、有意な結果が得られないこともある。

具体的な方法は、対象とする細胞を短期培養ののち、コルヒチンを添加して分裂中

図2　染色体分染法による座位の呼称法およびFISH解析の例

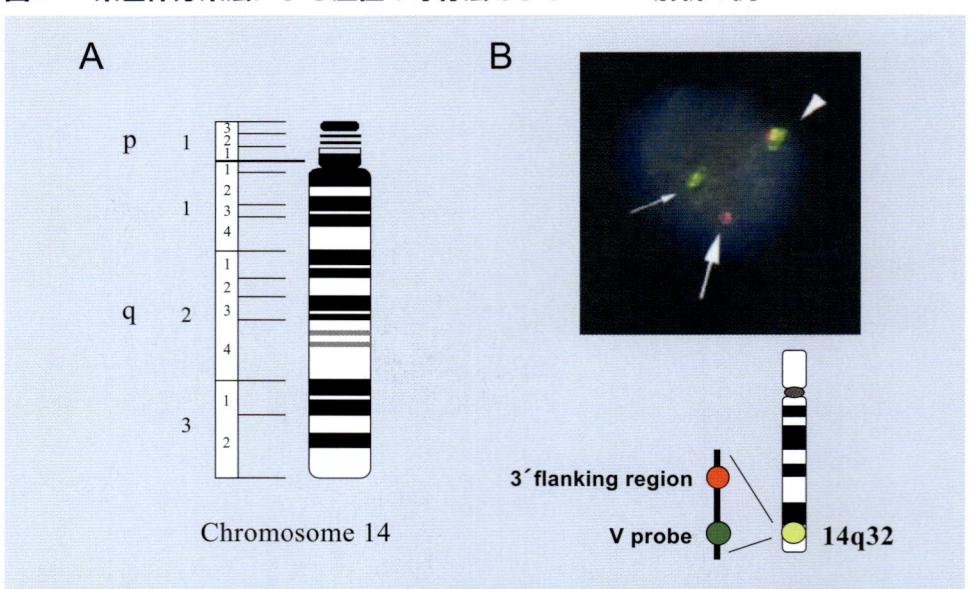

A. 染色体分染法を用いたバンドパターンにより、染色体の座位が決められている。14番染色体を例に示す。短腕はp、長腕はqを用い、その次の2つの数字でregionとband numberを示す。IgHの染色体座位としてしばしば記載される14q32とは、14番染色体、長腕、region 3、band 2の意味である。また、14q32(IgH)と3q27(BCL6)の転座は、t(3;14)(q27;q32)と表示する。

B. IgH遺伝子のsplit signalの解析結果を示す。正常であればV regionと3' flanking regionは隣接しているため、一対の遺伝子が黄色のスポットとして検出される。しかし、一方のIgH遺伝子上で転座が起こっていると、そのアリルのスポットはこのように赤と緑の別々のシグナルとなる。

期で細胞分裂を止め、低張液で処理しカルノア固定液に滴下する。さらに何度か遠心、カルノア液添加を繰り返した後、スライドガラスに滴下し、染色して1,000倍で鏡検し、分裂像を調べる。検体を提出してから結果が得られるまでに約3週間かかる。一般には20細胞の分裂像の解析により評価し（必要に応じ30細胞に増やされることもある）、2細胞以上に同一の構造異常、過剰染色体もしくは3細胞以上に同一の欠失染色体がみられた場合に有意な染色体異常クローンと判断する。多様な情報が得られるためスクリーニングに適するが、感度は高くなく、治療効果判定に用いるたぐいの検査ではない。clonal evolutionを評価することができるため、再発の際には提出する意味がある。

② **FISH（fluorescence in situ hybridization）法**

　細胞内の目的の遺伝子を標識し、その数の異常や、転座による切断・ほかの遺伝子との結合などを調べる方法である。具体的には、目的の遺伝子を含む$10 \sim 10^3$ kbpの長さのDNA断片よりなるプローブをビオチンやジゴキシゲニンなどの化合物で標識し、スライド上に展開した細胞核のDNAを熱変性で一本鎖にしたものとハイブリダイゼーションさせ、アビジン-FITC（緑の蛍光物質）や抗ジゴキシゲニン-ローダミン（赤の蛍光物質）で処理し、蛍光顕微鏡で観察する。FISHにより転座をみる方法としては、ある1つの遺伝子（IgHやBCL6など）が転座に関与しているかどうかをみる目的で、1つの遺伝子の半分を赤で、残りを緑で染色し、split signalを検出する方法（転座がなければ黄色、転座があれば赤と緑に分かれたシグナルで検出される）と、特定の2種類の遺伝子の相互転座をみる目的で、各々の遺伝子を赤と緑で染色し、fusion signalを調べる方法（転座があれば通常2個の黄色の融合シグナルとなる）とがある（**図2B**）。

　間期核の細胞が使用できる検査のため、分裂像が得られない細胞でも結果が得られ、数日と短期間で解析可能である。また100〜1,000細胞を解析対象とすることや、DNAのハイブリダイゼーションで遺伝子異常を評価することから、G-bandingに比較し、感度・特異度とも高い。しかし、調べる対象の遺伝子を特定しなければならないため、どのような染色体異常があるか予想できない場合は、まずG-bandingを行った後、みつかった染色体異常の特異性や異常細胞の割合をFISHで追加解析するという手順になる（通常、G-banding目的で提出した検体でFISH解析を追加することができる）。

　なおFISH法の応用として、分裂中期核の染色体を異なるシグナルの色調で識別するSKY（spectral karyotyping）法という高度な染色体解析法が一部の施設で行われており、G-bandingでは限界のある潜在的な染色体転座（cryptic translocation）の検出や、由来不明のマーカー染色体の同定など、複雑な核型の解析に大きな成果をあげている。

(2) 遺伝子検査

①サザンブロット法

　ゲノム DNA はヒトの遺伝情報を担うプログラムであり、多型性のあるごく限られた部分（SNPs、マイクロサテライトなど）以外は、全てのヒトの正常細胞は共通する DNA 配列を持っている。しかし、リンパ球に特異的な現象である遺伝子再構成（各論参照）が起こったり、リンパ腫にみられるような染色体転座が生じたりすることで、遺伝子の配列に変化が生じる。こうした遺伝子配列の変化を調べる検査がサザンブロット法である。

　まず検体より DNA を抽出し、適当な制限酵素で切断した後、アガロースゲル上で電気泳動すると、DNA は断片の長さに従ったスメアとなる。この DNA をゲルからナイロンメンブレンに転写し、RI もしくは蛍光で標識したターゲットに相同の配列を持つ DNA 断片（プローブ）とハイブリダイゼーションさせると、目的の遺伝子を含む DNA 断片がメンブレン上のどの長さの部分にあるかを検出することができる。正常細胞では、特定の遺伝子を含む DNA 断片の長さは、切断する制限酵素ごとに一定となる（胚型バンド）が、その遺伝子が関与する遺伝子再構成や転座がある場合は、正常とは異なる長さのバンドが検出されることになる（図3）。

　サザンブロット法は、検体中の 1～5％程度のモノクローナル成分を検出することができ、採取された検体が炎症細胞のみであるか腫瘍成分を含むかを診断する手段として非常に有用な検査である。また、DNA を用いて行う検査のため、生検当日に提出し

図3　サザンブロット法

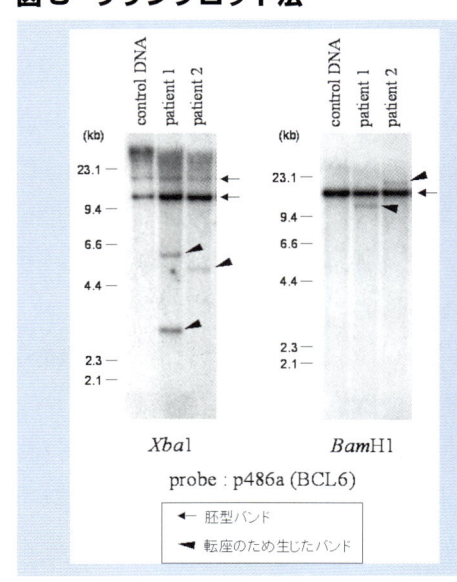

検体由来の DNA を、コントロールの正常ヒト DNA とともに制限酵素で切断し、ゲルに泳動して DNA 断片の長さに従ったスメアにしたのち、メンブレンに転写し、特定の遺伝子配列をプローブで RI（または蛍光）標識し、フィルムに感光しバンドを検出する。コントロールの胚型バンドと異なる長さのバンドが検出されれば陽性である。たまたま制限酵素の範囲内に転座切断点がない場合に偽陰性となってしまったり、再構成バンドが薄くて評価が難しいこともあったりするため、数種類の制限酵素で処理したメンブレンを用いて診断する。本例では、patient 1、patient 2 の両検体とも、BCL6 転座は陽性と考えられる。

なくても、検体を−80℃に凍結保存しておけば後日になってもDNA抽出は可能である。また、DNAは安定で、長期保存可能である。しかし、PCRに比較し必要なDNA量が多く、手技が煩雑で時間もかかるため（2週間〜1カ月）、特に染色体転座を調べる目的では、FISH法やPCR法など、簡便で感度の高い検査法に代替されるようになりつつある。

② PCR（polymerase chain reaction）法

悪性リンパ腫に特異的にみられる転座があるかどうかを、両遺伝子にまたがるプライマーで遺伝子増幅を行い解析する方法である。B細胞性リンパ腫にみられる転座の多くはIgHが関与するものであり、具体的には、IgHとその転座のパートナーとなる遺伝子にプライマーを設計するものが多い。転座の起こりやすい部位は各遺伝子ごとに決まっているが、それでも転座点のばらつきは数キロ塩基対にわたるため、長いPCR産物の検出が可能なように、校正機能（3′→5′エキソヌクレアーゼ活性）を持つ特殊な耐熱性ポリメラーゼを用いて、annealingとextensionの長いプロトコールで行うlong distance-PCRという方法を用いる。コマーシャルベースで行える検査項目はまだ少なく、その他の項目の検査が行える施設は限られているが、転座を検出する方法としては最も感度が高く、MRD（minimal residual disease）を評価するうえでも非常に有用な検査である。また、定性的検査であるため、少量の検体や腫瘍細胞の割合の少ない検体でも行うことができ、数日で結果が得られるというメリットがある。

（3）細胞形質検査
①フローサイトメトリー法

同法は、一つひとつの細胞の形状や形質を、FACSシステムでレーザー光をあてて解析する方法である。フローサイトメトリーにより得られる情報は大きく分けて3つあり、
1. 前方散乱光（forward scatter：FSC）による細胞のサイズ及び側方散乱光（side scatter：SSC）による内部構成の複雑性をパラメータとするサイトグラム、
2. 細胞表面や細胞内の形質の検出、
3. 相対的DNA量の染色によるaneuploidyの検出、

があげられ、これらを2〜4種類組み合わせて解析することにより、悪性細胞の有無及び性状を評価する（図4）。

FSC、SSCに関しては、細胞をそのまま機械に通すと得られるパラメータであるが、細胞表面や細胞内の形質は、それらに対する抗体で細胞を蛍光標識してから機械で検出する（多重解析の場合は各々異なる波長の蛍光で標識する）。またDNA aneuploidy

図4　フローサイトメトリーによる解析例

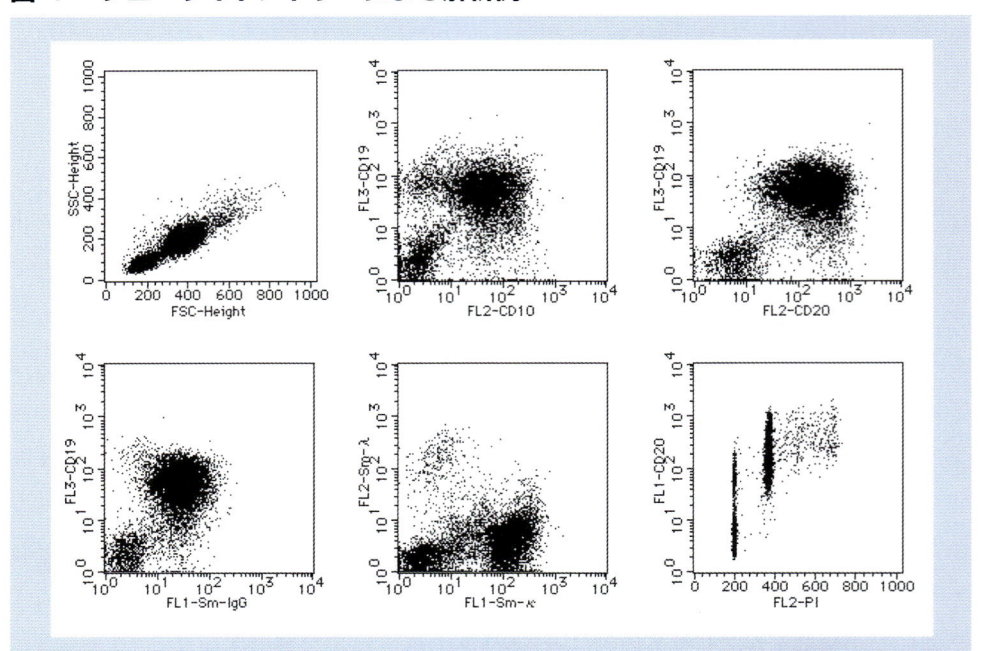

diffuse large B-cell lymphoma 症例のリンパ節検体のフローサイトメトリー解析結果を示す。腫瘍細胞は正常リンパ球に比し大型であり、CD10、CD19、CD20、IgG が陽性であることが示されている。また、κ・λの2重染色ではκに著しく片寄りがみられ、腫瘍細胞の軽鎖が Ig κ であることがわかる。さらに、PI 染色による DNA aneuploidy の検索では、46 本の正常染色体数の分画に加え、88 本相当の染色体数を持つ分画が示されている。細胞周期が回転しているため、右側に尾をひいてみえる。

は、PI（propidium iodide）溶液などの DNA を染色する試薬を用いて相対的 DNA 量を評価する。DNA aneuploidy に限っては、陽性の結果が得られた場合、単一のパラメータで悪性細胞と評価できる項目であるが、そのほかに関しては、多重解析によって初めて正常ではみられない population の細胞と評価することができるため、特に検体における腫瘍細胞の割合が少ない場合は、その検出に熟練した知識と技術を要する。またリンパ腫においては、免疫グロブリン軽鎖のκ：λ比、CD4 または CD8 陽性細胞の比率、T 細胞受容体 $\alpha\beta$ 鎖または $\gamma\delta$ 鎖の比率などが片寄ることで、モノクローナルな細胞成分を推定することもできる。本検査で発症時にどのような phenotype を持つ腫瘍細胞であるかを解析しておけば、高い感度でその population を評価することができるため、MRD 判定にも非常に有用となる。外注検査では2重染色までの評価になることが多く、検体中の腫瘍細胞の割合が高い場合は、B・T 細胞性の鑑別などは可能であるが、多重解析に比較すると情報量は制限され、MRD の評価に用いるのは困難である。

　本検査は生細胞を用いる必要があり、死細胞が増えると蛍光波長に影響が出るなど結果の評価が困難となるため、生検の際にはまず提出すべき検査である。施設内で行う

ことができる場合は、1〜2日のうちに結果を得ることができ、本検査により最も早く悪性リンパ腫の診断を下すことができる可能性がある。

3）臨床での検査

　B・Tリンパ球は分化過程の早期において、細胞ごとに異なる抗体・受容体を産生する目的で、B細胞では免疫グロブリン遺伝子、T細胞ではT細胞受容体遺伝子の再構成という、ゲノムDNA自体が変化する特異的な現象を起こす。その現象を利用して、サザンブロット法によるモノクローナリティの検査を行うことができる。遺伝子再構成は細胞ごとにランダムに起こるため、J_H（IgHのjoining segment）もしくは$C\beta$（TCRβのC領域）プローブでサザンブロット法を行うと、検体がポリクローナルなリンパ球成分のみの場合は、プローブで認識されるDNA断片の長さはまちまちでスメア状となり、リンパ球以外の細胞では再構成を起こさないため、ゲノムの配列を反映した一定の長さのバンド（胚型）が検出される。しかし、ある特定の遺伝子再構成を起こしたリンパ球がモノクローナルに増えている場合、胚型のバンドに加えて、腫瘍細胞の割合に応じた濃度で、再構成を起こしたバンドが検出される。

　これに類似した検査として、HTLV-1陽性患者の検体でモノクローナルなTリンパ球が存在するかどうかをみる方法として、HTLV-1のプローブを用いたサザンブロッティングがある。HTLV-1はDNAのランダムな場所に組み込まれるため、ポリクローナルな感染細胞のみであればスメアとなってバンドは検出されないが、モノクローナルな細胞成分があれば、それがバンドとして検出されることになる。また、EBウイルス関連のリンパ腫瘍（移植後のリンパ増殖性疾患など）が疑われる場合は、多様性のあるEBウイルスのterminal repeatを利用したサザンブロッティングを行うことでクローナルな細胞増殖を調べることができる。

　悪性リンパ腫にみられる転座解析は、特にB細胞性腫瘍の病型診断においては必須の検査である。B細胞性リンパ腫にみられる転座の多くは、先に述べた免疫グロブリン遺伝子の再構成に際し、別の遺伝子が巻き添えにあうことで生じると考えられる。白血病の多くや一部の悪性リンパ腫（marginal zone B-cell lymphomaのAPI2-MALT1、anaplastic large cell lymphomaのNPM-ALK）にみられるような融合蛋白を形成する転座とは異なり、免疫グロブリン遺伝子が関与するBCL1（cyclin D1）、BCL2、BCL6などの転座はいずれも、遺伝子の蛋白翻訳部分（coding region）は完全な形で残り、それが免疫グロブリン遺伝子のエンハンサーのコントロール下に置かれることで発現の脱制御がもたらされるタイプである。悪性リンパ腫にみられるこうした特異的な転座は

腫瘍形成の一ステップを担っていると考えられており、それぞれの転座の持つ特性が病態にも大きく反映される。

代表的な染色体転座とそれによって示唆される診断名を表に示す（**表1**）。疾患ごとに特徴的な転座が対応するものが多いが、diffuse large B-cell lymphoma（DLBCL）に関しては、様々な種類の転座が認められる。これは、DLBCL がほかのどこにも分類されないものを入れる"waste basket"的な診断名であって、heterogeneous な病態を持つものが混在していると考えられることや、他の病型に分類されていたリンパ腫が腫瘍の進展とともに形質転換（transformation）を起こし、形態上 DLBCL に変化したものも含まれることなどが推測される。

フローサイトメトリーによる細胞表面形質の解析では、主として腫瘍細胞の起源を知ることができる。これには、免疫グロブリンや T 細胞受容体などの系統特異的マーカーのほか、mantle zone B cell に対応する CD5 や germinal center B cell に対応する CD10 など、細胞の分化段階を反映するものもある（**表2**）。しかしこうした染色の強度や染まる抗原の組み合わせや、サイトグラムより得られる細胞形質は、詳細に解析すると正常細胞とは異なるパターンを示すことから、悪性細胞と評価することができる。ただ、細胞表面形質は絶対的なものではなく、病理組織検査が示唆する病型と細胞表面形質の特徴が合致しないこともある。また、同じ患者の腫瘍において、経過中に表面形質が

表1 悪性リンパ腫に認められるおもな染色体転座

染色体転座	関与する遺伝子	病型
遺伝子が脱制御されるタイプ		
t(8;14)(q24;q32)	c-MYC/IgH*	Burkitt lymphoma, diffuse large B-cell lymphoma
t(14;18)(q32;q21)	BCL2/IgH*	follicular lymphoma, diffuse large B-cell lymphoma
t(3q27)	BCL6/IgH*, BCL6/other partners	diffuse large B-cell lymphoma
t(11;14)(q13;q32)	BCL1 (cyclin D1) /IgH	mantle cell lymphoma
t(9;14)(p13;q32)	PAX5/IgH	lymphoplasmacytic lymphoma
t(1;14)(p22;q32)	BCL10/IgH	marginal zone B-cell lymphoma (MALT lymphoma)
t(14;19)(q32;q35)	BCL3/IgH	B-chronic lymphocytic leukemia
キメラ蛋白をコードするタイプ		
t(11;18)(p21;q21.1)	API2/MALT1	marginal zone B-cell lymphoma (MALT lymphoma)
t(2;5)(p23;q35)	NPM/ALK	anaplastic large cell lymphoma

*バリアント転座では IgL κ 遺伝子（2p12）、IgL λ 遺伝子（22q11）を転座のパートナーとする。

一部変化することもあり、特に、CD20 をターゲットにする抗体であるリツキシマブの治療を行うと、その後腫瘍のエスケープ現象として CD20 の表面形質がしばしば失われることがあることはよく知られている。

　以上に述べた以外に、施設によっては、BCL6 の免疫グロブリン遺伝子以外の染色体転座のパートナーを検出する long-distance inverse-PCR 法、腫瘍細胞の免疫グロブリン遺伝子の可変領域の解析（複数の腫瘍のクローン同一性をみる）、可変領域の somatic hypermutation の解析（mantle cell lymphoma と follicular lymphoma の鑑別や CLL の予後予測に有用）、さらに cDNA アレイを用いた網羅的な遺伝子発現レベルの解析やゲノム DNA の増減をみる comparative genomic hybridization（CGH）法などが行われており、悪性リンパ腫の診断や研究の発展に大きく貢献している。

表2　代表的な B 細胞性リンパ腫に認められる表面抗原

	CD20	CD5	CD10	CD79a	sIg	その他
lymphoblastic leukemia	−	−	+/−	+	−（c-μ）	TdT
B-chronic lymphocytic leukemia	+	+	−	+	M・D	CD23
mantle cell lymphoma	+	+	−	+	M・D	cyclin D1
Burkitt lymphoma	+	−	+	+	M	
follicular lymphoma	+	−	+	+	M ± D>G>A	
marginal zone B-cell lymphoma	+	−	−	+	M>G	
diffuse large B-cell lymphoma	+	−/+	−/+	+	variable	
lymphoplasmacytic lymphoma	+	−	−	+	M、c-Ig	
plasma cell myeloma	−	−	−	+	c-Ig	CD38、CD56

まとめ

　悪性リンパ腫は、その多様な分類に抵抗を感じる人も多いと思うが、頻度の高い病型は限られており、まず代表的なものの特徴を把握できるようになれば、しだいに診断が謎解きのように面白く感じられるようになるだろう。非常に論理的で、最も内科学的な楽しみのある分野の 1 つであり、こうした悪性リンパ腫のもつ様々な特質を知ることをきっかけに、今後血液疾患に興味を深めていただければと願っている。

3. 病理診断

悪性リンパ腫の基本的な形態像を学ぶ

北海道大学病院　病理部

羽賀　博典

　悪性リンパ腫は悪性腫瘍としては頻度の高い疾患ではなく、病理組織検体として遭遇する悪性腫瘍全体の1割弱を占めるにすぎない。しかし悪性リンパ腫の発生頻度は増加しており、リンパ節以外からの発生も少なくないため、どの診療科の検体であっても遭遇する可能性のある疾患である。悪性リンパ腫の診断には分子生物学や分子遺伝学の成果が積極的にとり入れられており、生検から得るべき情報は形態のみではないことを銘記する必要がある。その一方で、標本の出来の良し悪しが病理診断に与える影響は大きく、丹念な形態の観察もまた非常に重要である。

1）診断のための標本処理技術

　まず、どこのリンパ節を採取するか、誰が生検後のリンパ節検体を処理するかが大切である。

　表在リンパ節腫大が全身にみられる場合、できれば生検は耳鼻科に依頼したい。頸部リンパ節ではリンパ節の構造が明瞭で腫瘍か反応性かを比較的区別しやすいのに対し、鼠径リンパ節では構造が不明瞭で非特異的炎症をしばしば認めるため診断が困難となることがある。

　さらに、悪性リンパ腫を疑う場合の検体処理を誰がどのように行うのか施設内で事前

図1　リンパ節の分割

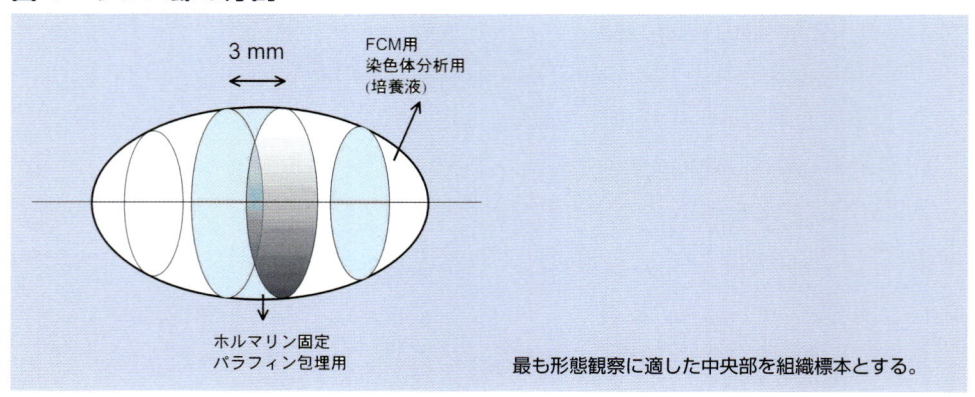

最も形態観察に適した中央部を組織標本とする。

に決めておく必要がある。常勤病理医がいなければ血液内科医が行うことが多い。悪性リンパ腫を意識せずに処理された検体ではのちに述べるようにしばしば診断に苦慮することになる。

ほとんどの病理組織検体は腫瘍・非腫瘍にかかわらず採取後に直ちにホルマリン水溶液中で固定する。しかし悪性リンパ腫疑いの場合、目的毎に標本を分割し、検体を浸す溶液も変える必要がある。

検体が十分に大きい場合（e.g. 1cm以上）は、ホルマリン溶液固定以外の検体を採取しない場合でも、標本に必ず割を入れる（図1）。

割面を入れず、分厚い検体のままホルマリン水溶液に放置すると、表面だけが固定され、内部は固定不良となる。固定不良が細胞異型、構造異型の判定を妨げることはほかの腫瘍についても同様であるが、リンパ節の場合は特に固定不良となりやすいうえに、悪性リンパ腫と反応性リンパ球の構造異型・細胞異型の差はかなり微妙であるため、リンパ節病変では固定不良が誤診の原因となる可能性が特に高い。

リンパ球は挫滅しやすいため、リンパ節の採取、分割に当たっては検体を押しつぶさないように注意する。リンパ節を分割する際のメスはできるだけ薄い刃を使用する。リンパ節は長軸に垂直に分割する。断面が最も広い中央部を厚さ3mm程度にスライスし病理組織標本（ホルマリン固定）とする。同部位に隣接した組織切片を用いてできるだけ捺印細胞診（未固定の生検材料をスライドガラスに軽く押し当てて、スライドガラスに付着した細胞を染色して観察する方法）標本を作成する。固定に用いるホルマリン水溶液（10～20％の中性緩衝ホルマリン溶液）は検体の体積の10倍以上とする。そのほかの部分を、遺伝子検索のための凍結標本、染色体分析・フローサイトメトリー用の検体（培養液中等で冷蔵して提出）、培養（感染が疑われるなら）用とする。

針生検など検体が微量で分割に適さない場合はホルマリン固定標本を最優先とする。

2）悪性リンパ腫の診断の実際

リンパ節の固定の状況をまず検討する。不適切な標本での無理な診断は誤診につながる。

悪性リンパ腫の診断は原則として病理形態、免疫染色、フローサイトメトリー、染色体分析などの結果を総合して行う。HE標本や細胞診のみで形態学的に検討した場合、濾胞性リンパ腫やホジキンリンパ腫の典型例を除くと、良悪の判定ができてもリンパ腫の種類まで確定できないことが多い。

リンパ節病変であれば、正常のリンパ節の構造が腫瘍の増殖により消失しているかど

うかが重要である。正常のリンパ節構造を知ることはリンパ腫の分類や反応性病変の鑑別を考えるうえで重要である。正常のリンパ節ではB細胞から構成されるリンパ濾胞(皮質)とT細胞から構成される傍皮質、組織球を含む類洞が認識できる（図2）。

リンパ濾胞は主に中型－大型のリンパ球で構成される胚中心（germinal center）と周辺の密な小型リンパ球からなるマントル層（mantle zone）で構成される。脾臓ではマントル層の外側に辺縁帯（marginal zone）を認める（図3）。

胚中心には大型の中心芽球（centroblastあるいはlarge noncleaved cell）とそれよりやや小さく核に「くびれ」や「切れ込み」を持つ中心球（centrocyteあるいはcleaved cell）の2種類の形態を示すB細胞が認められる（図4）。

傍皮質は主に小型のT細胞と淡明な細胞質を持つinterdigitating cell（抗原提示細胞）とで構成されている（図5）。また傍皮質には内皮細胞の目立つ細静脈が認められる。

図2　割を入れて固定した、正常のリンパ節（×40倍）

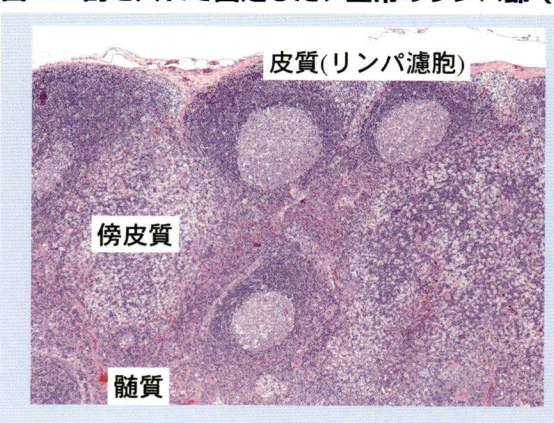

リンパ濾胞、傍皮質、髄質が明瞭に認められる。

図3　リンパ濾胞（脾臓）

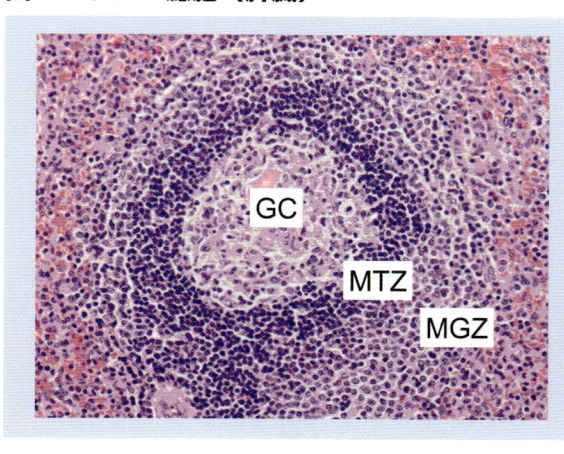

胚中心（germinal center：GC）、その外層にマントル層（mantle zone：MTZ）、さらに外層に辺縁帯（marginal zone：MGZ）を認める。リンパ節では通常辺縁帯は見られない。

リンパ節内における肉芽腫の形成は非腫瘍性疾患でもリンパ腫でもみられるので注意が必要である。リンパ節外病変では種々の炎症細胞、特に好中球浸潤がみられる場合は反応性病変の可能性が高いが、単調なリンパ球浸潤では腫瘍性増殖の可能性を強く考える。

　HE染色の段階で悪性リンパ腫の8〜9割は腫瘍性増殖であることが明らかとなるが、リンパ腫の種類を確定するために通常は免疫染色を併用する。HE染色標本をみてから免疫染色をオーダーすることが多く、悪性リンパ腫に対する病理診断は最終報告まで1週間くらいかかる。

　筆者の勤務していた施設（京都大学医学部附属病院病理部）では月曜日の午後に生検標本が病理部に提出されると、HE標本のでき上がりは水曜日の夕方、免疫染色ができ上がるのは木曜日の夕方以降となる。院内で行っているフローサイトメトリーの結果

図4　胚中心の強拡大像

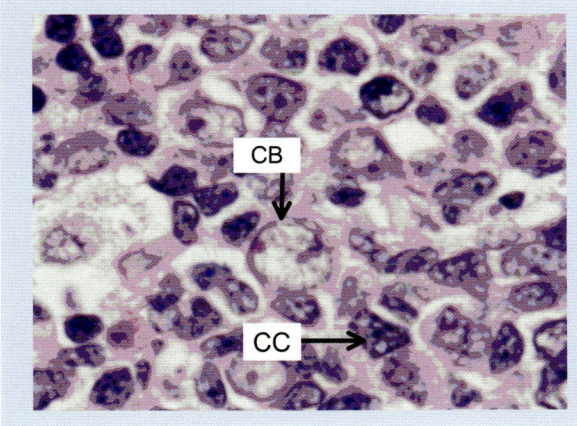

中心芽球（CB）と中心球（CC）の2種類のB細胞を認める。

図5　傍皮質の強拡大像（×400倍）

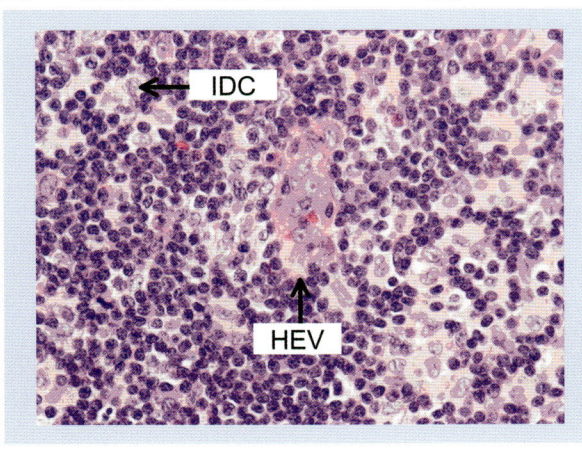

小型リンパ球中に細胞質の淡明で切れ込みのある核を持つinterdigitating cell（IDC）、高内皮細静脈（high endothelial venule：HEV）を認める。

が生検の当日あるいは翌日に出ているので、フローサイトメトリーの結果を確認してから（!）、必要な免疫染色を追加して病理報告とすることが多い。非ホジキンリンパ腫を疑う場合、CD3、CD5、CD10、CD20の免疫染色はほぼルーチンで行い、必要に応じてさらに2～3種類の染色を追加している。

　染色体分析や遺伝子解析の結果が出るまでには通常数週間かかり、病理医が病理報告時に利用する機会は少ない。

3）代表的な悪性リンパ腫

　現在の悪性リンパ腫の分類は2001年に刊行されたWHOの国際腫瘍分類に基づいている（WHO分類）（**表1**）。WHO分類は現在知られている悪性リンパ腫のほとんどを網羅し、40種類以上のリンパ腫が含まれている。ただし実際によく遭遇する悪性リンパ腫は比較的限られている。

　本邦では九州地区を除くとB細胞性リンパ腫が多く、全体の約3／4を占める（Nakamura S, et al. :Pathol Int 50：696-702, 2000.）。最も遭遇する頻度が高いのがびまん性大細胞型B細胞リンパ腫（diffuse large B-cell lymphoma）で、全体の約1／3を占めている。次いで濾胞性リンパ腫（follicular lymphoma）、節外性辺縁帯リンパ腫（extranodal marginal zone lymphoma）がそれぞれ1割弱を占めている。欧米に比べてホジキンリンパ腫(Hodgkin lymphoma、Hodgkin's disease)、マントル細胞リンパ腫(mantle cell lymphoma) の割合は少なくそれぞれ全体の5％未満であるが、これらのB細胞性腫瘍は治療選択上重要であり鑑別診断にあがることが多い。T細胞性リンパ腫は全体の約1／4で、全般に予後不良である。この中の亜型で代表的なTリンパ腫として末梢T細胞性リンパ腫、非特定（peripheral T-cell lymphoma, unspecified）（B細胞性リ

図6　リンパ腫の分類と正常形態との対応

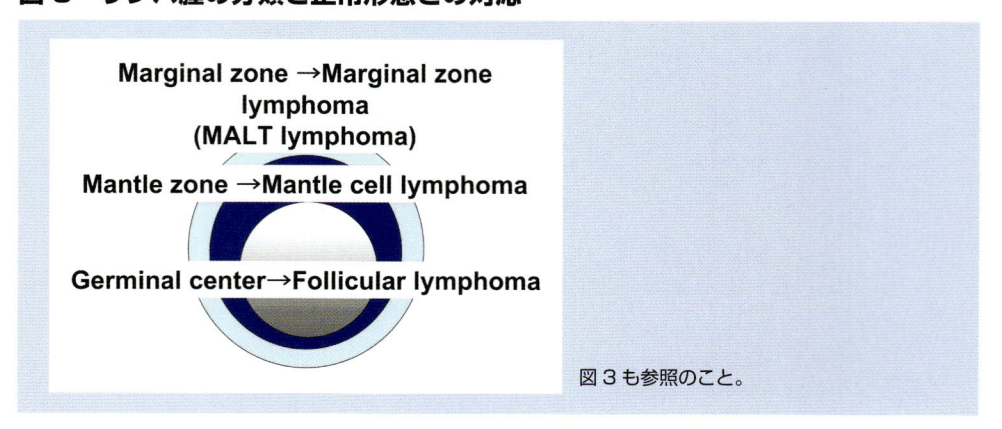

Marginal zone →Marginal zone lymphoma (MALT lymphoma)
Mantle zone →Mantle cell lymphoma
Germinal center→Follicular lymphoma

図3も参照のこと。

表1 World Health Organization Classification of B cell, T cell, Hodgkin and Histiocytic/Dendritic Neoplasms

B-cell neoplasms
Precursor B-cell neoplasm
Precursor B-lymphoblastic leukemia/lymphoma
Mature B-cell neoplasms
    Chronic lymphocytic leukemia/small lymphocytic lymphoma
    B-cell prolymphocytic leukemia
    Lymphoplasmacytic lymphoma/Waldenstrom macroglobulinemia
    Splenic marginal zone B-cell lymphoma
    Hairy cell leukemia
    Plasma cell neoplasms
        Plasma cell myeloma
        Plasmacytoma
        Immunoglobulin deposition diseases
        Osteosclerotic myeloma (POEMS syndrome)
        Heavy chain diseases
    Extranodal marginal zone B-cell lymphoma of mucosa-associated lymphoid tissue (MALT lymphoma)
    Nodal marginal zone lymphoma
    Follicular lymphoma
    Mantle cell lymphoma
    Diffuse large cell B-cell lymphoma
    Mediastinal (thymic) large B-cell lymphoma
    Intravascular large B-cell lymphoma
    Primary effusion lymphoma
    Burkitt's lymphoma/leukemia
    Lymphomatoid granulomatosis
T-cell and Natural Killer cell Neoplasms
Precursor T-cell and NK-cell neoplasms
    Precursor T-lymphoblastic lymphoma/leukemia
    Blastic NK-cell lymphoma
Mature T-cell and NK-cell neoplasms
    T cell prolymphocytic leukemia
    T-cell large granular lymphocytic leukemia
    Aggressive NK-cell leukemia
    Adult T cell lymphoma/leukemia
    Extranodal NK/T-cell lymphoma, nasal type
    Enteropathy-type T-cell lymphoma
    Hepatosplenic T-cell lymphoma
    Subcutaneous panniculitis-like T-cell lymphoma
    Mycosis fungoides
    Sezary syndrome
    Primary cutaneous CD30-positive T-cell lymphoproliferative disorders
        Primary cutaneous anaplastic large cell lymphoma
        Lymphomatoid papulosis
        Borderline lesions
    Peripheral T-cell lymphoma, unspecified
    Angioimmunoblastic T-cell lymphoma
    Anaplastic large cell lymphoma
Hodgkin Lymphoma (Hodgkin's Disease) (B-cell Origin)
    Nodular lymphocyte predominant Hodgkin lymphoma
    Classical Hodgkin lymphoma
        Nodular sclerosis Hodgkin lymphoma
        Lymphocyte-rich classical Hodgkin lymphoma
        Mixed cellularity Hodgkin lymphoma
        Lymphocyte-depleted classical Hodgkin lymphoma
Immunodeficiency associated lymphoproliferative disorders (Mostly B-cell origin)
    Lymphoproliferative diseases associated with primary immune disorders
    Human immunodeficiency virus-associated lymphomas
    Post-transplant lymphoproliferative disorders
    Methotrexate-associated lymphoproliferative disorders
Histiocytic and dendritic cell neoplasms
    Histiocytic sarcoma
    Langerhans cell histiocytosis
    Langerhans cell sarcoma
    Interdigitating dendritic cell sarcoma/tumor
    Follicular dendritic cell sarcoma/tumor
    Dendritic cell sarcoma, not otherwise specified

ンパ腫のびまん性大細胞型に相当する)、のほか、免疫血管芽球型(Angioimmunoblastic T-cell lymphoma)、成人 T 細胞性リンパ腫(adult T-cell lymphoma)、菌状息肉腫(mycosis fungoides)があげられる。以上で病理検体として提出される悪性リンパ腫のおよそ 8 割はカバーされる。

B 細胞性リンパ腫の分類は正常構造とよく対応しており、比較的理解しやすい(図6)。代表的な B リンパ腫の形態的特徴を表1に示す。

4) びまん性大細胞型 B 細胞リンパ腫

びまん性大細胞型 B 細胞リンパ腫は「大きな核」(胚中心にみられる組織球の核、あるいは小型リンパ球の 2 倍以上の直径の核)を持つとされる。細胞の大きさと共に核形態が重要である。多くは中心芽球(centroblast)様と表現される、核膜辺縁が厚く 1～2 個の小型の核小体を持つ細胞からなる。核小体はしばしば核膜側に寄っている(図7)。

図7 Diffuse large B-cell lymphoma, centroblastic(× 400 倍)

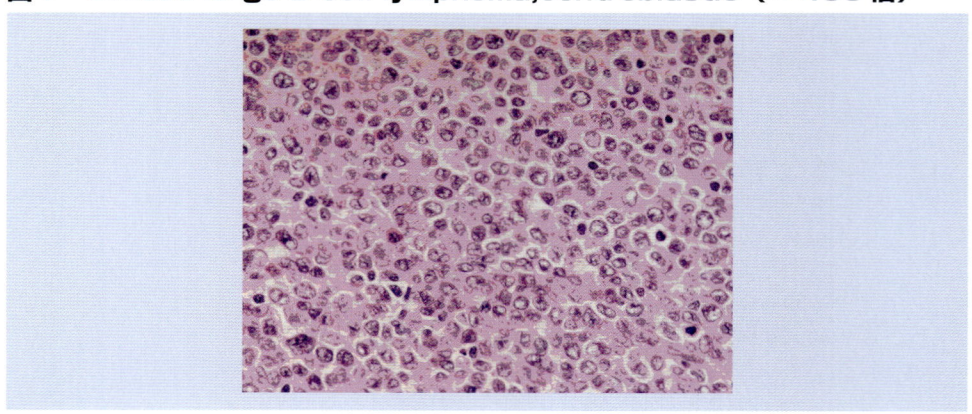

図8 Diffuse large B-cell lymphoma, immunoblastic(× 400 倍)

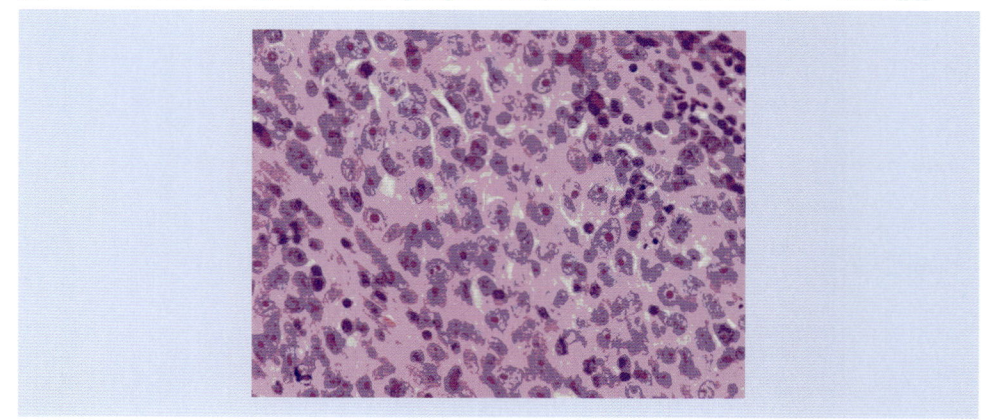

今回の症例も centroblastic lymphoma である。適切に処理された十分量の検体があれば核異型からリンパ腫であることの診断自体は難しくない。ただし B 細胞性であるかどうかを形態のみから確定することはできないので、免疫染色により B 細胞マーカー（細胞膜上の CD20 や細胞質内の CD79a）を証明する必要がある。

びまん性大細胞型 B 細胞リンパ腫の一部は免疫芽球（immunoblast）様と表現される形態を示す（図 8）。免疫芽球は核の中心に大型の核小体を認めるのが特徴である。この形態を示す場合はしばしばほかの腫瘍、特に未分化がんや悪性黒色腫との鑑別が問題となる。

びまん性大細胞型 B 細胞リンパ腫は単一の疾患ではなく、形態的に区別が困難ないくつかの予後の異なる B 細胞リンパ腫の総称であると考えた方がよい。WHO 分類でもいくつかの変異型、亜型が記載されている（表 2）。cDNA microarray を用いて遺伝子の発現パターンを調べることでびまん性大細胞型リンパ腫が大きく 2 種類のリンパ腫に分類できることが示された（Alizadeh AA, et al.：Nature 403：491-492, 2000.）。

表2　びまん性大細胞型 B 細胞リンパ腫

Histologic Variants
（形態的に分類できるが独立した疾患単位として確定していないもの）
- Centroblastic
- Immunoblastic
- T-cell/Histiocyte-rich
- Anaplastic large B-cell
- Plasmablastic

Subtypes
（細胞形態にかかわらず独立した疾患単位と考えた方がよいもの）
- Mediastinal large B-cell lymphoma
- Intravascular large B-cell lymphoma
- Primary effusion lymphoma, HHV-8+
- EBV-associated lymphoproliferative disorders
  （lymphomatoid granulomatosis, pyothorax-associated）

5）濾胞性リンパ腫

濾胞性リンパ腫は弱拡大で多結節が癒合したような増殖形態を示す（図 9）。細胞形態的には胚中心と類似の 2 種類の形態を示す腫瘍細胞が混在していることが特徴である（＝follicular center cell lymphoma）。中心球（centrocyte）と呼ばれる核にくびれ・切れ込みを持つ中型の核を持つ細胞の中に中心芽球（centroblast）が散見される（図 10）。

図 9　濾胞性リンパ腫（×10 倍）

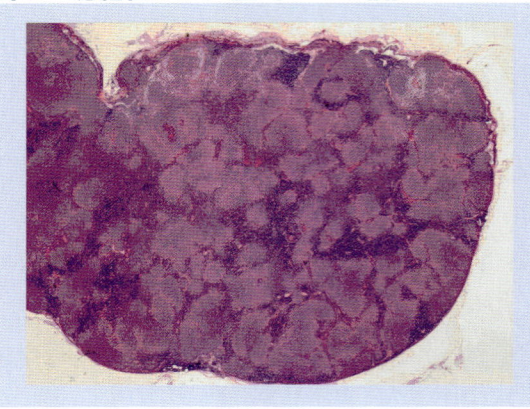

胚中心様構造が隣接したような結節様増殖を示す。

図 10　濾胞性リンパ腫（×400 倍）

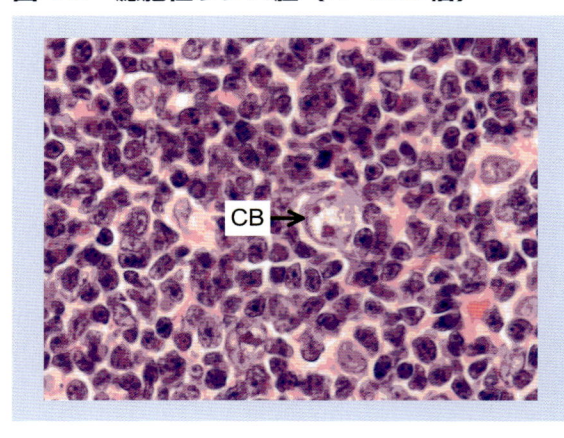

中心芽球（CB）の周囲を中心球が取り囲む。この拡大では図4と基本的に同じ増殖パターンにみえる。

　これらの中心球や中心芽球は正常の胚中心の構成細胞（図9）とほぼ同じ形態である。このため、ときに濾胞性リンパ腫と反応性の胚中心過形成との鑑別が問題となる。この場合は bcl-2 の免疫染色が有用である。正常の胚中心細胞が bcl-2 陰性であるのに対して濾胞性リンパ腫の細胞は bcl-2 陽性（しばしば強陽性）である。なお胚中心以外に分布する正常リンパ球の大部分は免疫染色にて bcl-2 陽性なので、bcl-2 陽性のみでは濾胞性リンパ腫とは診断できない。

6）マントル細胞リンパ腫

　マントル細胞リンパ腫の腫瘍細胞はびまん性に増殖するか、一部正常の胚中心を残して結節様に増殖する。個々の腫瘍細胞は多形性に乏しく単調であることが特徴である（図11）。
　マントル細胞リンパ腫の細胞は中心球様、あるいは小型リンパ球様の形態を示す。形

図11　マントル細胞リンパ腫（×400倍）

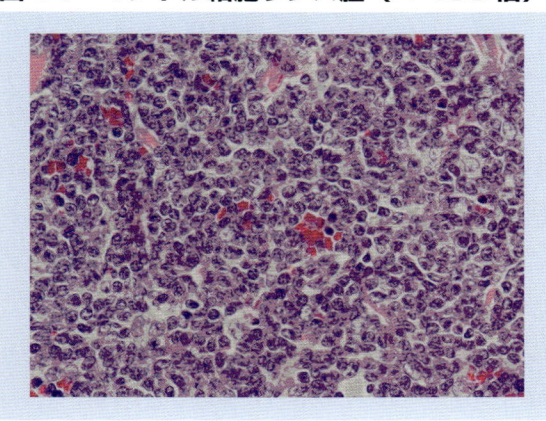

細胞は中心球様だがくびれ、切れ込みは少なく、個々の細胞の多形性に乏しく、単調に増殖している。

表3　B細胞性（CD20+）リンパ腫の病理組織における鑑別点

種類	形態	免疫染色 CD5	CD10	Ki-67	bcl-2	bcl-6	cyclin D1
DLB	CB>IB	−/+	+/−	>50%	−/+	+/−	−
FL	CB+CC	−	+	<50%	+	+	−
GC	CB+CC	−	+	>50%	−	+	−
MCL	CC	+	−	<50%	+	−	+
MZL	CC, Monocytoid, Plasmacytoid	−	−	<50%	+	−	−

DLB、びまん性大細胞型；CB、中心芽球；IB、免疫芽球；FL、濾胞性リンパ腫；CC、中心球；GC、正常胚中心細胞（参考）；MCL、マントル細胞リンパ腫；MZL、辺縁帯リンパ腫。Ki-67抗体は細胞分裂周期に入っている細胞の核を染色する抗体で、腫瘍細胞の増殖能の指標の1つと考えられる。

態的には一見低悪性度にみえるが、実際には治療抵抗性で最も予後不良なリンパ腫の1つである。結節様に増殖する場合、形態的に濾胞性リンパ腫との鑑別が難しいことがあるが、マントル細胞リンパ腫はCD5陽性、CD10陰性であり、濾胞性リンパ腫とは区別される。最も特異的な所見はcyclin D1（bcl-1）を発現していることで、免疫染色で核に陽性像を認めれば診断確定できる。

　表3に代表的なB細胞性リンパ腫の病理組織における特徴をまとめた。

7）病理組織診断 vs. フローサイトメトリー

　フローサイトメトリーは解析が迅速で、院内検査であればその日のうちに結果が得られる。免疫グロブリン軽鎖を含む腫瘍細胞の表面マーカーを一度に多数検索するため、腫瘍か反応性かの判定に鋭敏であるだけでなく、腫瘍分類にも有用である。

一方、病理標本ではコストと労力の関係で免疫染色の数は制限されがちである。またいくつかの抗体はパラフィン包埋標本では安定した染色結果が得られない。例えば数年前まで京都大学医学部附属病院では cyclin D1 の免疫染色がうまく染色できずにマントル細胞リンパ腫の診断に苦労していた。またパラフィン包埋標本では免疫グロブリンの軽鎖である kappa 鎖、lambda 鎖の染色が弱く、軽鎖制限を用いた clonality 解析の判定は通常困難である。検体量や臨床情報が十分でない場合は悪性リンパ腫と考えられても種類の特定ができず、異型リンパ増殖病変（atypical lymphoid proliferation）のようなあいまいな表現で報告しなければならないことがある。

　一方、ホジキンリンパ腫や免疫血管芽球型など一部のT細胞性リンパ腫ではフローサイトメトリーで診断されず病理組織で確定診断が得られる場合がある。また提出された病変が非腫瘍性疾患やがんの転移であった場合、病理組織の方が詳細な結果が得られる。

　悪性リンパ腫の診断においてはフローサイトメトリーと病理組織検査とどちらが優れた検査であるかという判断ではなく、それぞれの検査の特性を考慮し、臨床所見とあわせて総合的に考察することが必要である。

8）悪性リンパ腫の診断の問題点

　病理組織検査もフローサイトメトリーによる診断も機器による自動判定ではないため検査担当者の力量の差に左右される部分が大きい。悪性リンパ腫の診断に適したHE標本を得るための努力や、免疫染色に用いることができる抗体の種類や染色の信頼性には検査室ごとにかなり差があるのが実情である。また日本ではフローサイトメトリー検査は院外検査になっていることが多く、細胞を分析する担当者と臨床医・病理医とのコミュニケーションが十分できない可能性もある。また複数の検査を組み合わせるため検査費用も高額になることに留意する必要がある。

まとめ

― 病理医の役割 ―

　腫瘍の遺伝子発現を調べることで個々の腫瘍の個性に応じたテーラーメイド治療を行おうとする動きがある。急速に進歩しつつある分子生物学的手法が医療にも入り込むことで、古典的な病理形態学の役割は縮小しているように思われる。

　リンパ腫においても「大細胞」や「小細胞」と記載するだけでは診療上の有用性に乏しい。しかしmRNAは蛋白質に翻訳され、蛋白質の構造は最終的に細胞

の形態に反映される。乳癌の予後と治療法に関係する HER2（上皮増殖因子）のように、診療に有用であることがわかった遺伝子変化の検索は既に免疫染色や in situ hybridization という形で日常診療の現場に入り込んできている。

　びまん性大細胞型 B 細胞リンパ腫の細分類についていえば、ホルマリン固定・パラフィン包埋ブロックを用いた免疫染色でも DNA microarray と同様の分類が可能であるとの報告が出てきた（Hans CP, et al.：Blood 103：275-82, 2004.）。医療費の点から考えれば、DNA microarray を直接医療現場に持ち込むよりは、既存の技術である免疫染色を用いた方がはるかに安価である。日常診療の現場において、様々な腫瘍（病変）を同定し、免疫染色を判定するのは病理医の役割である。いいかえれば、病理医の役割の1つは分子生物学的な成果を実際の診療に生かせるように「翻訳」することである。また逆にこれらの免疫染色の結果を参考にすることで、形態的な分類に新たな知見が加わるきっかけとなる。そして遺伝子情報を踏まえた病理診断、腫瘍分類はさらなる遺伝子解析、治療の進歩の基礎として利用できる。

参 考 文 献

1) Lennert K, Feller AC: Histopathology of non-Hodgkin's lymphomas, 2nd ed. Springer-Verlag, Berlin, 1992.
2) 須知泰山, 菊池昌弘編：新・悪性リンパ腫アトラス. 文光堂, 東京, 2000.
3) Chan JKC: Tumors of the lymphoreticular system. Diagnostic Histopathology of Tumors（Fletcher CDM ed.）, 2nd ed. p1099-1245, Churchill Livingstone, London, 2000.
4) Jaffe ES, Harris NL, Stein H, Vardiman JW, eds.: Pathology and Genetics of Tumours of Haematopoietic and Lymphoid Tissue. IARC Press, Lyon, 2001.
5) Ioachim HL, Ratech H:Ioachim's lymph node pathology, 3rd ed. Lippincott Williams & Wilkins, Philadelphia, 2002.

4. 治療

治癒を目指した新しい治療のコンビネーション

京都大学大学院医学研究科　血液・腫瘍内科学

門脇　則光

- ●悪性リンパ腫の治療方針は病型によって大きく異なる。
- ●治療を始める前に予後を予測したうえで、可能な限り治癒を目指した治療戦略を立てる。
- ●通常の化学療法では効果に限界があり、自家末梢血幹細胞移植を併用した大量化学療法によって治癒率が向上している。
- ●リツキサン®やミニ移植の出現によって、治癒の可能性が一層広がりつつある。

　悪性リンパ腫は日常診療で遭遇することが稀ではない重要な疾患で、全身どこにでも発症しうるので、初発時に様々な科を受診してから内科に紹介されてくることがしばしばある。したがって、診療にあたって、あらゆる医師が悪性リンパ腫という疾患を常に念頭に置くことが重要である。

　悪性リンパ腫は一般に化学療法や放射線治療に対する感受性が高く、理にかなったスケジュールで化学療法、放射線療法、ときには造血幹細胞移植を組み合わせることによって十分治癒が可能であるから、早い段階で確実に診断して治療方針を立てることが患者を救う。

　また、悪性リンパ腫の重要な点として、その多様性があげられる。臨床症状とともに病理分類も多様性に富み、（興味を持てば面白い点だが）初学者泣かせでもある。このあたりは病理の先生に解説していただくが、この病理分類も悪性リンパ腫という疾患の生物学や発生メカニズムを反映していて、興味深い分野である。

　こうした臨床症状や病理分類が多様な悪性リンパ腫の治療方針は、病型や病変の広がりなどによって様々で一様には決められず、議論の多い部分が少なくない。また、新しいコンセプトに基づいた治療法が次々と開発され、治療成績が確実によくなっている。

　本稿では、このような背景を念頭に置いて、リンパ腫治療の考え方と実際的な注意を述べる。

1）リンパ腫治療の総論

悪性リンパ腫の治療法は、①化学療法、②放射線療法、③造血幹細胞移植の3つがおもで、最近はこれに④抗体療法（B細胞性リンパ腫に対するリツキサン®）が加わった。外科的治療が行われることも稀にあるが、多くのリンパ腫が全身性の疾患とみなすべきこと、摘出臓器の機能が損なわれることから、手術が選択されることは少なく、限局性病変の治療が必要な場合には放射線療法が行われることが多い。こうした治療法の中で中心になるのはやはり化学療法であり、異なる作用機序を持ったいくつかの抗腫瘍薬を組み合わせる多剤併用療法が通常行われる。一方、もう1つ重要な治療方針として、"watchful waiting"というのがある。これは、濾胞性リンパ腫を中心とした低悪性度リンパ腫にしばしば適用される考え方で、無治療でも進行が遅く、強い治療を行っても結局は長期的な予後が改善しないと考えられる場合に、腫瘍が大きくなって症状が出てから治療するという考え方である。リンパ腫の治療とは、病型によって、こうした治療手段をどのような根拠でどのように組み合わせるかということである。

悪性リンパ腫の治療方針は、以下の4つの病型によって大きく異なる。

①低悪性度リンパ腫（indolent lymphoma）
②中悪性度リンパ腫（aggressive lymphoma）
③高悪性度リンパ腫（highly aggressive lymphoma）
④ホジキンリンパ腫（Hodgkin lymphoma）

前3者は無治療での生存期間に基づいて非ホジキンリンパ腫の病理分類を3群に分けたもので、臨床的に有用なためしばしば用いられる（表1）。ホジキンリンパ腫は異なった病態を呈するため、治療方針も異なる。

また、治療法には、大規模スタディで評価が定まり一定の効果が期待できる「標準的治療」と、既存の治療では満足のいく成績が得られないためそれを超える成績が得られるかどうかを調べるために行う「研究的治療（臨床試験）」の2つがあることを認

表1　非ホジキンリンパ腫の臨床分類

	無治療での生存期間	代表的な病型
低悪性度リンパ腫 （indolent lymphoma）	年単位	濾胞性リンパ腫 follicular lymphoma MALTリンパ腫
中悪性度リンパ腫 （aggressive lymphoma）	月単位	びまん性大細胞型B細胞リンパ腫 diffuse large B-cell lymphoma 末梢性T細胞リンパ腫 peripheral T-cell lymphoma, unspecified
高悪性度リンパ腫 （highly aggressive lymphoma）	週単位	リンパ芽球性リンパ腫 lymphoblastic lymphoma バーキットリンパ腫 Burkitt's lymphoma

識しなければならない。リンパ腫において、標準的治療で満足のいく成績が得られる場合はむしろ限られており、実質的に過半数の患者が臨床試験の対象になりうる。

2）治療方針を決めるために必要な検査

治療を行う際に最も重要なことは、最終的な目標を定めることである。つまり、根治を目指すか、QOLを重視した延命を目的とするかである。この方針決定に大きく影響を及ぼすのが、患者の年齢、臓器障害の程度、病型である。次に、そのような目的を達成するために過不足のない治療計画を立てることである。例えば根治を目指すといっても、強すぎる治療は、短期的には感染症などの治療関連毒性、中長期的には抗腫瘍薬による臓器障害や二次発がんが問題になりうる。一方、初期治療が不十分だと耐性化の誘発などにより、後で根治が難しくなる可能性がある。

過不足のない治療を行うためには、ある治療を行った時にどの程度の長期予後が期待できるかという予後予測因子が必要である。そのような基準として確立しているのが、International Prognostic Index（IPI）である[1]。これは、非ホジキンリンパ腫の中で最も頻度の高いびまん性大細胞型B細胞リンパ腫（diffuse large B-cell lymphoma：DLBCL）を中心とした中悪性度リンパ腫を対象に、リンパ腫に対して効果の高いアドリ

表2　International Prognostic Factor と Index

Prognostic Factor	
1. 年齢（>60歳）	
2. LDH（正常上限を超える）	
3. performance status（PS）（2〜4）	
4. stage III または IV	
5. 節外病変の数（2個以上）	

Prognostic Index	
1〜5の項目がいくつ当てはまるかを検討して、以下のグループに分類する（全患者）	
low risk	0 または 1
low intermediate risk	2
high intermediate risk	3
high risk	4 または 5
60歳以下では1と5を除き、2〜4の項目で判定する (age-adjusted international index)	
low risk	0
low intermediate risk	1
high intermediate risk	2
high risk	3

アシン®を含む化学療法で治療した場合の予後を予測する因子で、1. 年齢（>60歳）、2. LDH（正常上限を超える）、3. performance status（PS）（2～4）、4. Stage（IIIまたはIV）、5. 節外病変の数（2個以上）の5つの因子からなる（表2）。これらのうち、1. 3. は患者の治療に対する耐容性を、2. 4. 5. は腫瘍の増殖力を反映すると考えられる。そして、これらの予後不良因子をいくつ持つかにより、CHOPのようなアドリアシン®を含む化学療法で治療した場合の予後が予測できる（表3）。治癒を目指すとすれば、最低50%の5年無病生存率を目標としたい。そうすると、CHOP（または類似の化学療法）でこの目標を達成できるのはlow risk群のみで、あとは60歳以下のlow intermediate risk群でかろうじて51%である。したがって、過半数の患者ではCHOPでは不十分な治療ということになる。それゆえ、さらなる治療成績の向上を目指して新たな治療法の開発が必要であり、治癒を追求する場合はそのような研究的治療の対象として患者を登録することを考慮する必要がある。

予後予測因子のうち、病期（stage）を決めるための検査を行うことが治療前に必須である。病期診断に必要な検査には表4のようなものがある。これらのうち5. までは

表3 IPIで分けた中悪性度リンパ腫の予後

Risk group	患者分布（%）	5年無病生存率（%）	5年生存率（%）
International Index（全患者）			
low risk	35	61	73
low intermediate risk	27	34	51
high intermediate risk	22	27	43
high risk	16	18	26
Age-adjusted Index（60歳以下）			
low risk	22	79	83
low intermediate risk	32	51	69
high intermediate risk	32	30	46
high risk	14	27	32

表4 病期診断のための検査

1. 病歴と身体所見
2. 末梢血球検査
3. 骨髄穿刺、骨髄生検
4. 肝胆道系酵素
5. 頸部、胸部、腹部、骨盤腔内CT
6. 核医学検査（ガリウムシンチグラフィまたはFDG-PET）
7. 消化管内視鏡検査
8. 中枢神経系MRI
9. 髄液検査
10. 組織生検（皮膚、肝臓など）

ほぼ全例に行われ、理学的所見とCTで、表在及び深部の病変を検出する。6.の核医学検査では従来ガリウムシンチグラフィが頻用されてきたが、最近はより感度の高いpositron emission tomography（PET）が一般的になりつつある。そのほか、消化管や中枢神経といった部位に病変が及びやすい病型の場合や臨床症状がある場合は、内視鏡、MRI、髄液検査を適宜行う。

　心毒性のあるアドリアシン®のようなアントラサイクリン系の薬剤を用いることが多いので、心エコーにて左室駆出率を測定し、治療前の心機能を把握することが必要である。また、特に高齢者では重要臓器の機能障害があるため抗腫瘍薬の減量を要したり、合併症の出現に留意したりする必要がある場合が少なくない。そのため、肝機能（通常の肝胆道系酵素とビリルビン）、腎機能（クレアチニンクリアランスを含む）、肺機能（動脈血ガス、及び必要に応じて肺生理学的検査）を行い、重要臓器の機能を把握する。

3）インフォームド・コンセント

　リンパ腫のような悪性疾患の治療を始めるうえで、時間をかけて患者及び家族に病気の状態や治療方針を説明することは必須である。その際、口頭の説明だけでなく紙に書きながら説明する方が理解しやすく、また患者も後で見直すことができるので好ましい。病名を告げるかどうかはケースバイケースだが、実際には治療内容や患者同士の情報交換などから病名を知られないようにすることは難しいことが多いし、特にある程度以上の強度の治療を長期間行うことが多いので、病名を告げて治療に向かう方が望ましい場合が多い。その場合、悪性リンパ腫という病名は一般になじみが薄いので、例えば「リンパ節にあるリンパ球という細胞のがんである」というふうにわかりやすく説明することが特に重要である。また、悲観させないようにとよい面を強調しすぎるのは誤解の元になるが、少なくとも不安をかき立て、希望をなくすような説明をすべきではない。特に、悪性リンパ腫は化学療法や放射線治療に対する感受性が高いので、治療効果も含めて説明することが大切である。

　また、説明する医師は、予定している治療が標準的治療か研究的治療（臨床試験）かを認識したうえで説明しなければならない。研究的治療を行う際には、原則的には施設の倫理委員会（institutional review board：IRB）による承認が必要であり、臨床試験が科学的・倫理的妥当性に基づいてIRBの承認を受けていることを説明し、参加は自由意思によること、途中で断ることもできることを文書で説明し、同意文書を取得することが必要である。ただ、実際はどこからを研究的治療とするかの認識が医師によって差があり、エビデンスレベルが不十分な論文に基づいて行う化学療法にIRBの承認

が必要かどうかの認識が分かれるところである。

　期待される治療効果はどの程度かを説明するが、腫瘍細胞が通常の検査法で検出できなくなる完全寛解を「治った」と考える患者が多いので、完全寛解が必ずしも治癒でないことや、その後も一定期間の治療が必要であることを説明する。また、化学療法や放射線療法に伴う副作用の説明も重要であり、患者にとっても気になる点である。骨髄抑制により輸血が必要になることが多いので、輸血の同意書も作成する。さらに、造血幹細胞移植を予定している場合はその説明も簡単に行う必要がある。

　以上の内容を患者・家族が理解できるように説明しようと思えば、30分から1時間は十分にかかる。ただ、あまり細部まで説明するとかえって理解の妨げになるし、不安感を抱かせることにもなりうるので、ある程度ポイントを絞って説明した方がよい。また、1回聞いただけではなかなか理解できないのが普通なので、不明な点があればいつでも尋ねるよう伝えることも重要である。

4) リンパ腫治療の各論

　先に述べたように、悪性リンパ腫の治療方針は病型によって大きく異なる。まず、最も頻度が高く、治療戦略がある程度確立している中悪性度リンパ腫に対する治療から述べる。なお、ここでは非ホジキンリンパ腫の中で頻度の高い病型のものについて述べる。

（1）中悪性度リンパ腫

　中悪性度リンパ腫に対する代表的な化学療法は、1970年代に開発されたCHOPである。これは、シクロホスファミド（エンドキサン®）、ドキソルビシン（アドリアシン®）、ビンクリスチン（オンコビン®）、プレドニゾロン（プレドニン®）の4剤を3週ごとに6〜8サイクル繰り返すもので、中悪性度リンパ腫の寛解率と生存率を初めて確実に向上させた化学療法で、第一世代化学療法と呼ばれる。この中で、アドリアシン®が強い抗腫瘍効果を示すキードラッグである。70年代後半に、CHOP休薬中にときにみられる腫瘍の再増大を抑えるために、メトトレキサート（メソトレキセート®）、ブレオマイシン（ブレオ®）といった骨髄抑制の少ない薬剤をコース間に投与する第二世代化学療法が考え出された。さらに、70年代末にGoldie & Coldmanによって、腫瘍細胞は時間経過とともに確率的に起こる遺伝子変異によって薬剤耐性を獲得し増殖するというモデルが提唱され、交差耐性のない薬剤を短期間にできるだけ多く投与すれば（つまり薬剤用量強度 dose intensityを高めれば）、耐性細胞の増殖を防ぎうると考えられて、第三世代化学療法が開発された。しかし、その後CHOP療法と第三世代の代表的な化学療法を比較した大規模な第III相試験で、両者の間に無病生存率及び全生存率にお

いて有意な差が認められず、副作用の頻度や経済性も勘案して、CHOPが進行期中悪性度リンパ腫に対して既存の中でベストの化学療法であることが再認識された[2]。つまり、70年代に開発された化学療法がいまだに「ベストの」化学療法で、IPIの項でも触れたように過半数の中悪性度リンパ腫においてCHOPで満足な結果が得られないことは、化学療法単独というストラテジーの限界を如実に示すものといえ、新たな治療法を開発する必要性を物語っている。

中悪性度リンパ腫治療のフローチャートを図1に示す。まず、病変の広がりによって限局期と進行期に分けられ、治療方針が異なる。限局期とは一般に、stage Iおよび巨大腫瘤（bulky mass、一般的には長径10cm以上の腫瘤）のないstage IIを指すが、stage Iでも巨大腫瘤があるものは進行期に含めるという考え方もある。"understaging"つまり実際は進行期なのに限局期と診断してしまうことを避けるのが重要で、特に非ホジキンリンパ腫は非連続性に進展することが多いこと、病期診断に用いる検査法に検出限界があることから、限局期と診断するのには十分な慎重さが必要である。

限局期の中悪性度リンパ腫に対して、CHOPを8コース行った場合と、CHOP3コース後に病変のあった部位に40〜55 Gyの放射線を照射する併用療法を比較した報告

図1　中悪性度リンパ腫治療のフローチャート

L/LI群：low risk 及び low intermediate risk 群
HI/H群：high intermediate risk 及び high risk 群
DA-EPOCH：dose-adjusted EPOCH
HDC (high dose chemotherapy)：自家末梢血幹細胞併用大量化学療法
QOL療法：quality of lifeを重視した化学療法または経過観察

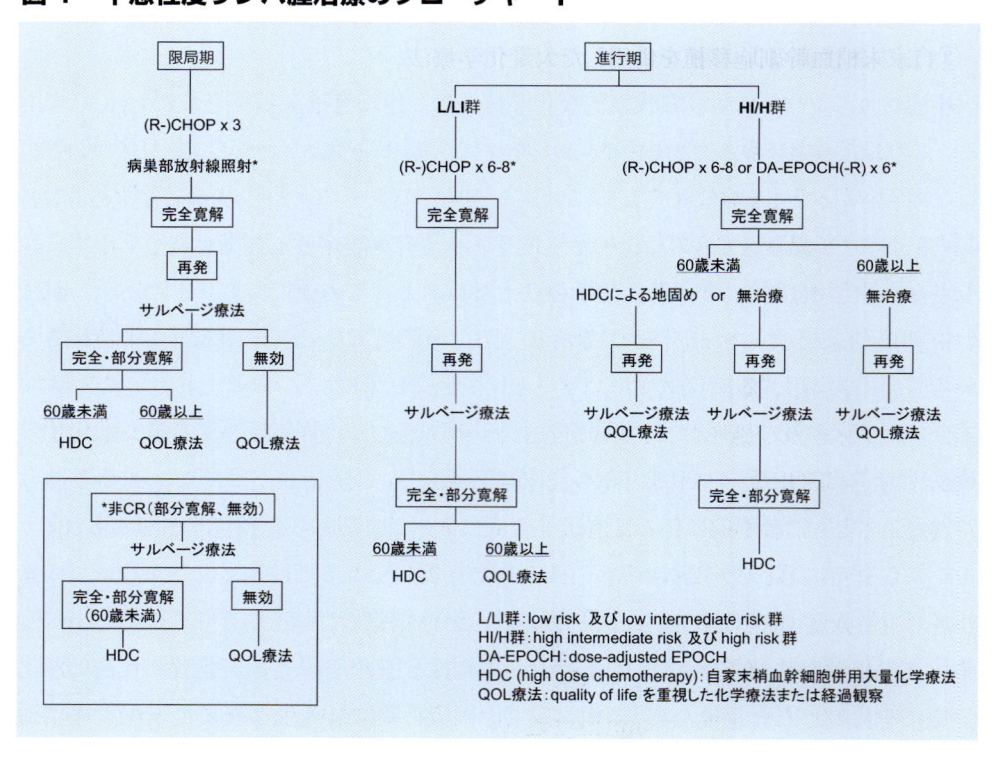

で、5年全生存率、無増悪生存率において後者が優れ、抗腫瘍薬の心毒性も少なかったことから[3]、CHOP3コース＋放射線照射が限局期中悪性度リンパ腫の標準的治療とみなされている。しかし、IPIのリスクファクターが3つ以上ある場合はCHOP3コース＋放射線照射でも明らかに予後が悪く、またその後の観察で、10年を超えるとCHOP＋放射線の生存率がCHOP8コースより下回ることが報告され、この治療法が必ずしも長期予後を改善するとはいえないことが明らかになった。したがって、予後不良因子を持つ限局期症例には異なる治療法が必要である。また、この結果は、新しい治療法の真の価値を明らかにするためには、十分に長期間観察を続けなければならないことを物語っている。なお、放射線照射を治療に組み入れる予定の場合は、放射線科医に早めに相談することが重要である。

　進行期の中悪性度リンパ腫は、悪性リンパ腫の中で最も多い。特にDLBCLの頻度が高く、これに対する最適な治療法の開発が盛んに研究されてきた。IPIの項で触れたように、CHOPのみで50％以上の5年無病生存率が得られるのは、low risk群と60歳未満のlow intermediate群のみであることから、新たな治療法を考える必要がある。そのような治療の中で有望なものとして、ここでは、

　①リツキサン®の併用
　②化学療法レジメンの工夫
　③自家末梢血幹細胞移植を併用した大量化学療法

をあげる。

　抗CD20抗体リツキシマブ（リツキサン®）は、B細胞性リンパ腫に対する治療戦略に大きな影響を与えるものとして注目されている。リツキサン®はB細胞に特異的に発現するCD20を認識してリンパ腫細胞を傷害する。化学療法とは作用機序が異なり、また副作用が重ならないことから、化学療法との併用効果が期待されている。実際、高齢者（60歳から80歳）の未治療DLBCLに対し、CHOP8コースそれぞれの1日目にリツキサン®を併用するR-CHOP（**図2**）で、CHOP単独に比べ観察期間中央値2年の時点で全生存率及び無イベント（非寛解、再発、死亡）生存率において有意な改善を認めた[4]。R-CHOPが真に長期予後を改善するかの判断はさらに長期間の観察を必要とするが、今後高齢者DLBCLの初回治療はR-CHOPが標準治療になるものと思われる。若年者にも同様の効果が得られるかどうかは現在検討されている。

　進行期中悪性度リンパ腫に対する有効性が期待される化学療法として、dose-adjusted EPOCH[4]及びそれにリツキサン®を加えたdose-adjusted EPOCH-R[5]がある。詳細なスケジュールは原著に譲るが、EPOCHはCHOPの4剤にエトポシド（ベ

プシド®）を加えた組み合わせで薬剤の組み合わせに新規性はないが、特徴はベプシド®、オンコビン®、アドリアシン®の3剤を96時間かけて少量ずつ連続投与することにより薬剤耐性を克服しようという点である。また、骨髄抑制の程度に応じて次回の投与量を増減し（dose-adjusted）、安全性と有効性の向上を図るとともに、リツキサン®を加え、効果を高めることを狙っている。dose-adjusted EPOCH-Rにより、初回治療例の12カ月の時点での無増悪生存率は85%と期待できる成績を上げている。今後の観察によって長期成績が明らかになるだろう。

　中悪性度リンパ腫の治療成績をさらに上げる方法として、自家末梢血幹細胞移植を併用した大量化学療法がある。これは、dose limitingな副作用である骨髄抑制を、あらかじめ保存しておいた自己の造血前駆細胞輸注で回避し、薬剤耐性を凌駕しうる大量の化学療法を可能にすることによって治癒を目指そうというものである。おおむね60歳未満の患者に適応となるもので、効果が確立している対象は、

　① 再発後の化学療法（サルベージ療法）で完全寛解か部分寛解になった場合
　　　（sensitive relapse）
　② high intermediateまたはhigh risk群で化学療法終了後に地固め療法として行う場合

である[6]。sensitive relapse例で40～50%、地固め例で50～60%の5年無病生存率が期待できる。また、

　③ 初回治療で部分寛解にとどまり完全寛解に達しない場合（slow responder）

も対象になるという報告があるが、十分数の症例で解析されていないので、評価は定まっ

図2　R-CHOP療法のスケジュール

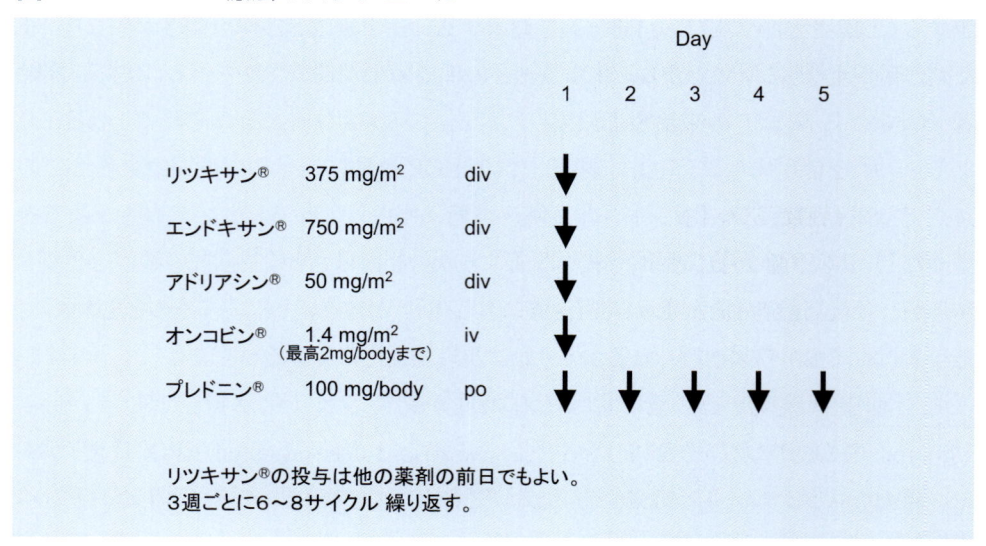

薬剤	用量	投与法	Day 1	Day 2	Day 3	Day 4	Day 5
リツキサン®	375 mg/m²	div	↓				
エンドキサン®	750 mg/m²	div	↓				
アドリアシン®	50 mg/m²	div	↓				
オンコビン®	1.4 mg/m²（最高2mg/bodyまで）	iv	↓				
プレドニン®	100 mg/body	po	↓	↓	↓	↓	↓

リツキサン®の投与は他の薬剤の前日でもよい。
3週ごとに6～8サイクル繰り返す。

ていない[6]。

　初回治療（CHOP）後に再発した症例に対して行う化学療法をサルベージ療法と呼ぶ。その治療戦略として、

① 初回治療に用いた薬剤に対して非交差耐性の薬剤を用いる
　　例：ESHAP…ベプシド®、メチルプレドニゾロン（ソル・メドロール®）大量シタラビン（キロサイド®）、シスプラチン（ブリプラチン®）
　　　　DeVIC…デキサメタゾン（デカドロン®）、ベプシド®、イホスファミド（イホマイド®）、カルボプラチン（パラプラチン®）
② 耐性克服のため薬剤を大量投与する
　　例：ESHAP…大量キロサイドを含む
③ 耐性克服のため投与法を変える（持続点滴など）
　　例：EPOCH

といった考え方がある。サルベージ療法の完全寛解率は30%前後であるが、長期無病生存率は10%以下であり、延命効果が得られるにすぎない。したがって、サルベージ療法に反応する症例（sensitive relapse）は、可能であれば自家末梢血幹細胞移植併用大量化学療法を行うべきと考えられている。

　自家末梢血幹細胞移植併用大量化学療法の適応にもならない難治例に対しては、可能であれば同種造血幹細胞移植を行うという動きが広がっており、臨床試験が進められているが、これについては後述する。

(2) 高悪性度リンパ腫

　リンパ芽球性リンパ腫と small noncleaved cell lymphoma からなり、急性リンパ性白血病に生物学的に似て急激な結果をたどる。比較的稀な疾患であるので、ここでは割愛する。

(3) 低悪性度リンパ腫

　濾胞性リンパ腫を中心とする低悪性度リンパ腫は、無治療の場合年単位で進行する緩徐な臨床経過を特徴とする。深部のリンパ節に発生した濾胞性リンパ腫の場合、進行が緩徐なために自覚症状が乏しく、初診時に腹腔内の著明なリンパ節腫大や骨髄浸潤を伴うという症例が臨床上しばしばみられる。また、低悪性度リンパ腫の生存率は、最初は中・高悪性度リンパ腫を上回るが、経過を追うごとに徐々に低下し、15年を境に生存曲線が逆転する。その意味で、「低悪性度リンパ腫」という名称が適切かどうかと

いう疑問がある。そのような進行を食い止め、疾患の自然史を変えるような有効な治療法が最近まで存在しなかった。

　限局期であれば、化学療法後放射線照射、または放射線照射単独によって50%前後の症例に10年無病生存率が期待できる。一方、進行期の低悪性度リンパ腫に対する標準的治療法はいまだ存在しない。早期に強力な化学療法を行っても長期生存率が変わらないこと、約20%の症例で自然退縮が認められることから、腫瘍が増大して症状が出現してから治療を行うという"watchful waiting"という治療方針が選択肢になりうる[7]。その一方、化学療法を行って腫瘍の化学療法感受性を観察し、感受性が高く早期に完全寛解に到達すれば、自家末梢血幹細胞移植併用大量化学療法を行うという選択肢もある（ただしそのような症例は限られている）。化学療法を行う場合でも、初回治療でアドリアシン®を用いることにより予後がよくなる証拠がないこと、後の化学療法で心毒性の危険が増しアントラサイクリン系の薬剤が使いにくくなることから、初回治療ではCHOPからアドリアシン®を抜いたCVPのような比較的軽い化学療法が選択されることも多い。また、リツキサン®が濾胞性リンパ腫に有効であるため、R-CVPのような併用療法も最近好んで行われる。さらに、フルダラビン（フルダラ®）やクラドリビン（ロイスタチン®）といったプリンアナログとよばれる薬剤は低悪性度リンパ腫に対する奏効率が高く、まだ臨床試験の段階だが、これにリツキサン®を併用した化学療法も行われており効果が期待される。

　しかし、このような化学療法（＋リツキサン®）で進行期低悪性度リンパ腫が治癒することはほとんどなく、新たな治療法の開発が必要である。最近は、graft versus leukemia（GVL）効果を利用した同種造血幹細胞移植に活路をみいだす動きが盛んである。

(4) 同種造血幹細胞移植

　造血幹細胞移植（骨髄移植、末梢血幹細胞移植）には、自家移植及び同種移植がある。自家移植は本質的に「きわめて強力な化学療法」といえるのに対し、同種移植後には前処置の効果に加えてGVL反応と呼ばれる免疫反応の効果が加わり、これが化学療法に抵抗性の残存腫瘍細胞を駆逐するうえで重要であると認識されている。したがって、同種移植は「免疫療法」という側面を多分に持っており、抗腫瘍効果だけをとれば自家移植を上回る。しかし、前処置の毒性やGVHD、感染症といった合併症の頻度が高いためGVL効果による生存率の上昇が相殺されて、長期生存率は自家移植と変わらないとする報告が多い。これに対し、最近前処置を弱くした骨髄非破壊的同種造血幹細

胞移植（ミニ移植）が広まり、まだ臨床試験の段階とはいえ多くの施設で行われている。この方法は、通常の造血幹細胞移植のネックである毒性の強い前処置の代わりに、移植片の生着を可能にするのに足る免疫抑制作用を主とした緩和な前処置を行うもので、移植後早期の治療関連毒性が低く、高齢者（一般には70歳未満まで）にも移植が可能になる。抗腫瘍効果の機序として大部分をGVL効果に依存し、前処置の抗腫瘍効果は弱いので、残存腫瘍が多く、それが急速に増大する可能性が高い場合は不向きであるが、腫瘍の増大速度が遅い場合にはGVL効果が発揮される時間的余地があるので有効性が期待される。したがって、化学療法では腫瘍が消えず、また腫瘍の増殖速度が遅い低悪性度リンパ腫は、理論的にはミニ移植のいい適応となる。実際、ミニ移植によって低悪性度リンパ腫に対して2年生存率84％と良好な成績が得られており[8]、長期予後は今後の観察を待たなければならないが、今後低悪性度リンパ腫に対してミニ移植を行う場合が増えると考えられる。一方、化学療法に抵抗性の中悪性度リンパ腫で、通常の移植の毒性が問題になる症例でもミニ移植が適応となりうるが、移植前に腫瘍がある程度コントロールされていないと、特に腫瘍の増殖が速い症例ではミニ移植での治癒が難しい。また、ミニ移植でもGVHDや感染症といった合併症は通常の移植と同様に起こるので、やはりリスクを伴う。したがって、適応を十分に考えて、臨床試験として慎重に進めることが重要である。

(5) 高齢者のリンパ腫

非ホジキンリンパ腫の40～60％が60歳以上に発症することから、高齢のリンパ腫患者が多い。高齢、特に70歳以上になると多くの場合ミニ移植の適応からも外れることが多いので、進行例に対する治癒的治療の選択肢が大きく狭まる。また、高齢者の場合は一般に若年者よりも予後が悪く、IPIでも年齢がリスクファクターの1つに入っているが、これは高齢者リンパ腫細胞自体の治療反応性が悪いことによるわけではなく、臓器機能が全般に低下していたり骨髄抑制が遷延したりして、十分なdose intensityを持った治療が行いにくいことによると考えられる。また、明らかな肝・腎機能の障害がなくても抗腫瘍薬の代謝が低下し、予想以上に副作用が強く発現することがある。したがって、初回治療ではやや少ない量で治療を開始し、その反応性から次の治療量を決定するのが実際的である。ただ、単に高齢だからという理由でいたずらに用量を減量するのは好ましくなく、副作用を勘案しつつ可能な限り標準投与量を守ることが良好な治療効果につながる。

とはいっても、多くの高齢患者では再発は免れず、最終的にはQOLを重視した治療

とならざるをえない。その場合は、腫瘍の縮小よりも増大を抑えることを主眼とし、また副作用をなるべく少なくするという考え方で、単剤（エトポシドの経口、エンドキサン®の経口など）を外来で断続的に用いるといった方法がしばしばとられる。この段階では決まったプロトコールというものはなく、主治医の判断で柔軟に治療方針を微調整していくことになる。

POINT 化学療法の副作用とその対策

　化学療法の副作用には、骨髄抑制、全身倦怠感、食欲不振、嘔気、嘔吐といった共通の副作用とともに、個々の薬剤に特有の副作用がある。リンパ腫の治療に用いる代表的な薬剤の副作用、対策、禁忌を表5にまとめた。骨髄抑制時には好中球減少によって易感染性が増す。その場合適宜 G-CSF 製剤（ノイトロジン®、グラン®、ノイアップ®）を用いて好中球の回復を早める。好中球減少時には focus 不明の感染症が起こり発熱を来すことがしばしばあるので、血液培養後 broad spectrum の抗生剤（メロペン®など）を投与することが多い。さらに、日和見感染を予防するために、化学療法中はバクタ®を投与しカリニ肺炎を予防するとともに、化学療法の内容にもよるが、ジフルカン®またはイトリゾール®の内服により真菌感染を予防することが多い。結核の既往のある症例では、イスコチン®の予防内服が勧められる。
　嘔気、嘔吐の対策として、カイトリル®、ゾフラン®、ナゼア®、セロトーン®といった 5-HT$_3$ 受容体拮抗剤が用いられ、高い有効性を示す。
　腫瘍量が多い場合、初回治療が著効を示すと腫瘍細胞が一気に大量に崩壊して、その崩壊産物が腎不全を引き起こすことがある。したがって、特に初回治療時には点滴を多くして利尿を図るとともに、メイロン®による尿のアルカリ化とアロプリノールの投与により、腫瘍細胞由来の尿酸による腎障害を防ぐことが重要である。

表5　悪性リンパ腫に対する代表的な薬剤の副作用とその対策

	主な副作用	対策	禁忌
エンドキサン®	出血性膀胱炎	利尿を十分に図り、出血性膀胱炎を防ぐ。	
アドリアシン®	心筋障害	総投与量を 500mg/m^2 以下にとどめる。心エコーで EF をモニタリングする。	心機能障害
	漏れた場合の組織障害	局所を冷やし、ステロイド剤を局注する。	
オンコビン®	末梢神経障害	四肢末梢のしびれ感に始まり、強くなると疼痛や脱力が起こる。症状が強くなると、減量・中止せざるをえない。	髄腔内投与
	便秘、麻痺性イレウス	腸管の運動低下により便秘は高頻度に起こる。高度になると麻痺性イレウスに至る。その場合は中止し、プロスタルモンF®などを用いる。	
	漏れた場合の組織障害	局所を温め、ステロイド剤を局注する。	
メソトレキセート®	肝障害、腎障害	大量投与時はロイコボリン®によるレスキューを行い、血中濃度をモニターする。尿のアルカリ化、利尿に注意する。	肝障害 腎障害 胸腹水の存在 （MTX が貯留する）
ブレオ®	間質性肺炎、肺線維症	呼吸器症状、胸部レントゲン異常、低酸素血症が出現した場合は中止する。	肺障害
プレドニン®	易感染性、耐糖能異常など		
リツキサン®	投与後早期の発熱、悪寒、発疹、血管浮腫など（infusion reaction）	投与前に抗ヒスタミン剤、非ステロイド系消炎剤を服用する。	

5）治療効果の判定

治療効果の判定基準を**表6**に示す[9]。残存病変の評価はCT、骨髄穿刺、核医学検査（ガリウムシンチグラフィまたはFDG-PET）で行う。また、悪性リンパ腫ではしばしば可溶性IL-2レセプターが上昇するため、そのフォローが治療効果の判定に役立つ。効果判定の画像検査は、現実的には2サイクルごと及び治療終了時に行うというのが一般的である。

ただ、こうした方法で微小な残存腫瘍を確実にとらえることはもちろんできない。一般に、診断時にはリンパ腫細胞は 10^{12} 個のレベルあり、臨床的な寛解状態でも 10^9 個レベル存在すると考えられる。悪性リンパ腫でこれ以下の腫瘍細胞を検出することは、実際には難しい。

表6 治療効果の判定基準

CR (complete response)	画像上腫瘍がすべて消失し、腫瘍随伴症状、異常検査所見の正常化がみられた状態。すべてのリンパ節の長径は1.5cm以下で、1～1.5cmのリンパ節病変が存在する時はそれらは1cm以下になっているか、長径の和が75％以上縮小していることが必要。脾臓は触知しない。
CRu (CR unconfirmed)	画像上腫瘤の残存がみられるが、viableな腫瘍は残存していないと考えられるもの。1.5cm以上のリンパ節病変は75％以上長径が縮小し、融合していた病変の場合は長径の和が75％以上縮小していること。
PR (partial response)	腫瘍最大径の和が50％以上縮小していること、かつ治療以前より増大しているものがないこと。 肝臓、脾臓腫大の増大もみられないこと。
SD (stable disease)	PR以下の効果であるがPDではない。
PD (progressive disease)	治療後の腫瘤の最大縮小時と比べ、病変の長径の和が50％以上増大しているか、治療中の新たな病変が出現した時。

まとめ

以上、中悪性度及び低悪性度非ホジキンリンパ腫の治療を中心に述べたが、リツキサン®やミニ移植の出現によって、治癒に至るケースが増えていくと期待される。しかしそれでも難治性のリンパ腫は存在するので、今後新しいコンセプトに基づいた治療法（分子標的療法や免疫療法）が開発され、悪性リンパ腫の予後はさらに改善されると思われる。一方、腫瘍細胞が発現する遺伝子のパターンを網羅的に調べ、その結果に基づいて予後予測因子を解析する手法が進歩してお

り[10]、今後はIPIのような臨床的指標に加えて、疾患の本質である遺伝子異常に基づいて治療方針が決定されるようになると思われる。このように、悪性リンパ腫は腫瘍全般の新たな治療ストラテジーを先導しているといえ、進行期であっても内科的治療で十分治癒しうる腫瘍として、腫瘍内科医の熱意をそそるに足る疾患である。新たなリンパ腫治療の開発を目指して、今後この分野に多くの若い医師が参画することを期待したい。

参 考 文 献

1) A predictive model for aggressive non-Hodgkin's lymphoma. The International Non-Hodgkin's Lymphoma Prognostic Factors Project. N Engl J Med 329:987-994,1993.
2) Fisher RI, et al.: Comparison of a standard regimen (CHOP) with three intensive chemotherapy regimens for advanced non-Hodgkin's lymphoma. N Engl J Med 328:1002-1006, 1993.
3) Miller TP, et al.: Chemotherapy alone compared with chemotherapy plus radiotherapy for localized intermediate- and high-grade non-Hodgkin's lymphoma. N Engl J Med 339:21-26, 1998.
4) Coiffier B, et al.: CHOP chemotherapy plus rituximab compared with CHOP alone in elderly patients with diffuse large-B-cell lymphoma. N Engl J Med 346:235-242, 2002.
5) Wilson WH, et al.: The role of rituximab and chemotherapy in aggressive B-cell lymphoma:a preliminary report of dose-adjusted EPOCH-R. Semin Oncol 29:41-47, 2002.
6) Shipp MA, et al.: International Consensus Conference on High-Dose Therapy with Hematopoietic Stem Cell Transplantation in Aggressive Non-Hodgkin's Lymphomas:report of the jury. J Clin Oncol 17:423-429, 1999.
7) Horning SJ, Rosenberg SA:The natural history of initially untreated low-grade non-Hodgkin's lymphomas. N Engl J Med 311:1471-1475, 1984.
8) Khouri IF, et al.: Nonablative allogeneic hematopoietic transplantation as adoptive immunotherapy for indolent lymphoma:low incidence of toxicity, acute graft-versus-host disease, and treatment-related mortality. Blood 98:3595-3599, 2001.
9) Cheson BD, et al.: Report of an international workshop to standardize response criteria for non-Hodgkin's lymphomas. NCI Sponsored International Working Group. J Clin Oncol 17:1244, 1999.
10) Rosenwald A, et al.: The use of molecular profiling to predict survival after chemotherapy for diffuse large-B-cell lymphoma. N Engl J Med 346:1937-1947, 2002.

第Ⅱ章 急性骨髄性白血病

1. 形態と表面形質
急性骨髄性白血病の形態学的病型分類と
免疫学的表面形質

2. 染色体と遺伝子
染色体検査と遺伝子検査から何がわかるか

3. 治療 Ⅰ
急性骨髄性白血病（AML）の化学療法

4. 治療 Ⅱ
造血幹細胞移植療法について

はじめに

　ここ数年における悪性腫瘍の治療成績、特に血液腫瘍の生存率の向上には目を見張るものがある。イマチニブを初めとする分子標的薬やリツキシマブなどのモノクローナル抗体の開発と、造血幹細胞移植の適切な選択によるところが大きいと考えられる。さらには、骨髄非破壊的な前処置を用いるなどの移植適応を拡大する研究もまた重要である。

　前回は、増加し続ける悪性リンパ腫をテーマにして実りの多い研究会が行われた。第Ⅱ章は、血液内科医の入り口ともいえる急性白血病を取り上げる。すでに述べたように、分子標的薬の開発によって相当数の血液腫瘍が治癒するようになってきた。代表的な薬剤がレチノイン酸（ATRA）とイマチニブであり、それぞれ急性前骨髄球性白血病と慢性骨髄性白血病に特効性を有している。何れも染色体転座によって脱制御された原因遺伝子を標的にしており、白血病発症に関する分子遺伝学的解析によって作用機序が明らかにされたり、あるいは開発されたりしたものである。しかし、血液内科医と腫瘍内科医にとって従来の化学療法に対する深い知識は欠かせない。また、分子生物学と細胞遺伝学の進歩は、白血病の診断と予後推定の新規マーカーを次々と同定しているが、メイ・ギムザ染色やフローサイトメトリーによる診断法は血液内科医が習得すべき基礎技術の1つである。一方、造血幹細胞移植による白血病治療はそれ自体が大きなテーマであるので、今回はすべてをカバーすることができなかった。改めて時間がとられるものと思われる。

　形式は第Ⅰ章と同様に、臨床の第一線で活躍されている医師による症例検討とミニレクチャー、特別講演である。本章も、症例から多くのことが学べるように企画した。

　血液腫瘍を克服しようと努力する医師に対するイメージは、診断から治療まで一貫して行う魅力にあふれた内科医である。私自身はそのような医師の一人として、誇りを持って日常の診療にあたっている。研修医や専攻医の先生方だけでなく、学生の皆さんも是非参加して、血液腫瘍診療の楽しさを知っていただきたい。

京都府立医科大学大学院医学研究科　血液・腫瘍内科学
教授　谷脇　雅史

第Ⅱ章　症例提示

●症例　〔55歳 女性〕

既 往 歴：特記すべきことなし
家 族 歴：父 - 脳梗塞、姉 - 膵癌、兄 - 肝硬変
主　　訴：左鼠径部腫瘤
現 病 歴：平成15年5月12日、左鼠径部に親指大の腫瘤を自覚し近医外科受診。経皮針生検により上皮性悪性腫瘍が疑われた。各種画像診断、内視鏡検査にて原発巣の検索が施行されたが、異常所見を認めなかった。平成15年6月23日当院紹介受診。血小板減少（36,000/μl）と凝固系異常、及び末梢血中に芽球の出現を認め、精査加療目的で入院となった。
身体所見：身長 148.5cm、体重 54.5kg、血圧 126/70mmHg
　　　　　脈拍 92回/分、体温 37.4℃、意識清明
　　　　　貧血黄疸なし、心肺異常なし、腹部平坦軟
　　　　　肝脾触知せず。
　　　　　右上肢と両下肢、胸腹部に紫斑が散在。
　　　　　左鼠径部に 14×10cm 大の皮下腫瘤を認める。

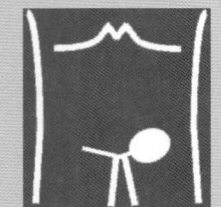

●血液凝固系検査所見

WBC	15,100 /μl	RBC	$3.70×10^6$ /μl
Blast	5.0 %	Hb	11.1 g/dl
Band	11.0 %	Ht	33.7 %
Seg	55.0 %	PLT	$33×10^3$ /μl
Met	5.0 %	PT	18.0 sec
Myel	2.0 %	（対照	13.1 sec）
Prom	2.0 %	INR	1.37
Eos	3.0 %	APTT	46.6 sec
Bas	0.0 %	（対照	33.5 sec）
Mon	8.0 %	Fibrinogen	101 mg/dl
Lym	9.0 %	FDP	36.7 μg/dl
		D-dimer	49.5 μg/dl

●生化学検査所見

LDH	4160 IU/l	BUN	7.5 mg/dl
GOT	78 IU/l	Cr	0.76 mg/dl
GPT	46 IU/l	Na	145 mmo/l
ALP	205 IU/l	K	3.2 mmo/l
γ-GTP	93 IU/l	Cl	105 mmo/l
TP	7.0 g/dl	CRP	1.2 mg/dl
T.bil	0.76 mg/dl	Fe	55 μg/dl
		UIBC	184 μg/dl
		TIBC	239 μg/dl
		フェリチン	2,666 ng/dl

●入院時胸腹部単純撮影

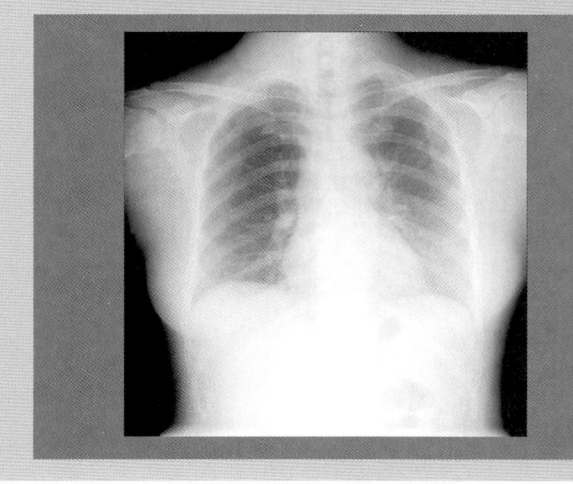

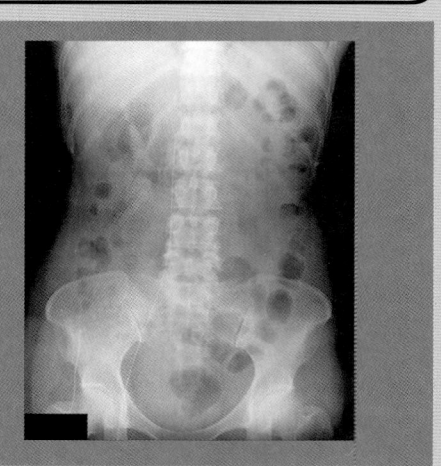

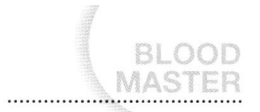

●第Ⅱ章 急性骨髄性白血病

●初診時単純CT

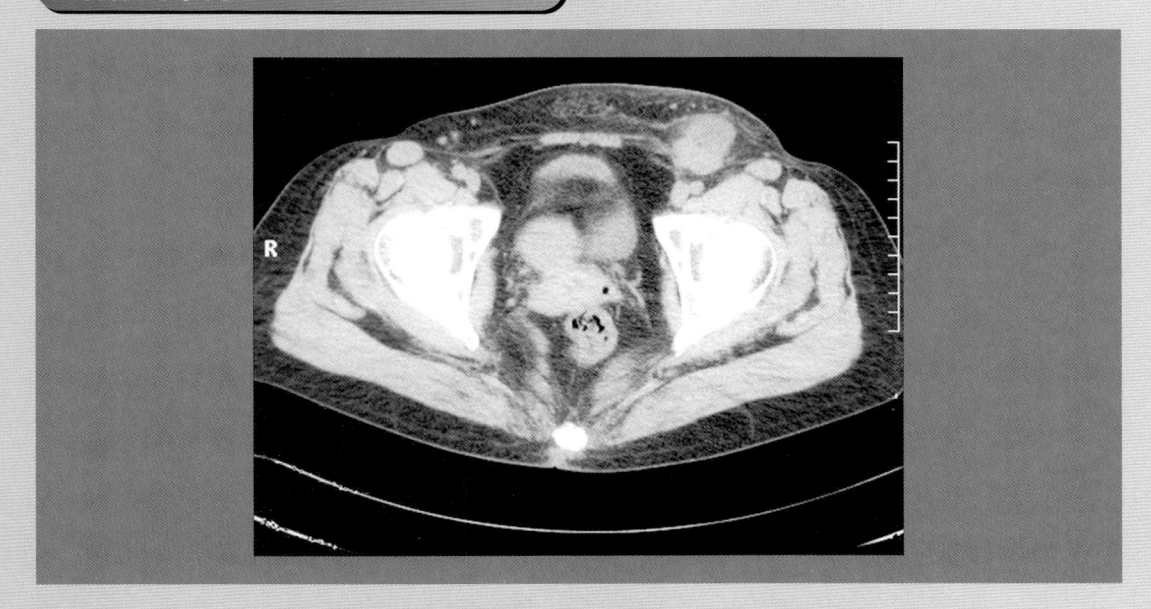

●初診時MRI

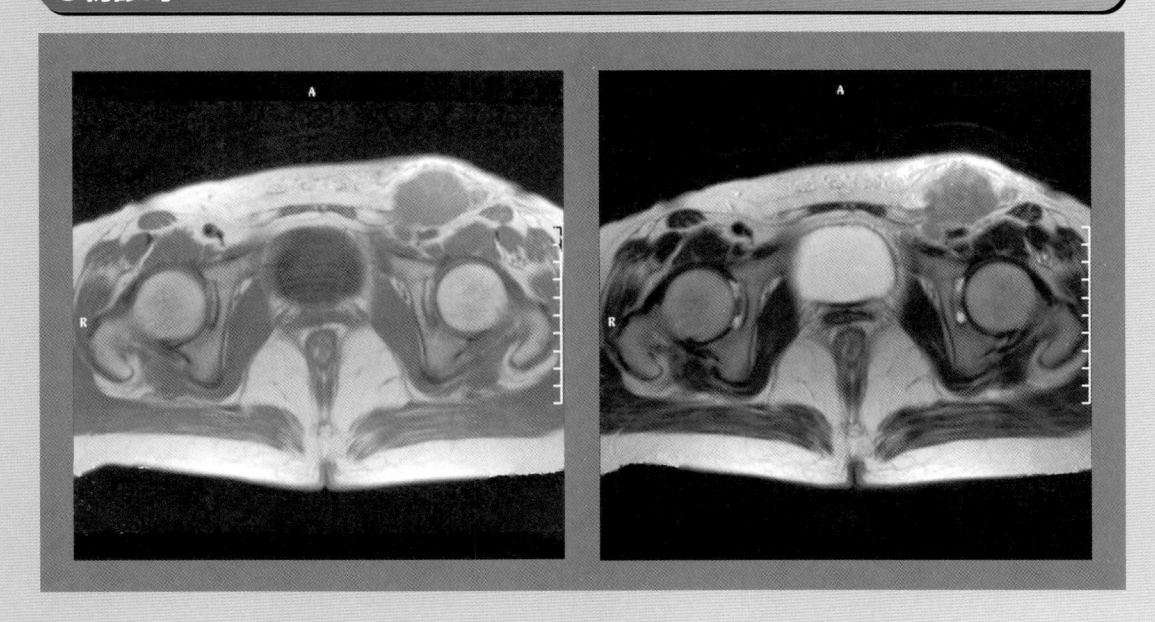

●末梢血・骨髄像（1）－メイ・ギムザ染色－

（末梢血×400）　（骨髄×400）

●骨髄像（2）－メイ・ギムザ染色－

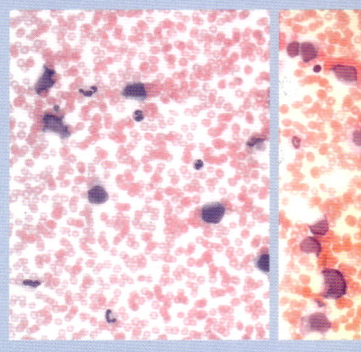

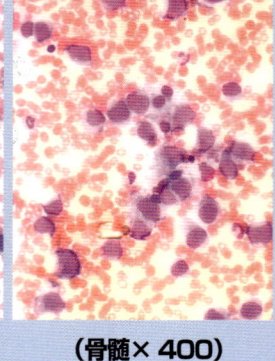

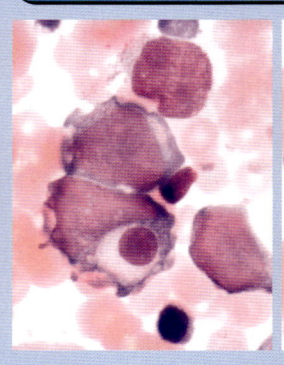

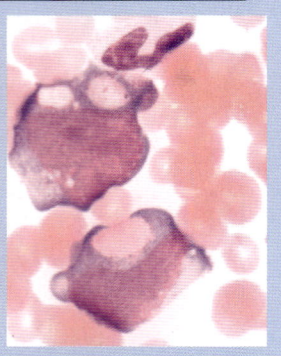

（×1000）

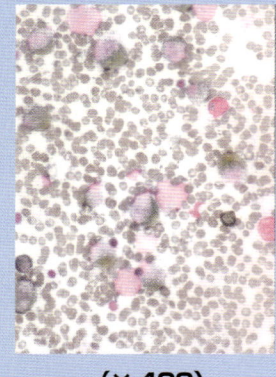

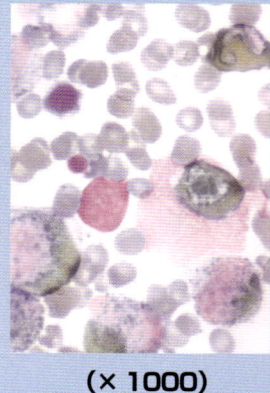

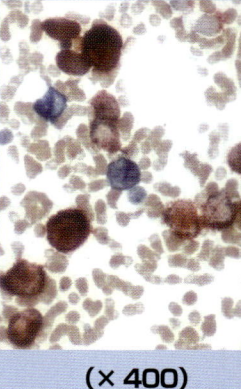

●骨髄像（3）－ペルオキシダーゼ染色－

（×400）　（×1000）

●骨髄像（4）－エステラーゼ二重染色－

（×400）

Neutrophil	
Promyelocyte	0.8%
Myelocyte	3.2%
Metamyelocyte	1.6%
Stableukocyte	4.4%
Segmentleukocyte	4.4%
Eosinophil	0.4%
Monocyte	1.2%
Lymphocyte	5.3%
Erythroid	14.4%
Leukemia cells	63.6%

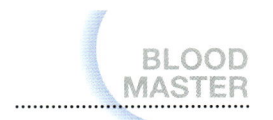

●第Ⅱ章 急性骨髄性白血病

●表面免疫形質（1）

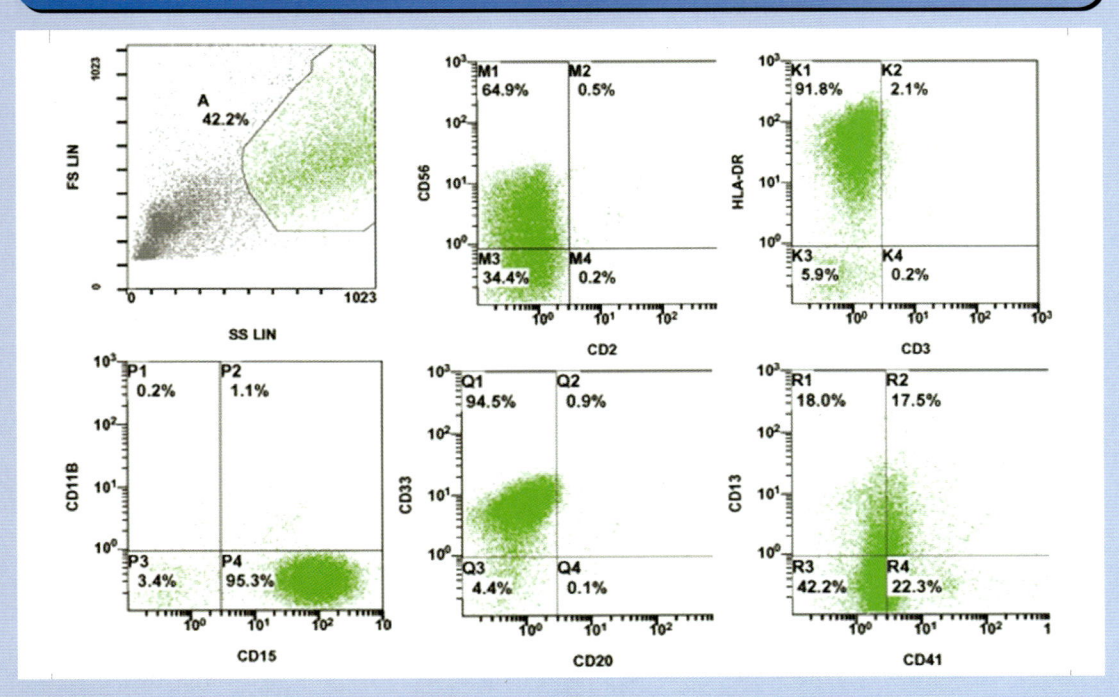

●表面免疫形質（2）

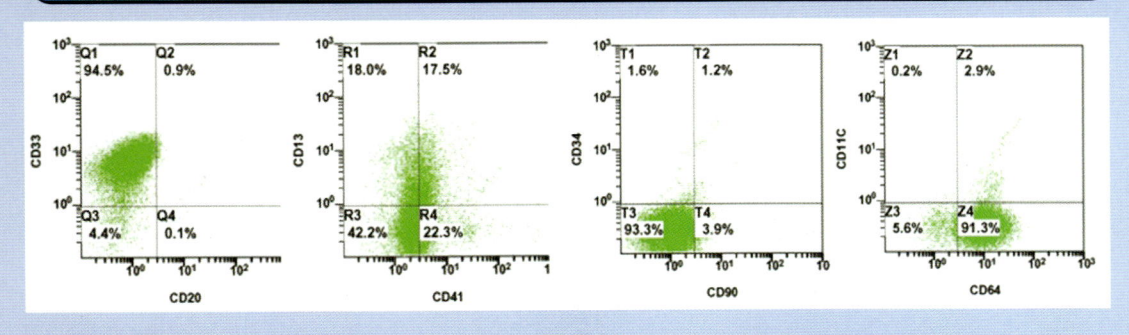

陽性率

CD11b	1.3 %	CD33	95.4 %	CD64	91.3 %	血清リゾチーム	100.0 μg/ml
CD13	35.5 %	CD34	2.8 %	HLA-DR	93.9 %		（基準値 5.0-10.2）
CD14	6.3 %	CD45	97.8 %	(CD3-DR+)	91.8 %	尿中リゾチーム	835.0 μg/ml
CD15	96.4 %	CD56	65.4 %	Glycophorin A	1.0 %		（基準値 0.0）

●染色体分析

G-Banding

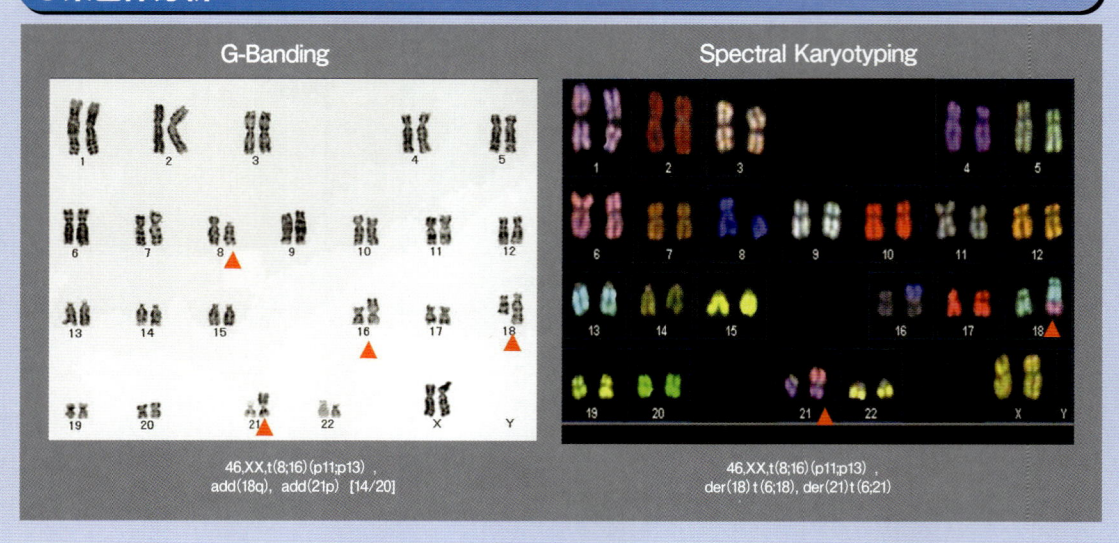

46,XX,t(8;16)(p11;p13) ,
add(18q), add(21p) [14/20]

Spectral Karyotyping

46,XX,t(8;16)(p11;p13) ,
der(18)t(6;18), der(21)t(6;21)

●皮下腫瘤針生検像

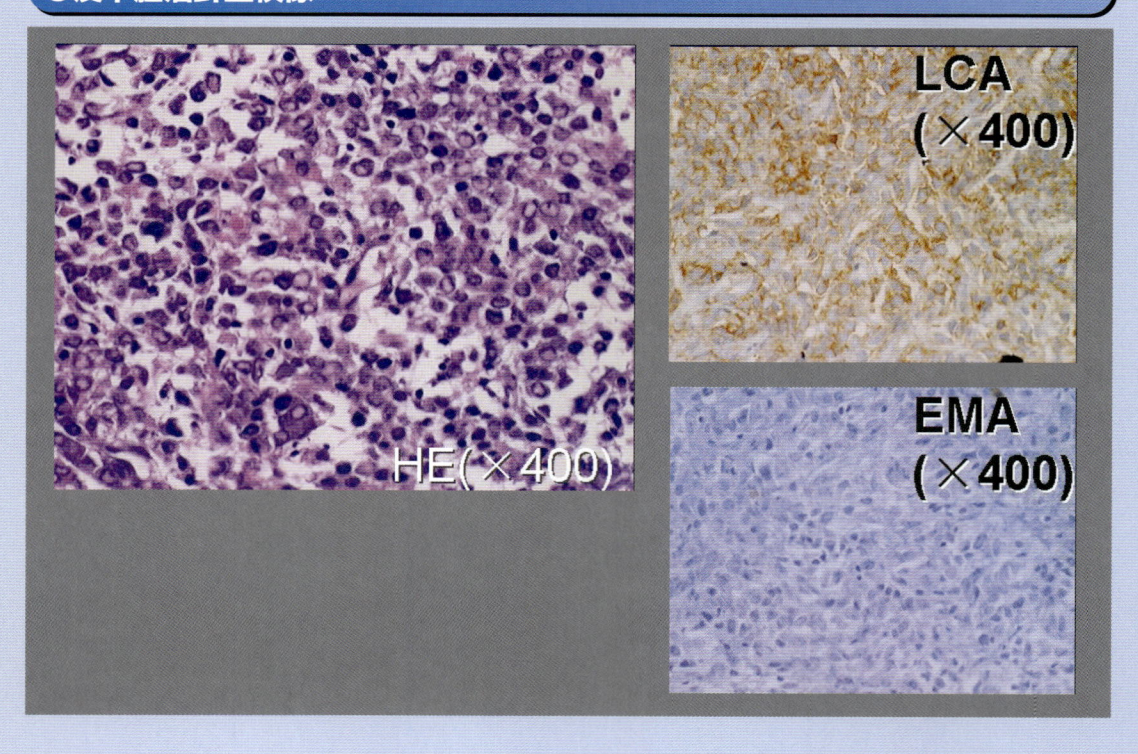

HE(×400)

LCA(×400)

EMA(×400)

●第Ⅱ章 急性骨髄性白血病

●診断のまとめ（1）

身体所見： 左鼠径部に14×10cm大の腫瘤、上下肢・胸腹部に紫斑
検査所見： 白血球増多（15,100/μl）、血小板減少（33,000/μl）
　　　　　末梢血中芽球の出現（5%）、軽度肝機能異常、凝固系異常（DIC score 6点）
　　　　　血清、尿中リゾチーム増加
画像所見： 胸腹部単純撮影；特記すべき所見なし、骨盤部CT、MRI；左鼠径部に腫瘤影。
骨髄塗抹標本所見： メイ・ギムザ染色では、芽球様細胞の単調な増加。（全骨髄有核細胞（ANC）に占める割合は67%）。
　　　　　　　　　芽球様細胞は中～大型で核/細胞質比が大きく、核網が繊細で1～3個の核小体を持つ。
　　　　　　　　　（M3 variant と鑑別を要した）
　　　　　　　　　芽球による赤血球貪食像（erythrophagocytosis）。

●診断のまとめ（2）

骨髄塗抹標本所見：
　幼若芽球に占めるミエロペルオキシダーゼ染色陽性芽球の割合は92%。非赤芽球細胞に占める非特異的エステラーゼ（a-ナフチルブチレート）染色陽性芽球の割合は82%。
表面免疫形質：CD13、15、33、45、56、64、HLA-DR陽性。CD14、34陰性
骨髄染色体所見：
　G分染法：46、XX、t(8;16)(p11;p13)、add(18q)、add(21p) [14/20]
　SKY法：46、XX、t(8;16)(p11;p13)、der(18)t(6;18)、der(21)t(6;21)
　（FISH法にてPML-RARA融合シグナルは0%）
皮下腫瘤針生検像：
　異型細胞の増殖を認める。一部の細胞は好酸性の細胞質を呈する。
　免疫染色にて白血球共通抗原（LCA）陽性、上皮膜抗原（EMA）陰性。

● JALSG AML201 プロトコール

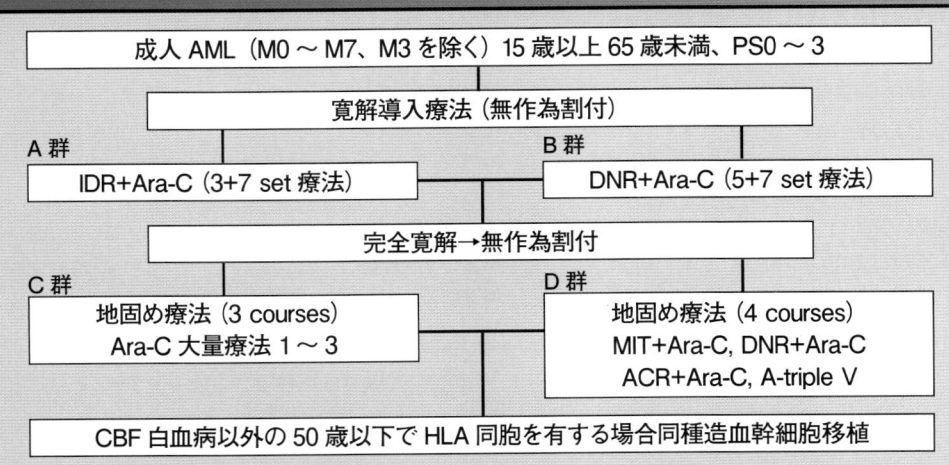

成人 AML（M0～M7、M3を除く）15歳以上65歳未満、PS0～3
↓
寛解導入療法（無作為割付）

A 群：IDR+Ara-C（3+7 set 療法）
B 群：DNR+Ara-C（5+7 set 療法）

完全寛解→無作為割付

C 群：地固め療法（3 courses）Ara-C 大量療法 1～3
D 群：地固め療法（4 courses）MIT+Ara-C, DNR+Ara-C, ACR+Ara-C, A-triple V

CBF 白血病以外の 50 歳以下で HLA 同胞を有する場合同種造血幹細胞移植

075

● JALSG AML201 プロトコール －寛解導入療法－

A群（IDR + Ara-C）

			1	2	3	4	5	6	7
IDR	12mg/m²	30min iv	↓	↓	↓				
Ara-C	100mg/m²	24hr iv	↓	↓	↓	↓	↓	↓	↓
（骨髄検査）					▲				

B群（DNR + Ara-C）

			1	2	3	4	5	6	7
DNR	50mg/m²	30min iv	↓	↓	↓	↓	↓		
Ara-C	100mg/m²	24hr iv	↓	↓	↓	↓	↓	↓	↓
（骨髄検査）					▲				

● 臨床経過（1） －寛解導入療法－

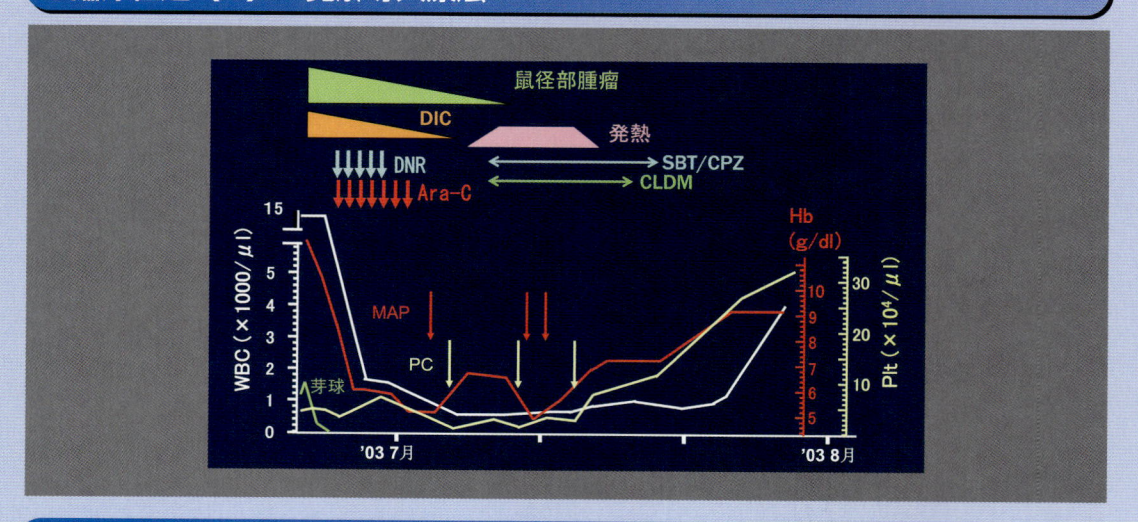

● JALSG AML201 プロトコール －寛解後療法－

C群（Ara-C 大量療法 3回）

	1	2	3	4	5
Ara-C 2000mg/m² 3hr iv	↓↓	↓↓	↓↓	↓↓	↓↓

D群（通常量 Ara-C）

D-1 地固め第1コース（MA）	1	2	3	4	5
Ara-C 200mg/m² 24hr iv	↓	↓	↓	↓	↓
MIT 7mg/m² 30min iv	↓	↓	↓		

D-2 地固め第2コース（DA）	1	2	3	4	5
Ara-C 200mg/m² 24hr iv	↓	↓	↓	↓	↓
MIT 7mg/m² 30min iv	↓	↓	↓		

地固め第2コース終了後
MTX（15mg/body）+Ara-C（40mg/body）
+PSL（10mg/body）の髄腔内注入

D-3 地固め第3コース（AA）	1	2	3	4	5
Ara-C 200mg/m² 24hr iv	↓	↓	↓	↓	↓
ACR 20mg/m² 30min iv	↓	↓	↓	↓	↓

D-1 地固め第4コース（A-triple V）	1	2	3	4	5	‥	8	‥	10
Ara-C 200mg/m² 24hr iv	↓	↓	↓	↓	↓				
ETP 100mg/m² 30min iv	↓	↓	↓	↓	↓				
VCR 0.8mg/m² iv							↓		
VDS 2mg/m² iv									↓

第Ⅱ章 急性骨髄性白血病

●第Ⅱ章 急性骨髄性白血病

●臨床経過（2）－地固め療法－

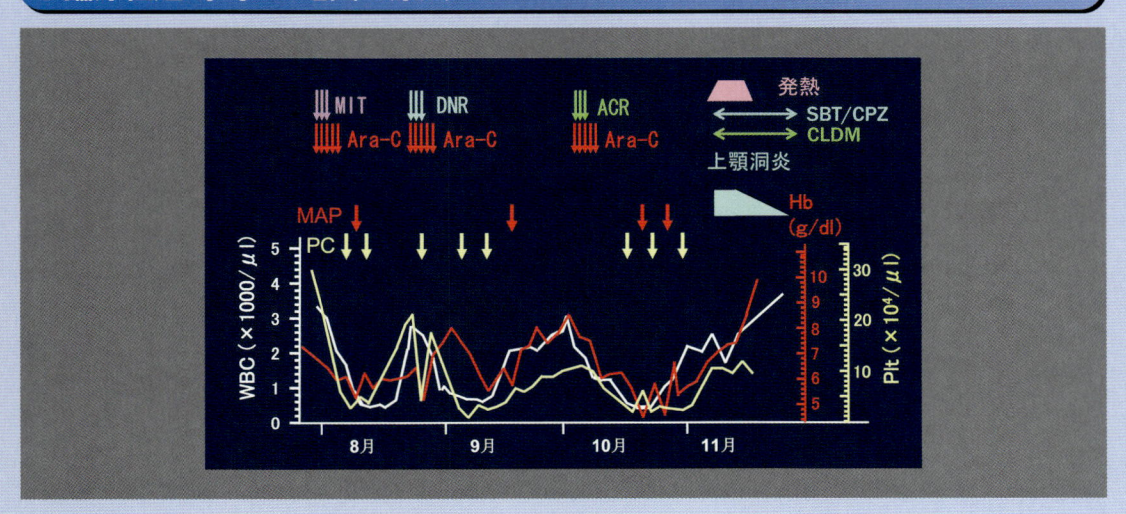

●臨床経過（3）－再発後治療－

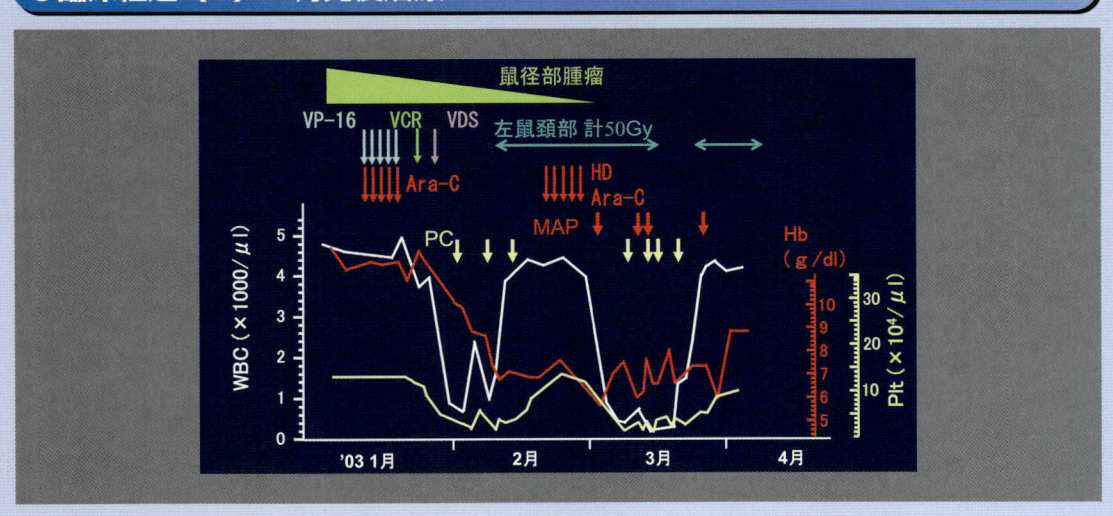

●骨髄非破壊的同種骨髄移植

```
ドナー        : HLA-identical sibling（実兄）
幹細胞ソース  : 骨髄
輸注幹細胞数  : 2.66 × 10^8/kg
移植前処置    : fludarabine+melphalan
```

$$
\begin{array}{l}
\quad 1\ 2\ 3\ 4\ 5 \\
\text{fludarabine } 25\text{mg/m}^2 \quad \downarrow\ \downarrow\ \downarrow\ \downarrow\ \downarrow \\
\text{melphalan } 70\text{mg/m}^2 \quad \ \downarrow\ \downarrow
\end{array}
$$

GVHD 予防   ：CyA+Short-MTX
　cyclosporine   3mg/kg cont.div. Day-1～
　methotrexate 10mg/m^2（Day1）, 7mg/m^2（Day3, 7）

●臨床経過（4）－骨髄非破壊的同種骨髄移植－

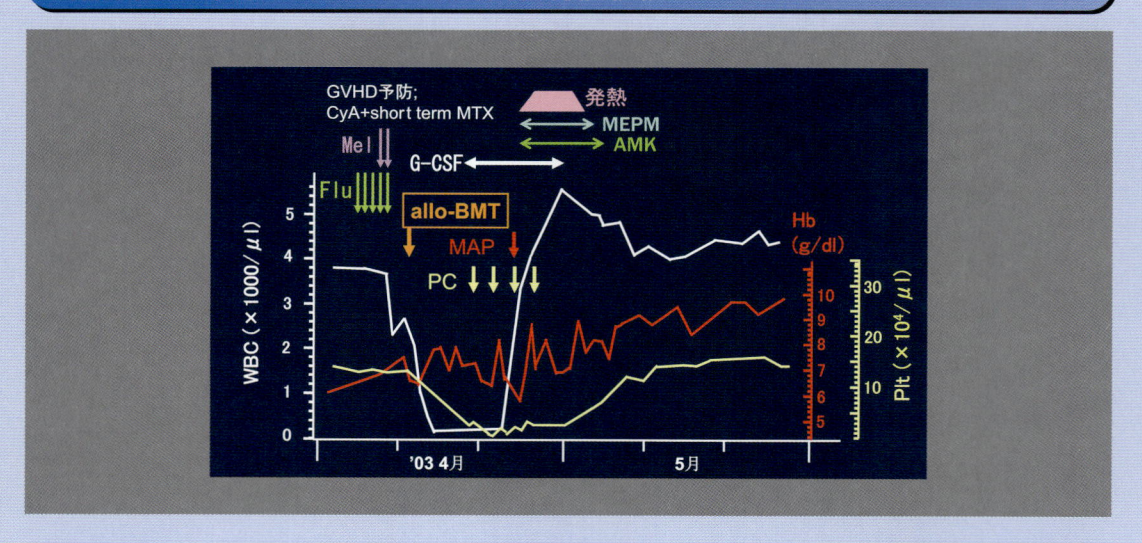

●血液生化学所見（2005.5.12）

WBC	7,200 /μl		LDH	136 IU/l
Blast	0.0 %		GOT	19 IU/l
Neut	51.3 %		GPT	17 IU/l
Mono	7.5 %		ALP	190 IU/l
Lymph	38.3 %		γ-GT	18 IU/l
RBC	3.63 × 10^6 /μl		TP	7.0 g/dl
Hb	12.1 g/dl		T.bil	0.61 mg/dl
Ht	36.1 %		BUN	16.1 mg/dl
PLT	13 × 10^3 /μl		Cr	0.61 mg/dl

●第Ⅱ章 急性骨髄性白血病

●治療のまとめ（1）－化学療法－

JALSG 201 プロトコールに登録。
　無作為割付の結果、寛解導入療法は B 群（DNR+Ara-C（5+7 set 療法））。
　　→1コースの化学療法にて完全寛解（左鼠径部腫瘤も理学上消失）。
　寛解後療法（地固め療法）は D 群（通常量 Ara-C 4 コース）。
地固め療法 3 コース終了後、副鼻腔炎を合併。
　　→治療中断中に左鼠径部腫瘤として再発。骨髄再発の所見はなし。
非白血病性顆粒球肉腫では化学療法と放射線療法の併用の方が単独治療より全生存率が
よいとの報告から、部分照射を併用した。
　（Leukemia 17：1100, 2003.）

●治療のまとめ（2）－骨髄移植－

① 8;16 転座陽性白血病は予後不良、②第 2 寛解期
→同種造血幹細胞移植の適応

年齢を考慮し、骨髄非破壊的前処置を選択。
（fludarabine 25mg/m^2 × 5、melphalan 70mg/m^2 × 2）
ドナー；HLA-identical sibling（実兄）、幹細胞ソース；骨髄、

輸注細胞数；2.66 × 10^8/kg

好中球数 >500/μl；Day16、血小板数 >5 万 /μl；Day23

Day30 に完全キメラを確認。
移植後合併症；咽頭炎（Grade 3）、悪心（Grade 2）、下痢（Grade 1）

急性・慢性 GVHD は認めず。
移植後 15 カ月の今日まで経過良好である。

1. 形態と表面形質

急性骨髄性白血病の形態学的病型分類と免疫学的表面形質

京都府立医科大学大学院医学研究科　血液・腫瘍内科学

堀池　重夫

　急性白血病に対する初期治療を開始するにあたっては、迅速かつ的確に病型分類を完結させて、病型に応じた化学療法を可及的早急に開始する必要がある。通常、1日以内に病型を分類し、同日か翌日中には診断に即した治療を開始することが求められている。無論、感染症やDICなどの合併症のコントロールや輸血などの補助療法も同時にまた必要であるが、病型診断に手間取って化学療法開始が遅きに失することは厳に慎まねばならず、大胆かつ的確に診療することが血液内科医に求められているのである。的確かつ簡便に確定診断をつけたあとは、有能な外科医がメスを使いこなすように、血液内科医は薬剤と細胞を駆使して白血病を治癒に導くことに専念する。外科と重複する領域がほとんどない血液内科は、最も内科らしい内科の1つにあげられる。

　急性白血病診断の基本となるFrench-American-British（FAB）分類は、白血病細胞の形態と組織化学を客観的に評価することによって、急性白血病を迅速かつ機能的に分類することを可能にした。それ以後の急性白血病の基礎的ならびに臨床研究において、世界共通の枠組みを築いた意義は大きく、国際基準として広く用いられている。しかしながら、形態学所見を重視した分類には限界があることも事実で、症例の蓄積から明らかとなった問題点と検査方法の進歩による新しい知見を勘案して、何度かの改定改良が加えられてきた。2001年、WHOから生物学的所見をより重視した形で、リンパ系および骨髄系腫瘍全般におよぶ新しい分類が提唱され、その中で急性骨髄性白血病（AML）に関してもより臨床に則した形の分類が規定されている。しかし、この新WHO分類も基本的にはFAB分類に基づいており、急性白血病の診断にはFAB分類を十分に理解している必要がある。本稿では、ともすれば数字の羅列に終始してしまうFAB分類を中心に、急性白血病の形態学的診断に関してわかりやすさを旨として解説する。

1）骨髄穿刺と骨髄生検

　急性白血病の診断と病型分類は、末梢血所見のみでは確定できず、原則として治療開始前の骨髄所見に基づくことを大前提としている。造血の場である骨髄の情報を得る

手段として、骨髄穿刺と骨髄生検が施行される（表1）。骨髄穿刺でシリンジ内に吸引された骨髄液は、有核細胞数の算定、塗抹標本を用いた造血細胞の形態評価ならびにクロット標本による細胞充実性の評価に用いる。少量の抗凝固剤を加えた二本目のシリンジに吸引される骨髄液は、必要に応じて細胞表面マーカー検索、染色体解析、細胞保存と培養、核酸抽出など形態学以外の多種の解析に利用され、白血病細胞に関わる重要な情報を提供する。

骨髄穿刺時に細胞成分が吸引不能のことがあり（dry tap）、手技の失敗でなければ骨髄線維化や細胞成分充満がその原因となる。この場合、専用の生検針を用いて骨髄組織を内筒内に切り取り、回収した組織はホルマリン固定して、骨髄の細胞密度を確認したり、腫瘍細胞の増生や線維化の有無を判定することに用いる。若年者の正常骨髄組織では細胞髄と脂肪髄の比率は1：1であり半分を細胞成分が占めるが、細胞成分が概ね20％以下の場合、骨髄低形成と判定される。

ただ、骨髄生検の情報だけでは芽球比率の算定や細胞分類など形態の質的な判断は困難であり、詳細な病型診断は不可能である。逆に、骨髄穿刺から得られる情報だけでは悪性腫瘍の転移や悪性リンパ腫の骨髄浸潤を正確に判定できない場合が多く、これらが疑われる症例では骨髄生検が行われる。また、骨髄穿刺で骨髄低形成と判定される症例でも、末梢血混入による分類の偏りでないことを確認する目的で骨髄生検が併用される。実際、急性白血病のFAB分類では、骨髄穿刺で細胞数が少ない場合には、骨髄生検で真に低形成であることを確認することが推奨されている。

表1　骨髄穿刺と骨髄生検

『骨髄穿刺』→個々の細胞形態評価と有核細胞数の算定
　○骨髄塗抹標本…………　細胞の形態異常と分類異常の判定
　○骨髄液 clot 標本 ………　細胞充実性判定（脂肪髄：細胞髄の比）と巨核球の同定
　○二段引き骨髄液…………　染色体・表面マーカー・遺伝子検索、細胞保存

『骨髄生検』→骨髄穿刺で吸引不能時の診断と低形成の確認
　dry tap の原因は？：　　myelofibrosis, packed marrow, error
　病理学的検索は？：　　　細胞密度・腫瘍細胞の増生・線維化の確認

2）急性骨髄性白血病のFAB分類

AMLは成熟分化の障害を伴う骨髄系幼若芽球の増殖であり、その形態学的診断はFAB分類でクリアカットに定義されている。ここでは形態学的な基準を明確かつ簡略化して解説することを目的として、AMLに関するFAB分類の具体的な手順を述べる。

ただし、臨床検体では教科書的な典型像を示さない例がまれならずみられ、形態学的所見と他の細胞学的所見との不一致をみる場合も少なくない。表2にはAMLのFAB病型とそれぞれの診断のポイントとなるキーワードをあげた。

表2 急性骨髄性白血病のFAB分類

		診断にかかわる Key Words
M0	微分化型の急性骨髄性白血病	MPO陰性、CD13,33
M1	成熟傾向のない急性骨髄性白血病	骨髄芽球が90%以上
M2	成熟傾向を伴う急性骨髄性白血病	顆粒球系が80%以上
M3	急性前骨髄球性白血病	fagot、t(15;17)、DIC
M4	急性骨髄単球性白血病	顆粒球系、単球系とも20%以上
M5	急性単球性白血病	単球系が80%以上
M6	急性赤白血病	赤芽球が50%以上で芽球も増多
M7	急性巨核芽球性白血病	MPO陰性、PPO、CD41

(1) 正常骨髄の細胞構成と急性白血病の定義

正常骨髄に検出される細胞は、種々の分化段階はあるものの、形態学上は8系統に大別でき、FAB分類の理解のためにはこの骨髄細胞の構成を知る必要がある（表3）。

表3 骨髄にみられる全有核細胞の系統と分化段階

		標準値
骨髄全有核細胞		10-20万/μl
幼若芽球	（骨髄芽球、単芽球、リンパ芽球、巨核芽球）	<3%
顆粒球系	（好中球、好酸球、好塩基球）	52%
	前骨髄球→骨髄球→後骨髄球→桿状球→分節球	
単球系	前単球→単球	4%
リンパ系	（リンパ球、形質細胞）	20%
巨核球系	巨核球→（血小板）	0.1%
肥満細胞		0.1%
細網細胞	（組織球、マクロファージ）	1%
赤芽球系	前赤芽球→好塩基性→多染性→正染性	20%

幼若芽球は健常者の骨髄でもみられるが、この場合は骨髄芽球を中心に3%未満にとどまっており、芽球であっても腫瘍細胞ではない。ただし、個々の細胞が正常の骨髄芽球であるのか、白血病性の幼若芽球であるのかは、通常、形態学だけでは確定できない。さらに、急性白血病であっても増殖している幼若芽球の一つひとつが、骨髄芽球・単芽球・リンパ芽球・巨核芽球のいずれの系統に属するのかは通常ルーチンに施行されるメイ・ギムザ染色やライト・ギムザ染色像のみでは明確には同定できない。このため、暫定的に「幼若芽球」と算定したのちに、後述する特殊染色を用いて、いずれの系統の幼若芽球であるのかを同定していくという手法をとる。ただし、赤芽球だけは通常染色像で他系統の芽球との鑑別が可能であり、「幼若芽球」には含まない点には注意を要

する。

　また、幼若芽球比率の算定が急性白血病診断の key となるため、その判定には慎重でならねばならない。それゆえに、幼若芽球は詳細な形態学的特徴が記述され、3 種に分類されている。すなわち、顆粒がなく核小体が著明な I 型、アズール顆粒が 20 個未満で核細胞質比がより小さい II 型、アズール顆粒が豊富な III 型に分類される。これに対し、正常の前骨髄球は、核の偏在、核周明庭、荒い核クロマチン、多数の粗大顆粒、低い N/C 比などの形態的特徴を持っている点などが幼若芽球とは異なる。

　FAB 分類に従うと、この幼若芽球が、「全骨髄有核細胞（all nucleated cells：ANC）の 30% 以上を占める」場合に急性白血病と診断される。この ANC がどの細胞系統までを含むのかは FAB 原著にも明記されておらず、実際のところその解釈に多少の混乱が生じている現状にある。急性白血病の「病型分類」に際しては、リンパ球・形質細胞・肥満細胞・マクロファージを細胞カウントの対象としないことが前提となっているが、その前段階の急性白血病であるか否かの「診断」にはこれらリンパ球なども含む文字通りの ANC に占める幼若芽球の比率を算定するのが慣例となっている。これに対し、次の段階である「病型分類」の基本となる非赤芽球系細胞（nonerythroid cells：NEC）からは、赤芽球系だけでなくリンパ球・形質細胞・肥満細胞・マクロファージも同時に除外する点には注意を要する（表 4）。

表4　急性白血病の FAB 分類における骨髄細胞の対象系統

目的	急性白血病の診断	赤芽球 50% 以上の場合、M6 の診断	M2, M4, M5 の鑑別	AML と ALL の鑑別
算定項目	ANC に占める幼若芽球比率	NEC に占める幼若芽球比率	NEC に占める単球系細胞比率	幼若芽球中の MPO 陽性細胞
判定	30% 以上で急性白血病	30% 以上で M6	20% 以上で M4、80% 以上で M5	3% 以上で AML
幼若芽球（赤芽球は含まない）	○	○	○	○
顆粒球系（好中球、好酸球、好塩基球）	○	○	○	×
単球	○	○	○	×
巨核球	○	(○)	(○)	×
リンパ系（リンパ球、形質細胞）	○	×	×	×
肥満細胞	○	×	×	×
細網細胞（組織球、マクロファージ）	○	×	×	×
赤芽球系	○	>50% of ANC	×	×

　このように幼若芽球が ANC の 30% を超える時に、FAB 分類では急性白血病と診断されるが、赤芽球だけで ANC の 70% 以上を占めることがあり、この場合には幼若芽球が 30% 以上にはなりえないことになる。この問題点を踏まえて、赤芽球が ANC の 50% を超える症例の場合には、「NEC のうち幼若芽球が 30% 以上を占める場合に急性白血

病と診断する」ように改定された。ただし、そのような症例の場合には赤芽球系細胞も白血病発症に involve されていると考えられ、急性赤白血病（FAB − M6）と病型分類される。赤芽球系と骨髄系細胞の共通した幹細胞レベルでの白血病発症と理解されるためである。

　歴史的には、骨髄像における hiatus leukemicus（白血病裂孔）の存在が急性白血病の形態学的診断の拠り所となってきた。幼若芽球だけで 30％を占めると必然的に前骨髄球以下の分類で細胞比率の少ない分化段階が生じることになり、骨髄細胞分類のヒストグラム（myelogram）のうえではこの段階が「裂孔」として認識される。

(2) 特殊染色による幼若芽球の鑑別

　骨髄所見で急性白血病と診断したのちは、通常の染色像で暫定的に幼若芽球と判定された細胞の所属系統を同定することによって病型分類が進められる。

　まず、骨髄系かリンパ系かの判定は、ミエロペルオキシダーゼ（MPO）染色陽性細胞の比率で規定されており、原則として幼若芽球の 3％以上が陽性の症例が AML、3％未満の症例が急性リンパ性白血病（acute lymphocytic leukemia：ALL）と診断される。ALL の骨髄にも健常者と同じように正常骨髄芽球は残存し、MPO 陽性の幼若芽球として検出されるものの、その比率は幼若芽球の 3％未満に留まる、と理解してほしい。ただし、MPO 陰性の骨髄芽球が増殖する急性白血病が存在し、この場合は免疫学的表面マーカー（CD13、CD33 陽性）を用いて骨髄芽球であることを確認し、急性微分化型白血病（FAB − M0）と診断される。

　また、幼若な単芽球は MPO 陰性であることが多く、特に成熟傾向のない急性単芽球性白血病（FAB − M5a）の診断の際には注意を要する。さらに、巨核球系細胞は光学顕微鏡レベルでは MPO 陰性だが、電顕レベルで検出される血小板・巨核球に特異的な血小板ペルオキシダーゼ（platelet peroxidase：PPO）は陽性である。この PPO 陽性芽球（巨核芽球）が幼若芽球の 50％以上を占める場合には急性巨核芽球性白血病（FAB − M7）と診断するが、日常臨床の場では電子顕微鏡による観察は設備と時間の点で実際的でない。そのため、糖タンパク（GP）ⅡbⅢa を認識する血小板特異的な免疫学的表面マーカー（CD41）で代用されることが多く、GPⅠb を認識する CD61 も有用である。

　以上のように、歴史的には M0 と M7 の二病型は MPO 陰性であることから、当初はリンパ性白血病として診断されていたが、その後の改定によって AML に含まれることになり、寛解導入療法にも AML に対する抗白血病剤が用いられるようになっている。

図1　非赤芽球系細胞とAMLのFAB病型

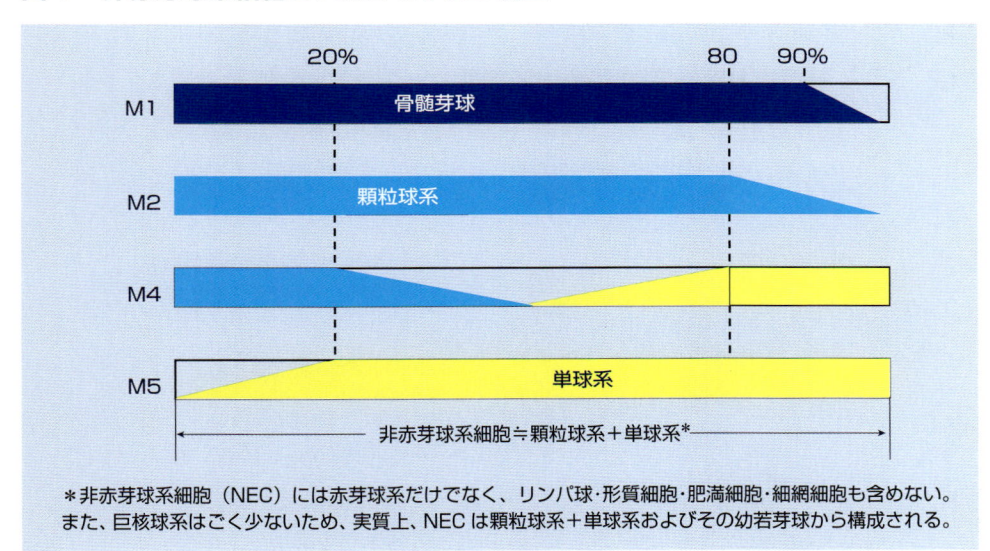

```
              20%                          80%  90%
        ┌──────┬──────────────────────────┬────┬──┐
    M1  │      │        骨髄芽球          │    │  │
        ├──────┼──────────────────────────┴────┴──┤
    M2  │      │            顆粒球系              │
        ├──────┼──────────────────────────┬───────┤
    M4  │      │                          │       │
        ├──────┼──────────────────────────┼───────┤
    M5  │      │          単球系          │       │
        └──────┴──────────────────────────┴───────┘
              ←─ 非赤芽球系細胞≒顆粒球系＋単球系* ─→
```

＊非赤芽球系細胞（NEC）には赤芽球系だけでなく、リンパ球・形質細胞・肥満細胞・細網細胞も含めない。また、巨核球系はごく少ないため、実質上、NECは顆粒球系＋単球系およびその幼若芽球から構成される。

　上述したように非赤芽球系細胞（NEC）とはANCから赤芽球だけでなくリンパ球・形質細胞・肥満細胞・マクロファージをも除いた細胞集団であり、さらに巨核球はANCの0.1％程度しかみられないため、「実質上、NECは幼若芽球、顆粒球系、単球系から構成される」ことになる。AMLのうちM2、M4、M5の鑑別には、このNECに占める顆粒球系細胞と単球系細胞との比率を算定する必要があり、その算定のためにエステラーゼ二重染色が用いられる。すなわち、特異的エステラーゼ染色（ナフトールASDクロロアセテート（NASDCLA）エステラーゼ）で青く染まる顆粒球系細胞と、非特異的エステラーゼ染色（αナフチルブチレート（αNB）エステラーゼ）でびまん性に褐色に染まる単球系細胞との比率によって各病型を診断するわけである（図1）。

(3) 単球増殖の3条件

　FAB－M4では非特異的エステラーゼ染色陽性細胞がNECの20％以上、M5では80％以上を占めることが、骨髄単球性あるいは単球性白血病の定義となることは上述した。ただし、単球系細胞でもエステラーゼ染色陰性の白血病細胞がまれでなく存在し、その除外のために血清および尿中リゾチーム活性が測定され、正常上限の3倍以上に上昇している場合には単球系の増殖ありと判定される。さらには、末梢血白血球分類において単球の絶対数が5,000/μl以上の場合にもまた単球系細胞の増殖と判定される。
　以上の3条件（NSE陽性細胞増加、リゾチーム活性上昇、末梢血単球数増加）のいずれかが認められる急性白血病は、単球系の増殖を伴う病型と判定され、M4あるいは

M5に分類される。筆者はこれらを「単球増殖の3条件」と整理している（図2）（POINT参照）。

図2　FAB分類における単球増殖の3条件

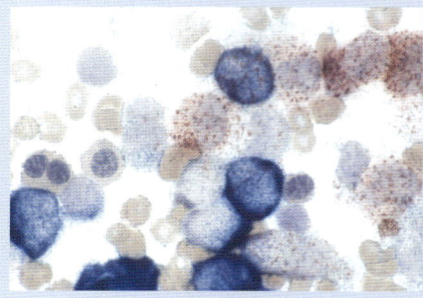

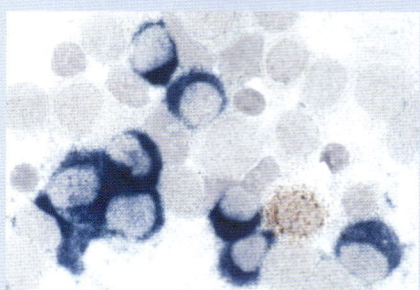

① α Naphthyl Butyrate Esterase（+）
　≧20% of non-erythroid cells（M4）
　≧80% of non-erythroid cells（M5）

or

② elevation of Lysozyme activity
　≧3 times of normal upper limit

or

③ absolute monocyte count in PB
　≧5000/μl

POINT　FAB分類に用いられる原則と例外

　FAB分類を進めるにあたっては、典型的な症例の診断に用いられる大原則を理解し、そのうえで、それぞれの例外として非典型例の診断に用いられる事項を整理しておくことが重要である。

原則1：「幼若芽球が全骨髄有核細胞数（ANC）の30%以上を占める場合に急性白血病と診断する」
例外：赤芽球だけでANCの50%以上を占める症例では、幼若芽球が非赤芽球系細胞（NEC）の30%以上を占める場合に急性白血病と診断する。この場合には急性赤白血病（FAB-M6）の病型になる。

原則2：「MPO陽性芽球が幼若芽球の3%以上の場合AML、3%未満の場合ALLと病型分類する」
例外：FAB-M0、M7はMPO陰性であり、M0では表面マーカーのCD13かCD33陽性によって骨髄芽球であることを証明し、M7では電子顕微鏡でPPO陽性か、表面マーカーのCD41かCD61陽性を用いて巨核芽球であることを証明する。また、M5aで増殖する単芽球はMPO陰性が多いために、非特異的エステラーゼ陽性か表面マーカーによって単芽球であることを確定する。

原則3：「非特異的エステラーゼ陽性細胞がNECの20%以上の場合に単球増殖を伴う病型と分類する」
例外：白血病性単球系細胞には非特異的エステラーゼ陰性の症例が存在するために、単球が産生するリゾチーム活性が正常上限の3倍以上あるか、あるいは末梢血分類で単球の絶対数が5000/μl以上の場合にも単球の増殖ありと判断し、FAB-M4に分類される。また、単球系がNECの80%以上である証明ができた場合にM5と診断される。

（4）実際の骨髄像

NEC の中で、幼若芽球だけで 90％以上を占める場合は成熟傾向のない AML（FAB-M1）（図3）、成熟顆粒球も含めて顆粒球系が 80％以上を占める場合は成熟傾向を伴

図3　Acute Myeloid Leukemia without Maturation（FAB-M1）

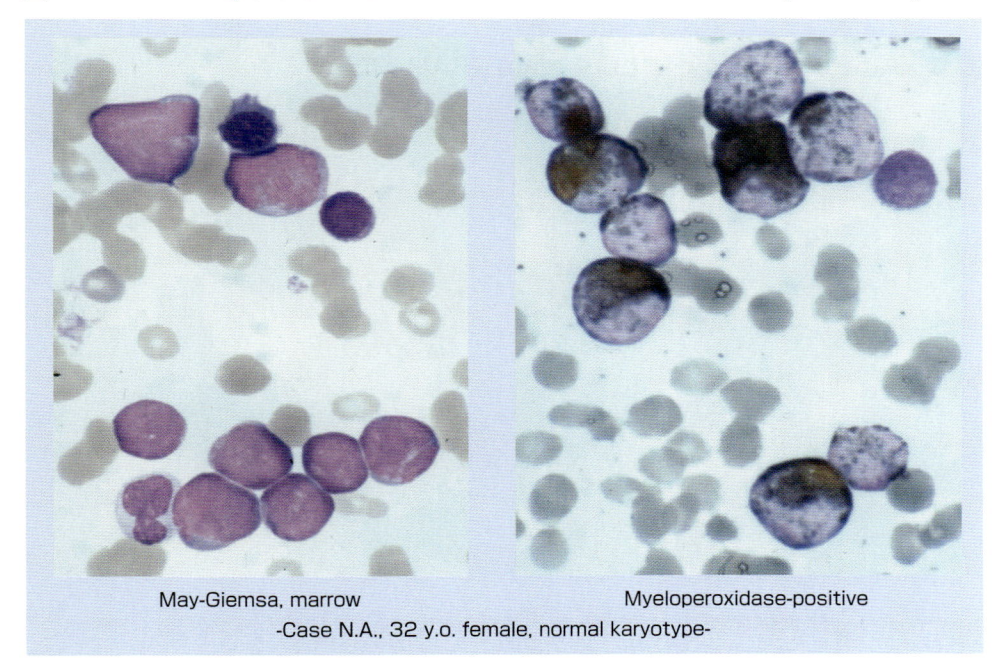

May-Giemsa, marrow　　　　　　Myeloperoxidase-positive
-Case N.A., 32 y.o. female, normal karyotype-

図4　Acute Myeloblastic Leukemia with Maturation（FAB-M2）

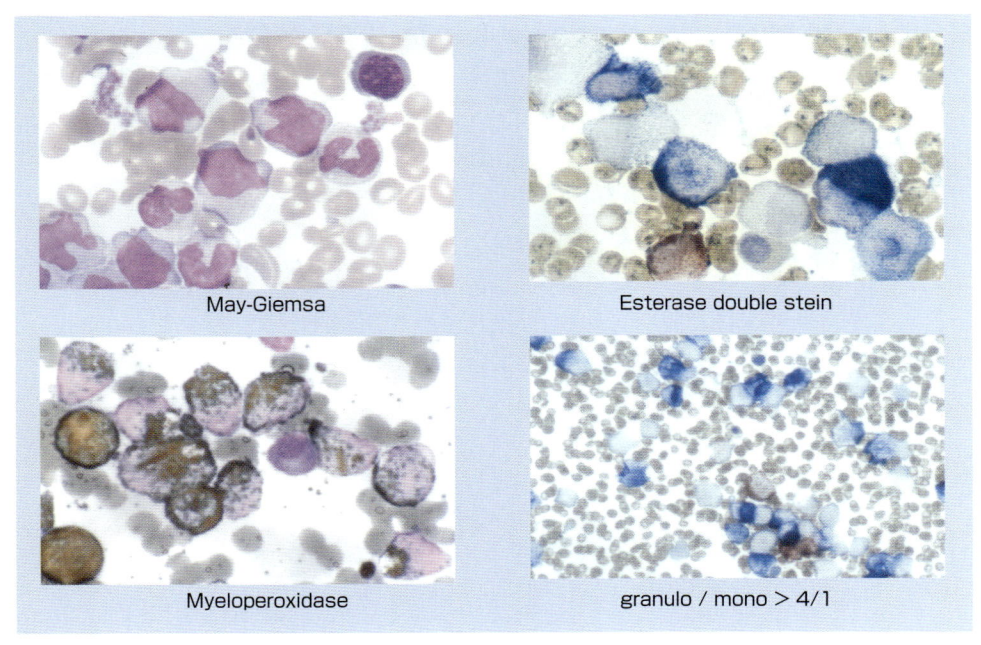

May-Giemsa　　　　　　Esterase double stein

Myeloperoxidase　　　　　　granulo / mono > 4/1

う AML（FAB – M2）（図4）、単球系だけで NEC の 80％以上を占める場合は急性単球性白血病（FAB – M5）（図5）、顆粒球系も単球系もともに 20％ずつ以上を占める場合は急性骨髄単球性白血病（FAB – M4）（図6）にそれぞれ分類される（図1）。エステラーゼ二重染色結果の判定の際に注意を要するのは、これらの比率は幼若芽球の

図5 Acute Monocytic Leukemia（FAB-M5）

May-Giemsa

Esterase-double

Myeloperoxidase

$$\frac{\text{Mo.blast}}{\text{Mo.blast + ProMo + Mo}}$$

≥80％；M5a（Acute Monoblastic）
<80％；M5b（Acute Monocytic）

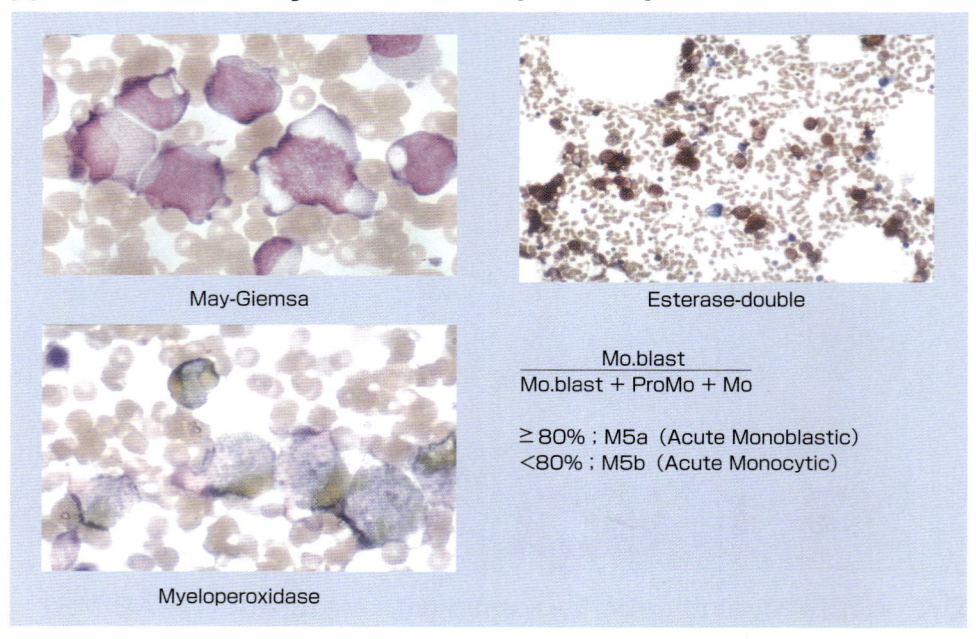

図6 Acute Myelomonocytic Leukemia（FAB-M4）

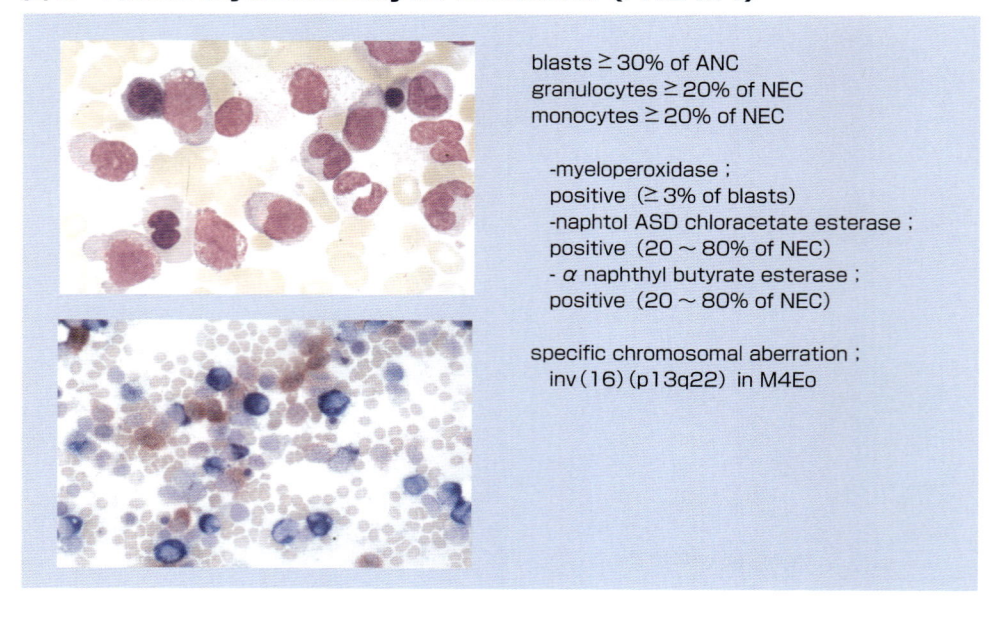

blasts ≥ 30% of ANC
granulocytes ≥ 20% of NEC
monocytes ≥ 20% of NEC

 -myeloperoxidase；
 positive（≥3% of blasts）
 -naphtol ASD chloracetate esterase；
 positive（20〜80% of NEC）
 -α naphthyl butyrate esterase；
 positive（20〜80% of NEC）

specific chromosomal aberration；
 inv（16）（p13q22）in M4Eo

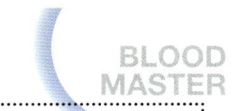

みを対象にしたものではなく、それぞれの成熟白血球も含めて NEC に占める陽性細胞の比率を算定することである。これに対し、上述の MPO 染色の判定では、幼若芽球のみを対象にして、その陽性比率（境界 3%）で AML と ALL とを鑑別することになる。ALL 症例の骨髄に残存する正常の顆粒球や単球系細胞は MPO 陽性であるから、そ

図7　Acute Lymphoblastic Leukemia

May-Giemsa

Myeloperoxidase

$$\frac{\text{MPO(+)}}{\text{immature blasts}} < 3\%$$

Myeloperoxidase

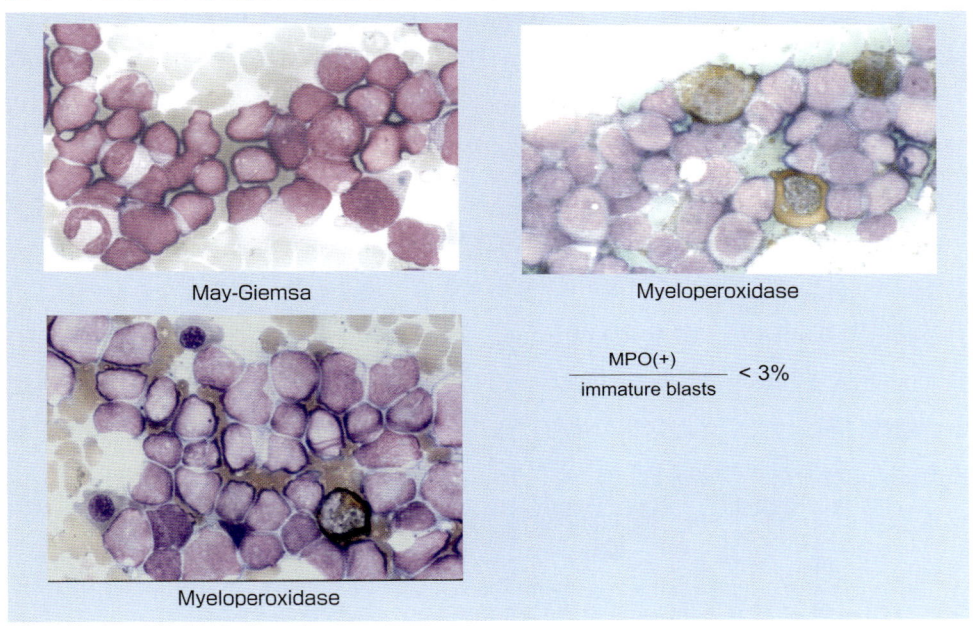

図8　Acute Promyelocytic Leukemia（FAB-M3）

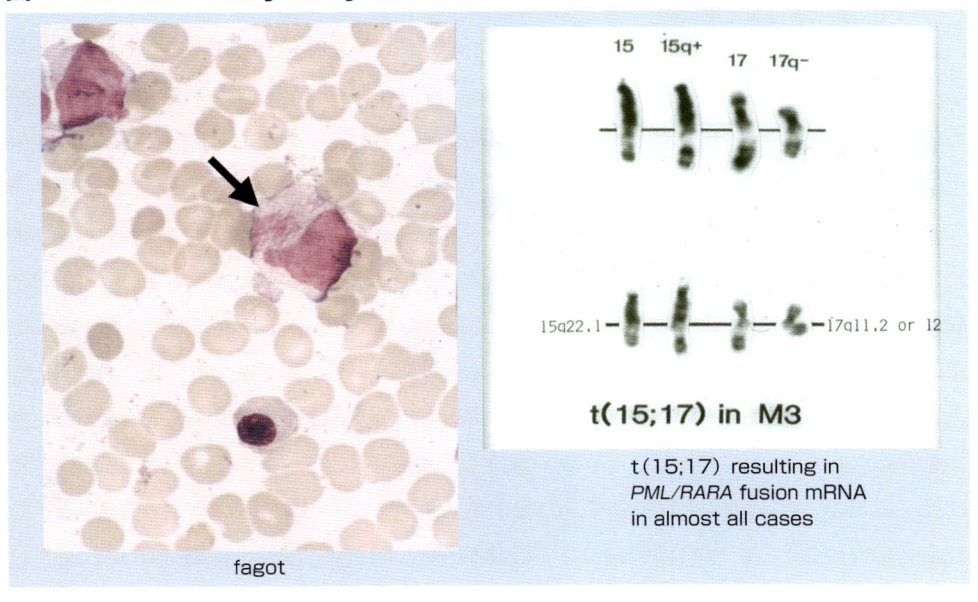

fagot

t(15;17) in M3

t(15;17) resulting in
PML/RARA fusion mRNA
in almost all cases

れをカウントしてしまうと3%はすぐに超えてしまうことが理解いただけると思う（**図7**）。このように、実際のFAB分類にあたっては、定義に用いられるパーセンテージの分母となる細胞集団が何であるのかを意識することが必要である（**表4**）。

　急性前骨髄球性白血病（APL、FAB－M3）は基本的にはM1やM2と同様の染色態度をとるが、アズール顆粒の豊富な異常前骨髄球の増殖であり、形態的にはAuer小体の束（fagot）の存在が特徴的である（**図8**）。fagot（Queen's Englishではfaggot）は本来「たきぎの束」を意味し、小枝のようなAuer小体が束になっている様子を表現した用語である。確認しておくべきは、Auer小体自体はAML各病型で広く認められ、MDSのRAEB-Tでもみられることがあるのに対し、一細胞中に束のようにみられることがAPL（FAB－M3）に特徴的なことである。病型特異な15;17染色体転座あるいはPML-RAR α融合遺伝子の検出により確定診断にいたるが、臨床的には、全トランス型レチノイン酸（ATRA）の経口投与が寛解導入療法の第一選択となるために、迅速な確定診断が治療法の決定に必要となる。したがって、蛍光 in situ 分子雑種（FISH）法かmRNAを用いたRT-PCR法によってPMLとRAR αの遺伝子融合の有無を迅速かつ的確に判定することが臨床の場では求められる。通常の染色体分析は、結果を得るまでに4週間程度の時間を必要とし、また、染色体の質が悪い場合には15;17転座は見落とされる可能性もあり、臨床的要求には答えられていない実情にある。

3）フローサイトメトリーによる白血病細胞の表面マーカー検索

（1）フローサイトメトリーの意義

　造血器腫瘍の診断には、フローサイトメトリー（flow cytometory：FCM）を用いた細胞表面抗原解析が必要不可欠な検査となっている。形態観察のみでは正常細胞の幼若型と区別がつかない白血病細胞の存在を明らかにできること（正常細胞と腫瘍細胞の鑑別）、白血病発症の由来起源や分化段階を推定できること、表面抗原の特徴を拠り所として白血病細胞を分離し解析に利用できること、などの特徴から、形態学的診断を補完する検査として、染色体・遺伝子解析と並んで重要な意義をもっている。診断的意義にとどまらず、治療法の選択や予後の推定など臨床的にも重要な情報を提供することが知られてきた。さらに、院内検査であれば当日のうちに結果が得られることも臨床上、大きな利点である。しかしながら、結果の解釈にあたっては以下のいくつかの点に注意しなければならない。すなわち、解析対象となる細胞集団に含まれる白血病細胞の割合は様々であること、同じクローンでありながらも表面抗原のパターンや発現量が必ずしも均一でないこと、白血病細胞によっては腫瘍細胞の特性として正常の分化から逸脱し

正常カウンターパートがないことがある点などの特殊性を理解して、解析結果を判断する必要がある。

(2) FCM 解析の原理と実際

　FCM 用検体は通常、赤血球溶血法か濃度勾配遠心細胞分離法で赤血球を除去し、細胞浮遊液は $3〜10×10^6$ 個/ml の細胞濃度に調整する。抗体の種類にもよるのであるが、抗体との反応は骨髄液や末梢血では $18〜22℃$ で $10〜30$ 分間が推奨されている。検体採取後すぐに処理するのが望ましいのだが、不可能な場合でも 24 時間以内の測定が推奨されている。

　FCM 測定機器の流体系中では、シース液と呼ばれる等張液に包まれた状態で解析対象細胞が 1 個ずつ縦一列に並んだ非常に細い流れとなる。この細胞の流れに対して直角方向からレーザー光線を照射し、細胞から発生する散乱光を計測するのが FCM の原理である。レーザー光線の進路に対して極方向すなわち、鋭角（20 度未満）に発生するのが前方散乱光（forward scatter：FSC）、赤道方向すなわち 90 度方向に発生するのが側方散乱光（side scatter：SSC）であり、前者は細胞の大きさを、後者は細胞の内部構造を反映する。細胞が大きいほど FSC は大きく、また細胞の内部構造が複雑なほど SSC が大きくなり、この 2 種の要素を基にした二次元表示図（scattergram）によって、ある程度均一な細胞集団を抽出することが可能となる。この細胞集団の絞込みは FCM 解析にあたって重要な操作であり、これをゲーティングと呼ぶ。一般的に、解析対象細胞集団の中で $20〜30％$ 以上の細胞が発現している抗原を「陽性」と判断するが、ゲーティングによる母集団の設定は重要である。芽球の多い検体であればほとんど腫瘍細胞のみで構成されるため、検査結果の変動は許容範囲内であり、古典的な FSC×SSC の scattergram が用いられる（**図 9A**）。しかし、解析対象となる細胞が検体中に占める割合が低く、それ以外の細胞の混在が多い検体の場合には、正しい検査結果を得るためにより純粋な細胞集団を選定しなければならない。CD45 を用いたゲーティングはこの目的に適した手法であり、CD45 は白血球共通抗原（leukocyte common antigen：LCA）として造血細胞表面に広く発現しており、さらに、混在するリンパ球や単球は CD45 強陽性、赤芽球は CD45 陰性、白血病性幼若芽球は CD45 弱陽性であるという発現強度の差を利用して、白血病細胞集団を選択する方法である。

　解析する細胞が蛍光色素で標識された特異抗体と結合していると、レーザー光線により励起された色素からは特徴的な波長の蛍光（fluorescence：FL）が発生する。個々の細胞のこれらの光学情報を電気信号に変換し、コンピュータを用いて毎秒数千個以

図9 フローサイトメトリーによる血球の表面形質

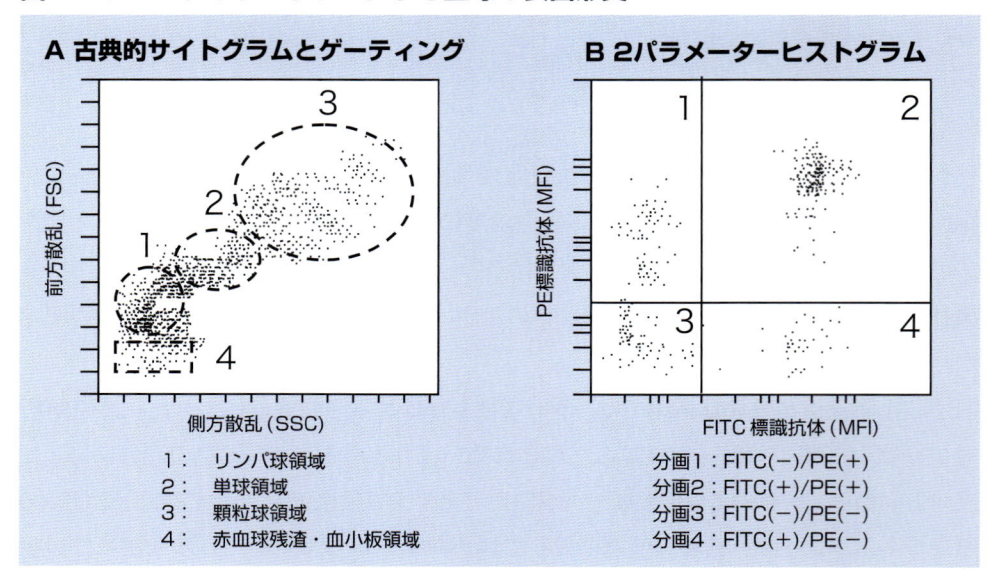

A 古典的サイトグラムとゲーティング

縦軸：前方散乱（FSC）
横軸：側方散乱（SSC）

1： リンパ球領域
2： 単球領域
3： 顆粒球領域
4： 赤血球残渣・血小板領域

B 2パラメーターヒストグラム

縦軸：PE標識抗体（MFI）
横軸：FITC標識抗体（MFI）

分画1：FITC(−)/PE(+)
分画2：FITC(+)/PE(+)
分画3：FITC(−)/PE(−)
分画4：FITC(+)/PE(−)

上の細胞の性状を定量解析できる。実際の機器測定にあたっては、蛍光感度の閾値設定や蛍光補正など種々の条件設定を必要とし、試料検体の取り扱いや染色手技、データ解析などとともに、日本臨床検査標準協議会からガイドラインが示され、それの標準化が図られている。

(3) AML解析に用いられるモノクローナル抗体

現在FCMで繁用されるモノクローナル抗体は、cluster of differentiation（CD）分類として整理統合されている。CD分類は当初白血球分化抗原に対するモノクローナル抗体に限定されていたが、現在では白血球以外の細胞（血小板、赤血球等）や血管内皮細胞、細胞接着分子やサイトカイン受容体の分子にも拡大適用され、7回の国際ワークショップでCD247まで認定されている。なお、CDの番号は認定された順番に付されており、番号自体に意味はない。

1988年以降、FCM検査は健康保険適用となっており、検査に用いたモノクローナル抗体の種類や回数にかかわらず、一連として所定の保険点数（1,200点／2004年4月改定）が算定されている。しかし、臨床的意義が乏しい抗原を闇雲に多数解析することは好ましくなく、高価な抗体試薬を無駄に使用しないためにも、FCM用検体の採取、処理、保存等には十分な注意を払わねばならない。白血病細胞の免疫学的細胞表面抗原解析では、①細胞系統の帰属（lineage）を推定すること、②その系統の中で分化段階を決定すること、さらには③正常細胞には発現しない抗原の異常発現の有無を検索す

表6　フローサイトメトリーによる白血病タイピングの推奨パネル

（日本臨床検査標準協議会　FCMに関するガイドライン）

	系統検索パネル	分化段階検索パネル	異常発現マーカー
骨髄系	CD13,CD33,cMPO	CD11c,CD14,CD15,CD64,CD65,CD117	CD10,CD19,CD56
T細胞系	CD2,CD7,cCD3	CD1a,CD4,CD5,CD8,CD25	CD33
B細胞系	CD19,cCD79a	CD10,CD20,CD23,SmIg,cCD22	CD5,CD13,CD33
その他	CD34,HLA-DR	CD38,CD41a,CD56,CD61,CD71,Glyco-A	

c：cytoplasmic,　SmIg：surfacemembrane immunoglobulin,　Glyco-A：glycophorin-A

ること、の三点が重要であり、上述したガイドラインにも、この三点に沿って、白血病イムノタイピングに用いる抗体の推奨パネルが示されている（**表6**）。

　AML細胞の形態学的な標準指標は「細胞化学的ミエロペルオキシダーゼ（myeloperoxidase: MPO）活性が陽性である」ことであるが、FCMではMPO抗原がこれに相当する。ただし、細胞化学的MPO活性と免疫学的MPO抗原は必ずしも結果が一致せず、FAB-M0ではしばしばMPO活性陰性/MPO抗原陽性となる。この場合、MPO抗原の検索が重要なのだが、MPOは細胞質内に局在する抗原であり、FCMによる検索では白血病細胞に細胞膜透過処理を施したのちに細胞質MPO（cytMPO）の解析を要する。このため、検索が容易な細胞膜抗原であるCD13やCD33を骨髄性マーカーとして代用している。ただし、これらの表面抗原が陽性のリンパ性白血病も存在するので（骨髄性抗原陽性ALL）、結果の解釈には注意が必要である。一方、CD117（c-kit）はすべての骨髄性腫瘍で陽性となるわけではないが、AMLに特異性の高い表面抗原である。

　血液悪性腫瘍ではしばしば2系統以上のマーカー分子が同一の腫瘍細胞に発現することがある。急性白血病に関してはbiphenotypic acute leukemia（BAL）として定義されており、この診断には、リンパ性表面抗原陽性のAMLならびに骨髄性抗原陽性のALLとの境界を明確にする目的で点数制（スコアリングシステム）が用いられている（**表7**）。BALの診断には、各細胞において同時に2種類以上の抗原の発現を検索できるmulti-color FCMが極めて有用である（**図9B**）。

　次に、白血病細胞の分化度を表す表面抗原に関しては、CD34、CD90、CD133などは細胞系列とは無関係に各種前駆細胞に発現することが知られ、未熟型白血病を表す指標となる。骨髄系細胞（顆粒球及び単球）では分化とともに特徴的な細胞形態や細胞化学所見が認められるため、分化度決定のためにFCMが必要となることはリンパ

球系に比較して少ないのだが、MPO活性陰性AML（M0、M5a、M7）の診断にはFCMによる確認を要する。また、前骨髄球レベル以降の顆粒球はHLA-DR陰性であることはFAB－M3の診断時に、成熟単球がCD14陽性であることはFAB－M5の診断時にそれぞれ有用な所見である（図10）。

表7　Scoring system for biphenotypic acute leukemia

(European Group for the Immunological Classification of Leukaemias, 1995)

Points	B-lineage	T-lineage	Myeloid
2	CD79a	CD3(m/cyt)	anti-MPO
	cytIgM	anti-TCR α/β	
	cytCD22	anti-TCR γ/δ	
1	CD19	CD2	CD117(c-kit)
	CD10	CD5	CD13
	CD20	CD8	CD33
		CD10	CD65s
0.5	TdT	TdT	CD14
	CD24	CD7	CD15
		CD1a	CD64

BAL is defined when the score from two separate lineages is greater than 2.

図10　骨髄系血球細胞の分化・成熟とCD抗原発現

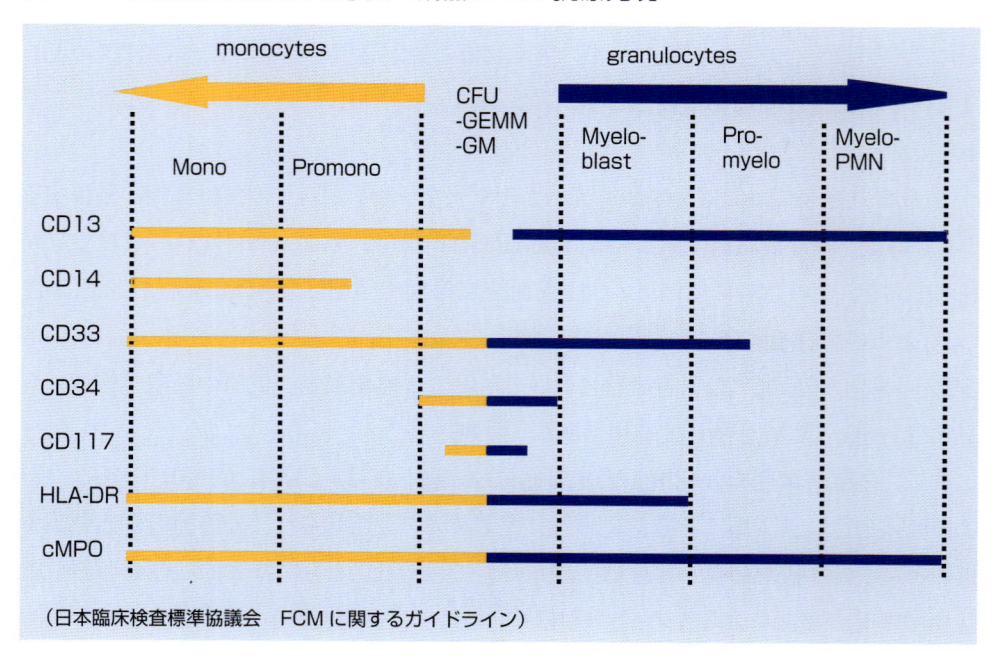

（日本臨床検査標準協議会　FCMに関するガイドライン）

4）FAB 分類から WHO 分類へ

冒頭に述べたように、急性骨髄性白血病の FAB 分類（1976 年）は、形態学的及び組織化学的な分類の枠組みを提供し、個々の病型に特異的な遺伝学的異常の同定を可能にしてきた。しかしながら、形態学的所見と染色体遺伝子異常との不一致を示す症例もまれでなく存在し、その場合には遺伝学的所見のほうが生物学的特性をより的確に反映することが明らかとなっている。たとえば、FAB – M2 に病型特異性の高い 8;21 転座が、例外的に FAB – M1 の形態を持つ白血病症例に検出されることがある。その場合、この白血病細胞の生物学的特性は M1 症例よりも 8;21 転座陽性の M2 症例に類似しており、予後予測や治療方針決定も後者として取り扱うべきである。

これらの事実を背景にして、WHO 分類（2001 年）では、形態学的所見だけでなく、免疫学的表現型、遺伝学的所見、さらには臨床所見も積極的に取り入れられ、白血病の生物学的特徴を総合的に病型分類に反映させるよう配慮されている（表8）。

AML の WHO 分類では、治療の反応性や予後予測などの有用性を高めるように、骨

表8　急性骨髄性白血病に関する WHO 分類

（1）特異的染色体遺伝子異常を持つ急性骨髄性白血病
- t(8；21)【AML1/ETO 融合】を有する AML
- inv(16)(p13q22) か t(16；16)(p13；q22)【CBFβ/MYH11 融合】を有し、骨髄好酸球増多を伴う AML
- t(15；17)(q22；q12)【PML/RARα融合】を有する APL とその variant
- 11q23【MLL】異常を伴う AML

（2）多系統の異形成を伴う急性骨髄性白血病
- MDS か MDS/MPD からの移行
- 先行する MDS や MDS/MPD がないが、2 系統以上で 50％以上の異形成を示す例

（3）治療関連性急性白血病と骨髄異形成症候群
- アルキル化剤あるいは放射線関連型
- topoisomerase Ⅱ阻害剤関連型（ときにリンパ性白血病）
- その他

（4）その他の急性骨髄性白血病
- 微分化型 AML【FAB-M0】
- 分化傾向のない AML【FAB-M1】
- 分化型 AML【FAB-M2】
- 急性骨髄単球性白血病【FAB-M4】
- 急性単芽球性【FAB-M5a】/ 単球性白血病【FAB-M5b】
- 急性赤芽球系白血病（赤白血病【FAB-M6】と赤血病）
- 急性巨核芽球性白血病【FAB-M7】
- 急性好塩基球性白血病
- 骨髄線維化を伴う急性汎骨髄症
- 骨髄性肉腫

髄異形成（MDS）関連型白血病とそれ以外のいわゆる *de novo* 型白血病に 2 分することが強調されている。すなわち、(1) 特異的染色体異常をもつ AML、(2) 多系統にわたる異形成を伴う AML、(3) 治療関連性 AML および MDS、(4) その他の AML に大別される。しかし、これら (1) から (4) のいずれの群であっても、FAB 分類に従って形態的に分類することは可能である。(1) は 8;21 転座、16 番腕間逆位、15;17 転座いずれかの染色体異常を持つ治療反応性良好な AML と 11q23 異常を伴う AML からなり、AML 全体の 30％の症例を占める。(2) は骨髄異形成症候群の性格を併せ持つ AML であり、5 番 7 番染色体欠失が多く見出され、治療反応性不良な症例が集中する。(3) にはアルキル化剤投与や放射線治療後に多い染色体欠失型と、トポイソメラーゼⅡ阻害剤投与後に多い染色体相互転座型治療関連性白血病の 2 種が知られ、治療関連性であれば芽球比率が低い MDS でもこの群の AML として取り扱われる。FAB 分類は (4) の中での細分化に活用されるが、FAB 分類との最大の相違は、骨髄幼若芽球の割合が 20％以上をもって AML と診断することであり、FAB 分類では RAEB in transformation という MDS の一亜型と診断されてきた症例が、WHO 分類に従うと急性白血病に含まれることになる。このことは MDS の中でも芽球比率 20％以上 30％未満の症例は、indolent な疾患とはいえず、芽球比率 30％以上の症例と同等の生命予後を示す事実に基づいている。芽球の算定に際しては、APL で増殖している異常前骨髄球、単球性白血病にみられる前単球、巨核芽球性白血病の巨核芽球などは、白血病細胞として幼弱芽球に含んでカウントする点は注意を要する。また、8;21 転座や 15;17 転座など病型特異的な染色体異常が検出される症例や、治療関連性と判断される症例では、芽球比率にかかわらず AML と診断すべきであると強調され、必ずしも形態学的診断基準のみにとらわれず、生物学的所見を積極的に取り入れていくという WHO 分類の基本方針を反映している。

まとめ

急性白血病には迅速な寛解導入療法の開始が必要であり、的確な治療法の選択という臨床的要求に答えるべく、簡便な診断基準と病型分類が提唱されてきた。比率を示す数字の羅列に終始する FAB 分類は、医学生・研修医にとって難解な代物だが、本稿では解りやすさを旨に診断手順の要領を述べた。アナログ的な形態学をデジタル的診断基準に照合する際には、正確でない表現部分も懸念されるが、ご指摘ご批判いただければ幸いである。

2. 染色体と遺伝子

染色体検査と遺伝子検査から何がわかるか

京都府立医科大学大学院医学研究科　分子病態検査医学

滝　智彦

　様々な遺伝子解析技術が臨床に応用されるようになった現在でも、白血病の初発時や再発時の診断をするうえで染色体検査は必須である。急性骨髄性白血病（acute myeloid leukemia：AML）では従来のFAB（French-American-British）分類と相関する病型特異的な染色体異常が高頻度にみられ、新しいWHO分類では「特異的染色体異常を有するAML」が1つのカテゴリーに区別される。染色体異常の多くは重要な予後因子であり、どのような染色体異常を有するかを明らかにすることは予後の予測や治療法を選択するうえで重要である。これまでに多くの染色体転座関連遺伝子が同定され、同時にFISH（fluorescence in situ hybridization）法、SKY（spectral karyotyping）法などの細胞遺伝学的技術の進歩により、染色体異常を同定する方法も変化してきた。また、多くの遺伝子の発現を網羅的に調べる方法としてマイクロアレイが開発され、この方法を用いて従来の細胞遺伝学的方法や分子生物学的方法と同じように、染色体異常が区別できることが明らかにされた。さらに、近年、染色体転座と密接に結びついたチロシンキナーゼ遺伝子などの異常が次々と明らかになり、それらを標的とした分子標的薬の開発にまで結びついている。しかし、このように重要な染色体分析の結果が、様々な理由から臨床の現場では必ずしも適切に活用されていない。

　本稿では、これまで染色体分析の専門家ではない立場で染色体異常を解析してきた経験から、臨床医がどのように染色体検査結果と向き合っていけばよいのかという観点から染色体異常と遺伝子異常について論じてみた。どの検査でも同じように、検査結果を十分理解するためには本来はその検査法を十分理解することが必要である。検査法について記載した成書はたくさんあるのでそちらを参考にしていただき、本稿では成書には書いていない染色体検査および遺伝子検査の結果を読み解くこつを中心に解説した。

1）白血病における染色体転座同定の歴史

　1960年にNowellとHungerfordによって慢性骨髄性白血病（chronic myelogenous leukemia：CML）に特徴的で有名なフィラデルフィア染色体が報告された[1]。その後

の染色体分染法の進歩により、1973年にRowleyによってフィラデルフィア染色体がt(9;22)(q34;q11)という染色体転座によって形成されていることが明らかにされた[2]。このCMLにおけるt(9;22)(q34;q11)とAML-M2にみられるt(8;21)(q22;q22)が、がん

MEMO 1

「腫瘍の染色体検査と先天異常の染色体検査の違いを知ろう」

染色体検査では通常まずG（ギムザ）分染法を行う。しかし、同じG分染法を行うのにもかかわらず、検査を依頼する時に、その検査の対象が腫瘍なのか先天異常なのかをはっきり区別しなければならない。これはいったいなぜなのだろうか？ 通常のG分染法を行うためには分裂期の細胞が必要である。そのため染色体検査を行う時には、直接または12～72時間の短期培養を行ったのちコルヒチンを加え細胞を分裂中期で停止させる。腫瘍細胞は活発に分裂を行っているためこれ以上の特別な処置は必要ない。しかし、先天異常の診断のために生殖細胞系列の染色体を調べる場合に用いる末梢血リンパ球は、そのまま培養しても分裂像を得るのは難しい。そのため、Tリンパ球の分裂を促すPHA（phytohemagglutinin）という試薬を加えて72時間培養を行う。すなわち先天異常で行う染色体分析ではTリンパ球の染色体を観察しているのである。

表1　AMLでみられる代表的な染色体転座とキメラ遺伝子

染色体異常	キメラ遺伝子	病型（AML以外も含む）
8p11転座（MOZ）		
t(8;16)(p11;p13)	MOZ-CBP	AML-M4, M5
inv(8)(p11q13)	MOZ-TIF2	AML-M5
t(8;22)(p11;q13)	MOZ-p300	AML-M5
11p15転座		
t(7;11)(p15;p15)	NUP98-HOXA9, A11, A13	AML-M2, M4, MDS
inv(11)(p15q22)	NUP98-DDX10	t-AML, t-MDS
t(1;11)(q23;p15)	NUP98-PMX1	AML-M2
11q23転座		
t(6;11)(q27;q23)	MLL-AF6	AML-M4, M5
t(9;11)(p22;q23)	MLL-AF9	AML-M4, M5, Pro-B ALL
t(11;16)(q23;p13)	MLL-CBP	t-AML, t-MDS
t(11;19)(q23;p13.1)	MLL-ELL (MEN)	AML-M4, M5
t(11;19)(q23;p13.3)	MLL-ENL	Pro-B ALL, AML-M4, M5
12p13転座		
t(4;12)(q11-q12;p13)	TEL (ETV6)-BTL	AML
t(12;13)(p13;q12)	TEL (ETV6)-CDX2	AML
17q12転座		
t(15;17)(q22;q12)	PML-RARA	AML-M3
t(11;17)(q23;q12)	PLZF-RARA	Atypical AML-M3
21q22転座と16p13転座		
t(8;21)(q22;q22)	AML1-MTG8 (ETO)	AML-M2
t(3;21)(q26;q22)	AML1-EVI1	AML, CML-bc
t(16;21)(q24;q22)	AML1-MTG16	AML-M2, t-AML, t-MDS
inv(16)(p13q22) or t(16;16)(p13;q22)	CBFB-MYH11	AML-M4Eo
その他の転座		
t(1;22)(p13;q13)	OTT (RBM15)-MAL (MKL1)	AML-M7
t(6;9)(p23;q34)	DEK-CAN(NUP214)	AML-M1, M2, M4, M5
t(10;11)(p12-13;q14-21)	CALM-AF10	AML, ALL
t(16;21)(p11;q22)	FUS(TLS)-ERG	AML-M1, M2, M4, M5, M7

bc, blast crisis.　t, therapy related

と関連した染色体転座の初めての報告であった[2)3)]。その後、急性前骨髄球性白血病（acute promyelocytic leukemia：APL, FAB分類M3）でみられるt(15;17)(q22;q11)や乳児の急性リンパ性白血病（acute lymphoblastic leukemia：ALL）でみられるt(4;11)(q21;q23)など、今日までに多くの染色体転座が報告され、これらの染色体転座の切断点からは次々と転座関連遺伝子が単離された[4)]。染色体転座が生じると染色体上の異なる場所に存在する遺伝子がそれぞれ分断され、移動した染色体上で新しいキメラ遺伝子が形成される。このキメラ遺伝子によってコードされるキメラ蛋白が白血病における細胞の腫瘍化に重要な働きをしている。すなわち、染色体ではなく、そこにどのような遺伝子が関与しているのかを考えることが病気の本体を知るうえで重要である。

2）AMLにおける染色体転座とキメラ遺伝子

AMLの50〜80%に染色体異常がみられ、FAB分類と特定の染色体転座/キメラ遺伝子が非常によく相関する（表1、図1）[5)]。代表的なものとしては、M2でみられるt(8;21)(q22;q22)/*AML1-MTG8(ETO)*、M3でみられるt(15;17)(q22;q12)/*PML-RARα*、M4-Eoのinv(16)(p13q22)またはt(16;16)(p13;q22)/*CBFβ-MYH11*などで、そのほか、M4、M5に多い11q23異常/*MLL*関連キメラ、頻度は少ないが予後不良と考えられる

図1 AMLにおける染色体転座と予後との関係（文献5のデータをもとに作図）

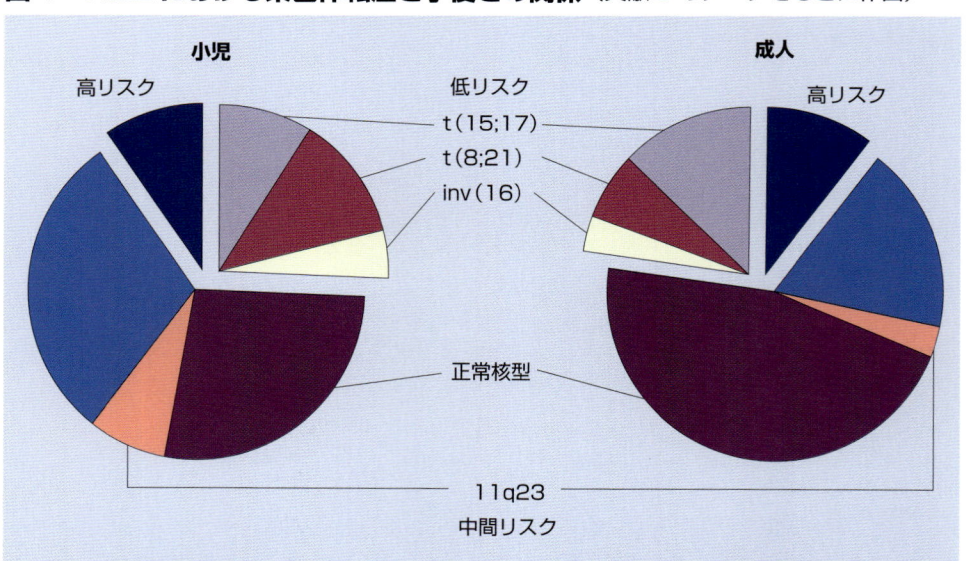

高リスクの染色体異常には-5、-7、del(5q)、3q異常、複雑型が含まれ、中間リスクの正常核型と11q23異常以外の染色体異常には、+8、+21、+22、del(7q)、del(9q)などが含まれる。頻度は少ないが、11p15転座/*NUP98*、t(6;9)(p23;q34)/*DEK-CAN*、t(16;21)(p11;q22)/*FUS(TLS)-ERG*は一般に予後不良の染色体転座と考えられている。

11p15 転座／*NUP98* 関連キメラ、t(16;21)(p11;q22)／*FUS(TLS)-ERG*、t(6;9)(q23;q34)／*DEK-CAN* などがある。

(1) t(8;16)(p11;p13)と *MOZ-CBP* 融合遺伝子

1996年に t(8;16)(p11;p13)を有する AML において、8p11 上の *MOZ* 遺伝子と 16p13 上の *CBP* 遺伝子が *MOZ-CBP* 融合遺伝子を形成することが報告された（図2）[6]。*CBP* はこの時すでによく解析されていた遺伝子であったが、*MOZ* は初めて同定された新規

図2　G分染法（A）とSKY法（B）でみられたt(8;16)(p11;p13)

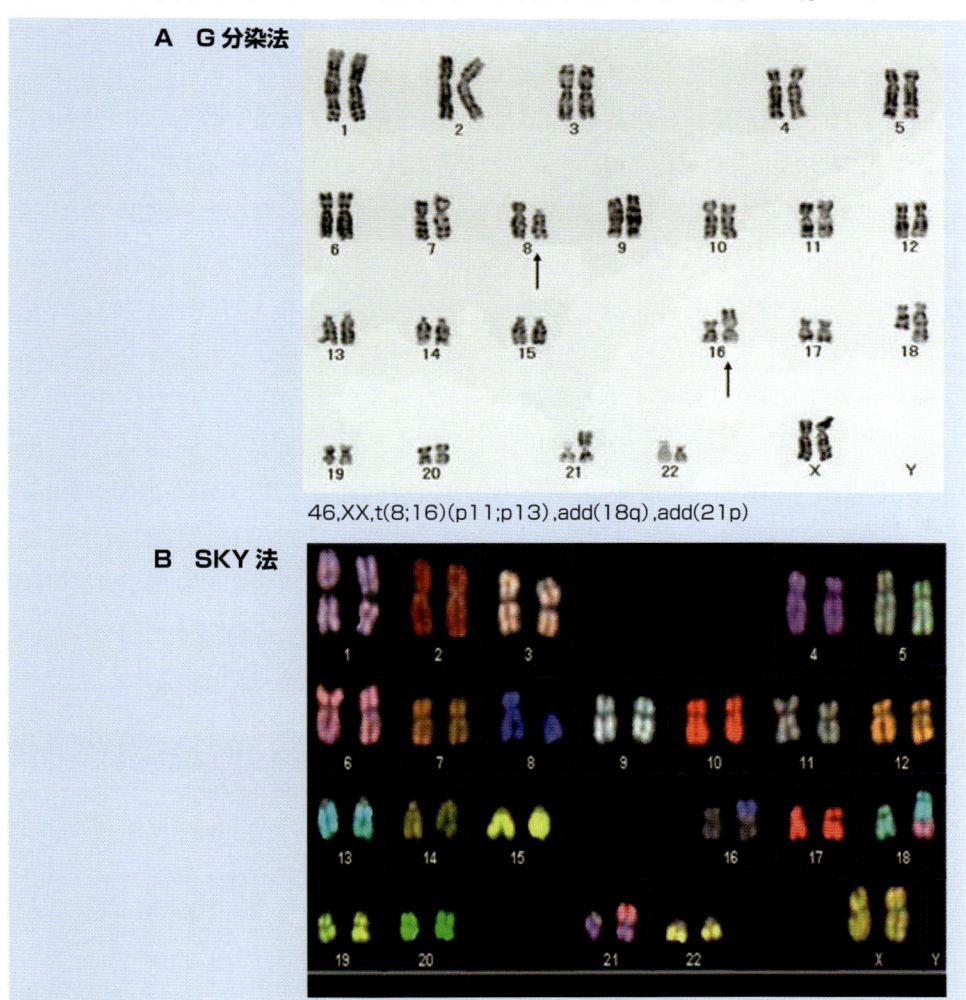

A　G分染法

46,XX,t(8;16)(p11;p13),add(18q),add(21p)

B　SKY法

46,XX,t(8;16)(p11;p13),der(18)t(6;18),der(21)t(6;21)

G分染法では add(18q) と add(21p) にはどの染色体成分が付加しているのかまでは同定ができなかったが、SKY法を用いると、add(18q) に付加しているのは6番染色体の一部、add(21p) に付加しているのも同じく6番染色体の一部であることがわかった。

の遺伝子であった。

　AMLにおけるt(8;16)(p11;p13)の頻度は少なく、0.4〜2%と報告されている[7]。この転座をもつ白血病の特徴は、FAB分類のM4、M5が多く、血球貪食像がしばしばみられ、予後不良である。また、この転座は治療関連二次性白血病でも多く報告されている[8]。しかし、*MOZ-CBP*を遺伝子レベルで同定した症例の臨床像のまとまった報告はなく、詳細は不明である。

　CBPは転写因子CREBに結合する因子として同定され、まず転写因子と基本転写因子の両者に結合して転写制御に関与するコアクチベータとして働くことが明らかにされた。その後さらにヒストンアセチル化酵素としての作用が明らかになり、様々な転写因子や核内受容体と複合体を形成して転写制御を行う重要な蛋白であることが明らかになった。CBPが複合体を形成する因子の中にはRARαやAML1のようにキメラ蛋白を形成することにより白血病化に関与するものも含まれていた。一方MOZもCBPと同じようにヒストンアセチル化酵素として働くことがその後明らかになった。MOZ-CBP融合蛋白はAML1の転写活性を阻害するとの報告があるが、そのほかの機能についてはまだよくわかっていない[9]。

(2) *MOZ*と*CBP*を中心とした転座ネットワーク

　t(8;16)(p11;p13)から*MOZ-CBP*融合遺伝子が単離された翌年に、われわれもt(11;16)(q23;p13)を有する骨髄異形成症候群（MDS）において11q23上の*MLL*遺伝子が*CBP*遺伝子と融合遺伝子を形成することを同定した[10]。さらに同じ年にt(11;22)(q23;q13)を有する治療関連二次性AMLにおいて*MLL*遺伝子と22q13上の*p300*がそれぞれ融合遺伝子を形成していることを報告した[11]。p300蛋白は構造、機能ともCBPと非常によく似ており、その後t(8;22)(p11;q13)により*MOZ*とも融合遺伝子を形成することが明

MEMO 2

**「染色体検査結果が届いたらカルテにとじる前に報告書を
よく読もう（理解できる人といっしょに）！」**

　染色体検査の結果が届くまでには通常約2〜4週間かかる。このころには患者さんの治療はもう始まっており、しかも寛解導入後の最も骨髄抑制がきつい時かもしれない。患者さんは発熱していて、次にどのような抗生物質を選択したらいいか頭を悩ませているかもしれない。このような時に染色体分析の結果が届いても結果の意味もよくわからないし、ついついそのままカルテにとじてしまい、忘れてしまっている、ということが意外と起こっているようである。プロトコールにも記載されているような予後因子になる有名な染色体転座が検出された場合は皆気をつけるのだが、少し複雑な染色体異常が記載されていると染色体になじみのない人はそこで混乱してしまい、結果の解釈はそこで止まってしまう。もうひと頑張りして染色体の結果が少しでも理解できるよう"MEMO 3"以降を是非参考にしてほしい。

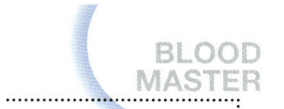

図3 MOZ、CBP および MOZ-CBP 融合蛋白の構造と MOZ と CBP が関与する染色体転座のネットワーク

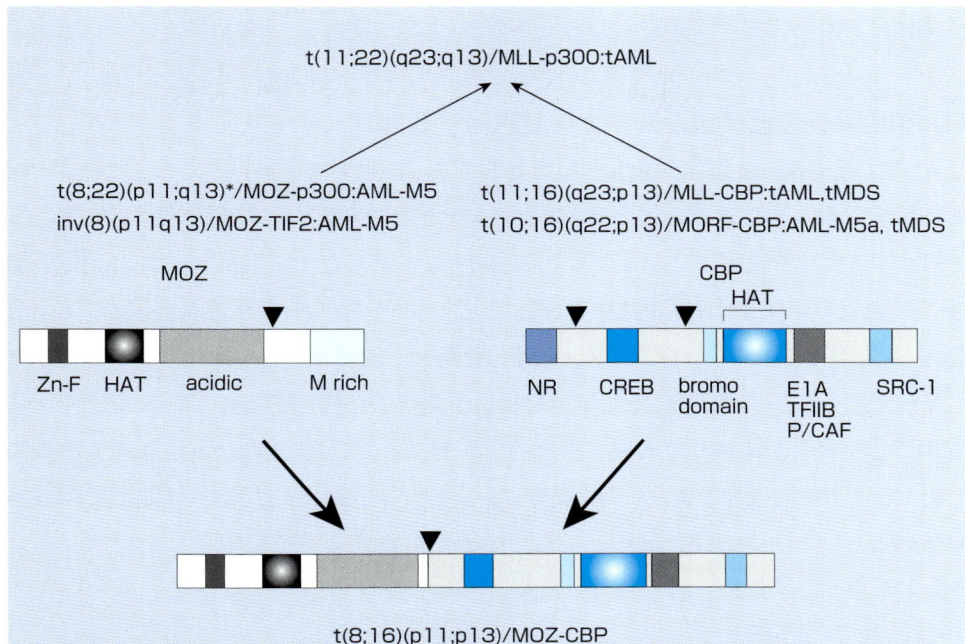

t(11;22)(q23;q13)/MLL-p300:tAML

t(8;22)(p11;q13)*/MOZ-p300:AML-M5
inv(8)(p11q13)/MOZ-TIF2:AML-M5

t(11;16)(q23;p13)/MLL-CBP:tAML,tMDS
t(10;16)(q22;p13)/MORF-CBP:AML-M5a, tMDS

MOZ
Zn-F　HAT　acidic　M rich

CBP
HAT
NR　CREB　bromo domain　E1A TFIIB P/CAF　SRC-1

t(8;16)(p11;p13)/MOZ-CBP

MOZ と CBP は転座によってお互いが融合して MOZ-CBP 融合遺伝子を形成する。MOZ には CBP 以外に p300 と TIF2 という2種類の転座相手遺伝子が存在し、CBP にも MOZ 以外に MLL と MORF という2種類の転座相手遺伝子が存在する。MOZ の転座相手である p300 と、CBP の転座相手の MLL は、t(11;22)(q23;q13)によりお互いに融合し、MLL-p300 融合遺伝子を形成する。
*:t(8;22)(p11;q13) と染色体レベルではよく似た t(8;22)(p11;q11) という染色体転座が CML で報告されている。t(8;22)(p11;q13) では MOZ-p300 キメラ遺伝子、t(8;22)(p11;q11) では BCR-FGFR1 融合遺伝子が形成され、両者は全く異なる。

MEMO 3

「核型を読めなくてもいいので、核型診断の意味がわかるようになろう」
　核型とは、染色体を G 分染法などで染色し、写真にとって1番から性染色体までを順番に並べたものである。染色体の報告書の中に必ず含まれているのでみたことがあると思う。この核型からそれぞれの染色体の長さやバンドのパターンからその染色体が正常なのか、どのような異常があるのかを読み、その結果を記載したものを核型診断という。核型を読んで、核型診断を記載できるようになるのにはかなりの熟練を要する。「臨床細胞遺伝学認定士」という資格が日本人類遺伝学会によって制定されているように、これは非常に特殊な技能である。臨床医がこれを身につけるのは容易ではなく、しかも通常は必ずしも臨床医がこのような技能を身につける必要はない。しかし、記載された核型診断がどのような意味を持つのかを知ることは核型診断を記載することほど難しいことではないので、是非基本的な核型診断の読み方を覚えよう。実際の臨床の現場で理解する必要があるのは様々な染色体異常のうちのほんの一部である。その他の稀な染色体異常をみつけた場合は必ず専門家に問い合わせて、その染色体異常がどのような意味を持っているのかを確認してほしい。稀な染色体異常だと思っていた中に、よくみる異常が紛れ込んでいることもよくあり、慣れてくると核型診断の記載の中からこのような異常をみつけることは決して難しいことではない。

らかになった[12]。その他にもこれまでに MOZ および CBP が関与するキメラ遺伝子が複数同定されている（図3）。これらのキメラ遺伝子ではその転写産物の N 末側に MOZ が、C 末側に CBP が結合する形のキメラ蛋白が共通に形成されている。

3）染色体転座とチロシンキナーゼ遺伝子変異

　染色体転座は白血病化の最も初期の異常であり、重要な予後因子としてこれまで扱われてきたが、次に述べるようなチロシンキナーゼの変異が、転座と密接に関連して AML の重要な予後因子となることが最近明らかになった。Gilliland らは、AML の発症には細胞の増殖や生存に関与する主としてチロシンキナーゼ活性を上げるような遺伝子変異（BCR-ABL、FLT3 変異、c-KIT 変異など）と、細胞の分化に関与する主として転写因子活性に変化を与えるような遺伝子変異（AML1-MTG8、TEL-AML1 など）が関与し、両者が協調して初めて白血病化が起こるのではないかというモデルを提唱した[13]。それを裏付けるように様々なチロシンキナーゼ遺伝子変異が近年次々と同定されている。

(1) FLT3 遺伝子

　Fms like tyrosine kinase3（FLT3）遺伝子は染色体13q12に座位し、クラスⅢの膜型受容体型チロシンキナーゼをコードする。小児 AML の 5〜17%、成人 AML の 17

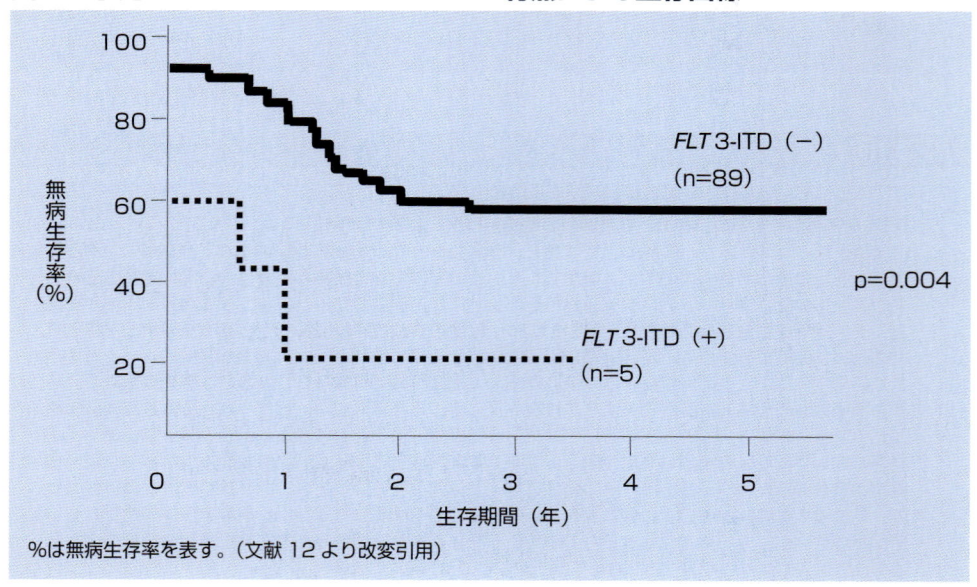

図4　小児 AML における FLT3-ITD の有無による生存曲線

%は無病生存率を表す。（文献12より改変引用）

MEMO 4

「染色体分析の結果を隅から隅まで読もう」

　たとえば、t(11;19) が検出された。さて、切断点はどこであろうか？
　t(11;19) は、AML だけでなく、ALL でもしばしばみられる染色体転座である。染色体分析でこの転座が検出された時、これをどのように解釈したらいいのだろうか。まず検出された t(11;19) の、特に 19 番の切断点がどこなのかに注目してほしい。そのためには t(11;19) と記載してある次の括弧の中をみなければならない。核型がもし t(11;19)(q23;p13) としか書いていなかったら、ここではどのようなキメラ遺伝子が形成されているのかはこれ以上わからない。t(11;19)(q23;p13) という記載は、11 番染色体長腕 (q) の q23 ("キュー・ニジュウサン" ではなく、"キュー・ニ・サン" と読む) 領域と 19 番染色体短腕 (p) の p13 領域に切断点があり、それぞれの末端部分が入れ替わっていることを示している。ところが 19p13 という場所には 11q23 の *MLL* 遺伝子と融合遺伝子を形成する遺伝子がこれまでに全部で 5 つ同定されており、その染色体上の場所がバンドレベルでは微妙に異なるのである (ゲノム上の距離はかなり離れているが)。もし t(11;19)(q23;p13.1) となっていたら、これは AML でよくみられる *MLL-ELL (MEN)* 融合遺伝子を形成している染色体転座の可能性が高いといえる。
　最近このように *MLL* でみられるようなたくさんの転座相手遺伝子の存在や同じ染色体転座でありながら全く異なる遺伝子が関与していることが決して珍しくないことが次々と明らかになっている。染色体分析だけから形成されているキメラ遺伝子を判断するのは多くの場合は間違っていないのだが、このようなケースが存在することを認識したうえで、可能な限り RT-PCR 法などの他の遺伝子検査を併用した方がいいだろう。

MEMO 5

「この 2 つの遺伝子は別のもの？　それとも同じもの？」

　t(8;21)(q22;q22) によって形成されるキメラ遺伝子についての論文を読むと、*AML1-MTG8* と書いてあったり、*AML1-ETO* と書いてあったりするが、この 2 つのキメラ遺伝子って別のもの？　それとも同じもの？　名前は違うけど実は同じ遺伝子に付いた別の名前である。本文中に *AML1-MTG8 (ETO)* と書いてあるのは両者を同時に表しているからである。実は 1 つの遺伝子に複数の名前が付いていることは決して珍しくなく、中には 3 つも 4 つも名前が付いている遺伝子もある。それどころか 1 つしか名前がない遺伝子の方が少ないのではないかと思われるくらいだ。同じ遺伝子なのに名前がいくつもあるというのはやはり紛らわしいことなので、統一した名前を決めるための HUGO Gene Nomenclature Committee (HGNC) という国際的な命名機関があり統一した名前が提唱されるのだが、歴史的な事情などから別々の名前が使われ続けていることも珍しくない。HGNC によってこれまで存在しなかった全く新しい名前が付けられることもあり、この場合はさらに名前が増えてしまう。先程示した *AML1-MTG8 (ETO)* の *MTG8* と *ETO* はどちらが HGNC で認められたものかというと実はこのどちらでもなく、*RUNX1T1* という名前が付けられている。そして、もう片方の *AML1* にももともと *AML1* の他に *CBFA2* や *PEBP2A2* という名前が付いていたが、HGNC ではこれらとは全く異なる *RUNX1* という名前が付けられた。これは Runt ドメインという構造を持つ *AML1* の特徴から新たに作られた名前である。*AML1-MTG8 (ETO)* は HGNC に従えば *RUNX1-RUNX1T1* ということになるが、現時点ではこの名前で呼んでもこの領域の研究者であっても理解してもらうのは難しいかもしれない。しかし、よく使われる複数の呼び方についてはある程度知っておかないと、話を聞いても誤った理解をしてしまう可能性があるので要注意である。
　名前でもう 1 つ注意しなければならないのは、同じ遺伝子の 1 つの名前であってもその発音の仕方がしばしば複数存在することである。*ETO* はしばしば「イトー」と発音されるが、アルファベットをそのまま「イー・ティー・オー」と発音される場合もある。本稿でも触れた *FLT3* の発音は「エフ・エル・ティー・スリー」「フラットスリー」「フルットスリー」「フリットスリー」とさらに様々で、中には「スリー」を省略して話す人もいる。

〜27％に FLT3 遺伝子の傍膜貫通部（JM）の internal tandem duplication（ITD）がみられ、重要な予後因子である（図4）[14) 15)]。キナーゼドメインの活性化変異は AML の7〜8％にみられ、こちらの予後は悪くなく、むしろよいとの報告もある[16)]。

(2) c-KIT 遺伝子

c-KIT のキナーゼ領域の変異は、成人では t(8;21)(q22;q22) や inv(16)(p13q22) を有する AML の30〜40％という高頻度にみられる。これまでその意義については明らかでなかったが、最近、これまで一般的に予後良好と思われていた t(8;21)(q22;q22) や inv(16)(p13q22) を有する AML 症例の中で、c-KIT の変異がある症例は変異がない症例に比べて有意に予後不良であることが明らかにされた[17) 18)]。

4）染色体異常を検出する新しい解析法

(1) FISH 法と SKY 法

染色体分析はギムザ（G）やキナクリン（Q）による分染法の時代から、蛍光プローブを用いて特定の遺伝子領域の変異を観察する FISH 法、全ての染色体を異なる色に染め分ける SKY 法などの新しい染色体分染法が次々と開発されて最近では広く臨床に用いられるようになってきた。その結果、通常の分染法では正常と判断されていたものや、典型的な相互転座と判定されたものの中に、FISH 法や SKY 法によって、微小な挿入や欠失などの別の異常を含むものがみつかるようになってきた。そのような FISH 法や SKY 法も DNA レベルからみるとマクロの解析技術であり、同じ切断点での転座と思われたものが、分子生物学的解析により近傍の異なる遺伝子が関与していることがわかった例がこれまでに多く存在する。最終的に悪性度など細胞の性質を決めるのは染色体レベルでの異常ではなく、どの遺伝子が関与するかで決まることから、これらの解析技術のそれぞれの長所を生かして、複数の解析法により総合的に判断する必要がある。

(2) マイクロアレイ

1999年に Golub らによって、マイクロアレイを用いた遺伝子発現プロファイルの違いによって AML と ALL が区別できることが初めて報告された[19)]。この方法は、従来の特殊染色や細胞表面マーカーによって細胞の系列を区別していた方法に単に置き換わるというだけでなく、その後次々と発表されたように、多くの遺伝子についての未知の新しい情報を含む膨大なデータが1回の解析で得られるという画期的なものであった。従来は G 分染法など細胞遺伝学的方法と分子生物学的方法などによって染色体転座（キ

メラ遺伝子）を同定していたものが、網羅的な遺伝子発現パターンの解析によっても染色体転座（キメラ遺伝子）を同定できることがわかり、さらにこれまで知られていなかった新たな予後因子や、白血病細胞の抗がん剤感受性など様々な情報を明らかにできる可能性を秘めている[20]。

MEMO 6

「染色体転座だけでは白血病は起こらない」

少し以前までは白血病ではたった1つの染色体転座が起こればそれだけで白血病になると考えられていた。染色体転座の結果生じたキメラ蛋白を標的としたPML-RARAに対する全トランス型レチノイン酸（all-trans retinoic acid：ATRA）やBCR-ABLに対するイマチニブのように、たった1つの標的に対して作用する薬によって白血病が治るのは、標的となった異常が極めて重要な異常であることを示唆しており、染色体転座が白血病化の本質的な異常であることを信じるのに十分であると考えられた。ところが近年、白血病化にも大腸癌などで提唱されている多段階の発がん機構が働いていることを裏付けるデータが次々と報告された。その発端となったのは、一卵性双生児に生後数カ月を経て別々に発症した白血病に、DNAレベルで全く同じMLL遺伝子再構成を観察し、両者の起源が同じであることを証明した研究である。その後、生後すぐに実施するガスリースポットの血液を使って、生後数カ月から数年を経て発症した白血病にみられた遺伝子異常がすでにガスリースポット中の血液に存在していたことが複数の例で証明された。このようなことから小児の白血病の多くは母体内で既に最初の異常が起こっており、しかしそれだけではすぐに白血病にはならず、白血病になるためにはそれに続くそのほかのいくつかの異常が必要ではないかと考えられるようになった。

MEMO 7

「遺伝子を介した腫瘍と先天異常の繋がり」

CBP遺伝子の疾患との関わりは、1994年にCBPがRubinstein-Taybi症候群という精神発達遅滞や骨格系の奇形を伴う先天性奇形症候群の原因遺伝子であることが明らかにされたのが最初である。このように腫瘍に関係する遺伝子が先天異常など他の疾患の原因遺伝子であることは決して珍しくない。先天異常の中には悪性腫瘍の発生頻度が正常集団に比べて高い疾患がいくつもあり、このような疾患の原因遺伝子が、先天異常ではない人に発生した悪性腫瘍に関与している例も多く存在する。多発性骨髄腫でみられるt(4;14)(p16.3;q32.3)によってFGFR3遺伝子（fibroblast growth factor receptor 3）の活性化が起こっているが、このFGFR3遺伝子は軟骨無形成症の原因遺伝子であることが知られている。また、最近Noonan症候群の原因遺伝子として同定されたPTPN11遺伝子は、小児に特有な若年性骨髄単球性白血病（juvenile myelomonocytic leukemia：JMML）で高頻度に変異がみられ、JMMLの白血病化に重要な役割をしていることがわかってきた。

まとめ

～染色体分析も遺伝子解析も単独では十分ではない～

染色体検査の結果を受け取った時、我々は常に次のようなことを考えなければならない。

① 頻度が高いよく知られた染色体異常がみつかった場合、はたして遺伝子レベルでも本当に予想したようなキメラ遺伝子が検出されるのだろうか？

② 染色体分析結果は正常核型で異常はみつからなかったが、本当に異常はな

いのだろうか？

　①のようによく知られた染色体異常がみつかったのにもかかわらず、RT-PCR法では予想したキメラ転写産物が検出できないことをしばしば経験する。この場合、検体の質が悪いためにキメラ遺伝子が存在するのにもかかわらず検出できない、あるいは予想したキメラ遺伝子が形成されているのにもかかわらず、切断点が通常と少し異なる場所であるために設定したプライマーの組み合わせでは検出できない、というような技術的な問題が原因であることが多い。しかし、時にはこのような中に染色体レベルでは全く区別ができないが、関与している遺伝子がこれまで知られていたものとは異なっているというケースが含まれている場合がある。例えば、pre-B ALLでみられるt(1;19)(q23;p13)では一般に*E2A-PBX1*融合遺伝子が形成されるが、全く同じ病型であるpre-B ALLでみられたt(1;19)(q23;p13)からは*E2A-PBX1*とは全く異なる*MEF2D-DAZAP1*融合遺伝子が同定されている[21]。このように、関与している遺伝子が既知のものと全く異なるものであれば、いくら染色体レベルでは同じようにみえても両者は全く異なる染色体異常として区別しなければならない。

　②のようなケースはどうであろうか？　小児ALLの約2割を占める*TEL-AML1*融合遺伝子はt(12;21)(p13;q22)によって形成されるが、この染色体転座は通常のG分染法ではほとんどが正常核型と診断される。つまり染色体が正常のグループにこれほど多くのしかも単一の異常が含まれていたのである[22)23)]。したがって*TEL-AML1*融合遺伝子を検出するためにはRT-PCR法またはFISH法などを用いた解析が必要である。ところがこのような例以外にも染色体分析では異常がみつからないが、RT-PCRではキメラ遺伝子が検出されることがしばしばある。有名なものではmasked Ph1と呼ばれる微小な挿入などにより*BCR-ABL*融合遺伝子が形成されているために染色体分析上は正常核型としか判定できないような例である。このような例は*BCR-ABL*融合遺伝子以外にも存在する。PCR法では微量の核酸を増幅することができるため、非常に微量のクローンを検出している可能性や、コンタミによる本来は存在しないアーチファクトをみている可能性などが常に存在するので、このような場合はFISH法やサザンブロット法などでも検討し、複数の検査法で同じ結果を得るようにすることが重要である。

　このように、染色体分析や遺伝子解析の特徴をよく理解して、結果の解釈にのぞむことが正確な診断のために非常に重要である。そして、やはり核型診断の記載を読むだけでなく、いっしょに送られてくる核型の写真をよくみるようにすると、きっとこれまでよりもずっと染色体が身近なものになってくるのではないだろうか。

参 考 文 献

1) Nowell PC, Hungerford DA：A minute chromosome in human chronic granulocytic leukemia. Science 132：1497, 1960.
2) Rowley JD：A new consistent chromosomal abnormality in chronic myelogenous leukaemia identified by quinacrine fluorescence and Giemsa staining. Nature 243：290, 1973.
3) Rowley JD：Chromosomal patterns in myelocytic leukemia. N Engl J Med 289：220, 1973.
4) Taki T, Taniwaki M：Chromosomal translocations in cancer and their relevance for therapy. Curr Opin Oncol 18: 62-68, 2006.
5) Grimwade D, Walker H, Oliver F, Wheatley K, Harrison C, Harrison G, Rees J, Hann I, Stevens R, Burnett A, Goldstone A：The importance of diagnostic cytogenetics on outcome in AML：analysis of 1,612 patients entered into the MRC AML 10 trial. The Medical Research Council Adult and Children's Leukaemia Working Parties. Blood 92：2322-2333, 1998.
6) Borrow J, Stanton VP Jr, Andresen JM, Becher R, Behm FG, Chaganti RS, Civin CI, Disteche C, Dube I, Frischauf AM, Horsman D, Mitelman F, Volinia S, Watmore AE, Housman DE：The translocation t(8;16)(p11;p13) of acute myeloid leukaemia fuses a putative acetyltransferase to the CREB-binding protein. Nature Genet 14：33-41, 1996.
7) Stark B, Resnitzky P, Jeison M, Luria D, Blau O, Avigad S, Shaft D, Kodman Y, Gobuzov R, Ash S, et al.：A distinct subtype of M4/M5 acute myeloblastic leukemia (AML) associated with t(8;16)(p11;p13), in a patient with the variant t(8;19)(p11;q13) - case report and review of the literature. Leuk Res 19：367-379, 1995.
8) Tasaka T, Matsuhashi Y, Uehara E, Tamura T, Kakazu N, Abe T, Nagai M：Secondary acute monocytic leukemia with a translocation t(8;16)(p11;p13)：case report and review of the literature. Leuk Lymphoma 45：621-625, 2004.
9) Kitabayashi I, Aikawa Y, Nguyen LA, Yokoyama A, Ohki M：Activation of AML1-mediated transcription by MOZ and inhibition by the MOZ-CBP fusion protein. EMBO J 20：7184-7196, 2001.
10) Taki T, Sako M, Tsuchida M, Hayashi Y：The t(11;16)(q23;p13) translocation in myelodysplastic syndrome fuses the MLL gene to the CBP gene. Blood 89：3945-3950, 1997.
11) Ida K, Kitabayashi I, Taki T, Taniwaki M, Noro K, Yamamoto M, Ohki M, Hayashi Y：Adenoviral E1A-associated protein p300 is involved in acute myeloid leukemia with t(11;22)(q23;q13). Blood 90：4699-4704, 1997.
12) Chaffanet M, Gressin L, Preudhomme C, Soenen-Cornu V, Birnbaum D, Pebusque MJ：MOZ is fused to p300 in an acute monocytic leukemia with t(8;22). Genes Chromosomes Cancer 28：138-144, 2000.

13) Deguchi K, Gilliland DG : Cooperativity between mutations in tyrosine kinases and in hematopoietic transcription factors in AML. Leukemia 16 : 740-744, 2002.
14) Iwai T, Yokota S, Nakao M, Okamoto T, Taniwaki M, Onodera N, Watanabe A, Kikuta A, Tanaka A, Asami K, Sekine I, Mugishima H, Nishimura Y, Koizumi S, Horikoshi Y, Mimaya J, Ohta S, Nishikawa K, Iwai A, Shimokawa T, Nakayama M, Kawakami K, Gushiken T, Hyakuna N, Fujimoto T : Internal tandem duplication of the FLT3 gene and clinical evaluation in childhood acute myeloid leukemia. The Children's Cancer and Leukemia Study Group, Japan. Leukemia 13 : 38-43, 1999.
15) Meshinchi S, Woods WG, Stirewalt DL, Sweetser DA, Buckley JD, Tjoa TK, Bernstein ID, Radich JP : Prevalence and prognostic significance of Flt3 internal tandem duplication in pediatric acute myeloid leukemia. Blood 97 : 89-94, 2001.
16) Yamamoto Y, Kiyoi H, Nakano Y, Suzuki R, Kodera Y, Miyawaki S, Asou N, Kuriyama K, Yagasaki F, Shimazaki C, Akiyama H, Saito K, Nishimura M, Motoji T, Shinagawa K, Takeshita A, Saito H, Ueda R, Ohno R, Naoe T : Activating mutation of D835 within the activation loop of FLT3 in human hematologic malignancies. Blood 97 : 2434-2439, 2001.
17) Nanri T, Matsuno N, Kawakita T, Suzushima H, Kawano F, Mitsuya H, Asou N : Mutations in the receptor tyrosine kinase pathway are associated with clinical outcome in patients with acute myeloblastic leukemia harboring t(8;21)(q22;q22). Leukemia 19 : 1361-1366, 2005.
18) Shimada A, Taki T, Tabuchi K, Tawa A, Horibe K, Tsuchida M, Hanada R, Tsukimoto I, Hayashi Y : KIT mutation, and not FLT3 internal tandem duplication, is strongly associated with a poor prognosis in pediatric acute myeloid leukemia with t(8;21) : a study of the Japanese Childhood AML Cooperative Study Group. Blood 107 : 1806-1809, 2006.
19) Golub TR, Slonim DK, Tamayo P, Huard C, Gaasenbeek M, Mesirov JP, Coller H, Loh ML, Downing JR, Caligiuri MA, Bloomfield CD, Lander ES : Molecular classification of cancer : class discovery and class prediction by gene expression monitoring. Science 286 : 531-537, 1999.
20) Yeoh EJ, Ross ME, Shurtleff SA, Williams WK, Patel D, Mahfouz R, Behm FG, Raimondi SC, Relling MV, Patel A, Cheng C, Campana D, Wilkins D, Zhou X, Li J, Liu H, Pui CH, Evans WE, Naeve C, Wong L, Downing JR : Classification, subtype discovery, and prediction of outcome in pediatric acute lymphoblastic leukemia by gene expression profiling.

Cancer Cell 1：133-143, 2002.
21) Yuki Y, Imoto I, Imaizumi M, Hibi S, Kaneko Y, Amagasa T, Inazawa J：Identification of a novel fusion gene in a pre-B acute lymphoblastic leukemia with t(1;19)(q23;p13). Cancer Sci 95：503-507, 2004.
22) Golub TR, Barker GF, Bohlander SK, Hiebert SW, Ward DC, Bray-Ward P, Morgan E, Raimondi SC, Rowley JD, Gilliland DG：Fusion of the TEL gene on 12p13 to the AML1 gene on 21q22 in acute lymphoblastic leukemia. Proc Natl Acad Sci USA 92：4917-4921, 1995.
23) Romana SP, Mauchauffe M, Le Coniat M, Chumakov I, Le Paslier D, Berger R, Bernard OA：The t(12;21) of acute lymphoblastic leukemia results in a tel-AML1 gene fusion. Blood 85：3662-3670, 1995.

3. 治療 I

急性骨髄性白血病（AML）の化学療法

京都第二赤十字病院　内科

小林　裕

> ポイント：AML 治療は全身管理が鍵。

　いうまでもなく AML は今や治癒しうる病気であり、我々も治癒を目指して治療開始することになる。現在の治療成績は約 80％の完全寛解率、30 〜 40％の治癒率である。まだまだ十分でない治療成績であるが、患者および家族とともに我々医療サイドが一緒にともに戦うという姿勢が大事であり、そこから生まれる信頼関係こそが大切と思われる。そのためには、基本的には病名を告知し、治癒の可能性とともに、移植を含めた治療戦略や致死的になりうる危険を有する副作用についても、繰り返し説明し、患者の疑問や不安を解消する努力をすべきである。

　日本における急性白血病の最初の治癒例が 6 - メルカプトプリン（6MP）とプレドニゾロン（PSL）併用症例であったことは有名なエピソードである。このことに象徴されるように、AML 治療の反応性において最も大きな要因の 1 つは白血病細胞の薬剤感受性であり、6MP と PSL のみで治癒する例もあれば、どれだけ強力な化学療法をしても全く反応しない例が存在するのも事実である。つまり AML はヘテロな集団でありながら、それらを的確に鑑別する術を我々はまだ持たない。したがって、FAB 分類の M3 以外の AML には最大公約数的に最も奏効の確率が高いと考えられる同一治療プロトコールを施行しているのが現状である。今後さらに層別化が図られれば、M3 の ATRA（all-trans retinoic acid）療法のように個別の治療戦略がとられるようになるかもしれない。最終的には宿主の個人差、症例毎の白血病細胞差を区別できるようになれば、個々の症例毎の治療が可能になる時代が来るかもしれない。

　その現状を踏まえて、現在の AML 治療を考える時、臨床血液内科医としての腕の見せどころは、いかに抗がん剤を使いこなすかもあるが、おそらくそれよりもっと大事なのは、抗がん化学療法により人為的に作り出した特殊な状況下で、いかに全身状態を維持し精神状態を保ち、感染症や出血を防ぎあるいは抑え込んで、その期間をのりきるかにあると思われる。まさにこの能力こそが内科医を内科医たらしめるものと考えている。

1）AML化学療法の理念、戦略

ポイント：total cell kill theory、現状では骨髄無形成が治療目標!?

　治療理念は基本的には total cell kill theory、つまり白血病細胞を全て殺し、正常細胞の回復を待つものである。寛解が得られなければ、生存期間の延長は期待しがたいことがわかっている。理想の治療は、正常骨髄細胞は全く障害せず、白血病細胞にのみ殺細胞効果を持つ薬剤があり、治療と同時に白血病細胞は減少し始め、抑制を受けていた正常細胞が回復し始めることである。しかし残念ながらM3の例外を除けば、現状での戦略としては白血病細胞の増殖と正常細胞の増殖の時間差を利用し、宿主が堪えうる最大限強力な抗がん化学療法で、骨髄を無形成に近い状態にし白血病細胞をできる限り減少させ、抑制された正常細胞の回復を待ち、それを繰り返すことで最終的に白血病細胞撲滅をめざすという手法が共通して用いられる（図1）。

　つまり、語弊があるが極言すれば、現状では一旦骨髄をほぼ無形成にすることは、治療の目標でもある。この点はリンパ腫を含む固形癌の治療において、骨髄抑制はあくまで避けがたい副作用としてとらえるのとは、根本的に相違する点である。

　これらを達成するために寛解導入療法と寛解後療法（地固め療法と維持強化療法）にわけて考える。現在の医療技術では体内の白血病細胞が 10^9 個以下になると通常の

図1　化学療法時の正常細胞と白血病細胞の推移モデル

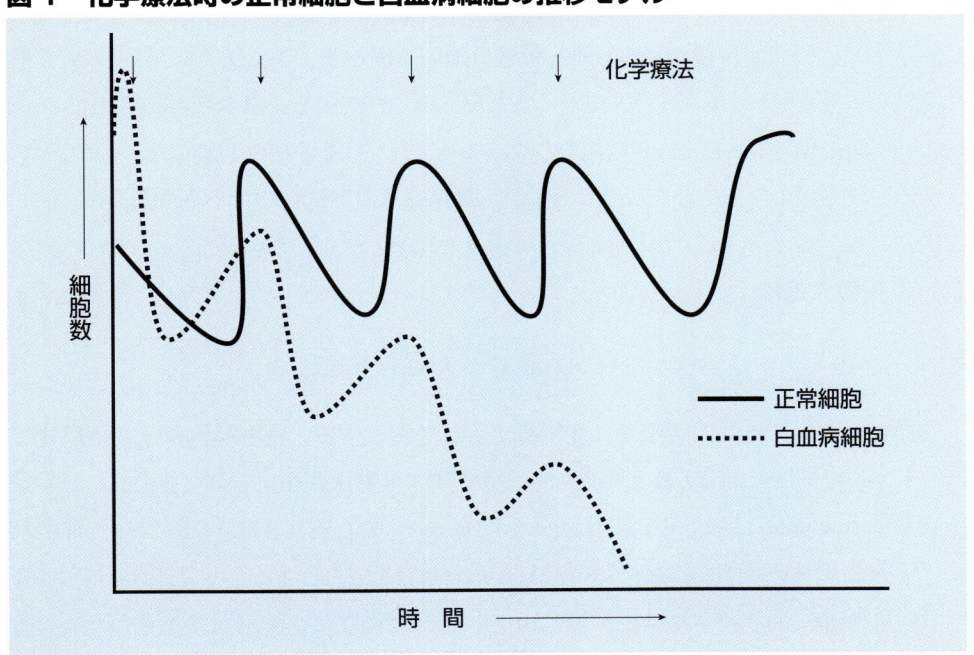

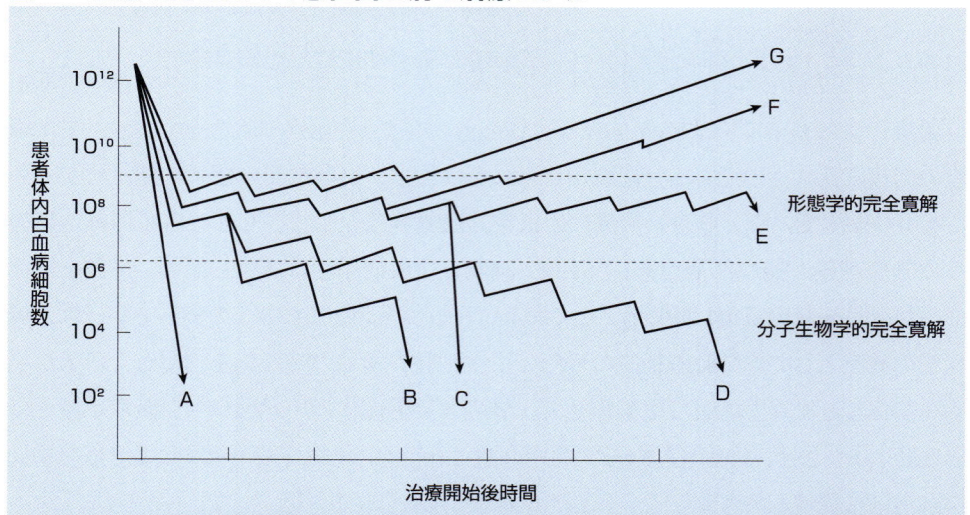

図2　治癒を得るための急性白血病の治療モデル

Aは理想であり、初回寛解導入で著効し、そのまま治癒するような症例で、時にまさにこういう経過で治癒したかもしれないと思える症例に遭遇することがある。Bはおそらく、化学療法のみで治癒した症例の多くと思われ、寛解後療法が鍵を握っている。Cは造血幹細胞移植症例にあたり、移植をしなければ治癒に導けなかったであろう症例。Dは維持療法を長期にすることに意義があると思わせる症例に相当する。

検査、つまり骨髄穿刺塗抹標本での光顕レベルの形態診断では白血病細胞は検出できなくなり、完全寛解（complete remission：CR）と評価される。この時点で治療を中止すればかなりの確率で再燃するため、より深い寛解をめざして地固め療法で白血病細胞数をできるだけ減少させることが必要となる。さらに治癒をめざし、いわば再発予防として維持強化療法が位置づけられる。最近は地固め療法をより強力にし、以前の維持強化療法を省略、治療を短期で終了させることが試みられている。微少残存病変（minimal residual disease：MRD）といわれるのは、このレベル以下の白血病細胞をPCRなどのほかの手段を用いて検出したものであるが、臨床的意義は検討中である（図2）。

(1) 寛解導入療法

> ポイント：アントラサイクリン系薬剤＋Ara-C持続点滴。

診断がつき次第可及的速やかに寛解導入療法を開始する。寛解導入療法では欧米では日本と医療制度のあり方などの違いからか、セット療法が用いられてきたが、日本は伝統的にresponse-oriented individualized therapyを行ってきた。これは症例毎個別に化学療法剤量を調整し、症例毎に最良な量を投与しようとするものである。いわゆる医者の匙加減である。本来は症例毎に宿主状態、腫瘍性質、腫瘍量が異なるため、必

要な薬剤種類、量は異なるはずであるから、その意味ではこの治療方法は妥当であるが、個々の医師の技量、経験に左右されることが多い。そこで、例えば寛解導入療法の際には、末梢血白血球数1,200/μl、骨髄有核細胞数15,000/μlあるいは骨髄中の白血病細胞が20%以下になるまでは抗がん剤投与を続けるべきという指標が示されてきた。これは抗がん剤投与中止1〜2週後に最も強く骨髄抑制が現れることが多いので、その中止時期の判断に迷うことが少なくないため、その1つの指標として、示されたものである。しかしながら、Japan Adult Leukemia Study Group（JALSG）にて、このresponse-oriented individualized therapyとセット治療が比較され、治療成績に差は見出せなかった。以後最近は日本でも主としてセット治療が主流となっている。いつでも、何処でも、誰にでも、bestではなくてもbetterな最大公約数的な治療を提供するためには、セット治療は適しており、治療法を比較するにも比較しやすい長所があり、科学的に治療選択の根拠を示しやすい。しかし、その点を十分理解したうえで、個々の症例にとって何がbestか慎重に検討すべきであろう。

　日本ではDCMP（ダウノルビシン（DNR）、シタラビン（Ara-C）、6-MP、PSL）療法、BHAC-DMP（DNR、エノシタビン（BHAC）、6-MP、PSL）療法が長らく標準治療であったが、JALSGにて、ビンクリスチン（VCR）は追加しない方がよい、BHACより持続Ara-Cがよい、エトポシド（VP16）の追加は意味がないことなどがわかってきた。現状でのAML治療はアントラサイクリン系薬剤、DNRかイダルビシン（IDR）、とピリミジン代謝拮抗薬であるAra-Cの持続投与の2剤併用が最も一般的である。日本ではDNRが1970年、Ara-Cは1971年に薬価収載され30年以上AMLに使用されているが、投与方法等の工夫、支持療法の進歩から現在の成績を得ている。さらなる治療成績改善には画期的新薬などbreak throughが期待される。

　例として図3にJALSG 201の寛解導入療法プロトコールを示す。

　通常、寛解導入療法はAMLに限らず1コースでのCRをめざすが、CRに到達しない時は、2コースまで同一プロトコールを施行するのが一般的である。2コースでCRに到達し

図3　寛解導入療法プロトコール、JALSG201

A群　（IDR + Ara-C）			
		Day	1 2 3 4 5 6 7 15
IDR	12mg/m^2	30min.div.	↓ ↓ ↓
Ara-C	100mg/m^2	24hr.cont.div.	→ → → → → → →

B群　（DNR + Ara-C）			
		Day	1 2 3 4 5 6 7 15
DNR	50mg/m^2	30min.div.	↓ ↓ ↓ ↓ ↓
Ara-C	100mg/m^2	24hr.cont.div.	→ → → → → → →

ない時はプロトコール変更を考慮する。変更プロトコールは交差耐性のない抗がん化学療法を選択する。たとえば、A-tripleV（Ara-C、VP16、VCR、ビンブラスチン（VLB））療法、ACR（アクラルビシン）-Ara-C療法、MIT（ミトキサントロン）-Ara-C療法、中等量（inter-mediate dose：ID）Ara-C療法、大量（high dose：HD）Ara-C療法など。

高齢者は治療戦略、薬量を考慮する。

（2）寛解後療法

> ポイント：アントラサイクリン系薬剤＋Ara-C持続点滴あるいはHD Ara-C療法施行。

寛解後、地固め療法でかなり減少した白血病細胞を根絶するためには、静止期の細胞を細胞回転に導入し、化学療法で殺細胞効果を期待することになる。その強度、期間については未だ議論があるが、一定以上の強度が必要と考えられている。JALSGでの検討では、HD Ara-C療法を組み込まない維持強化療法においては、4コースより12コースの方がよかったが、現在、寛解後治療を短期終了でよいかどうか、HD Ara-Cとアントラサイクリン系薬剤＋Ara-Cとで差があるかどうか検討中である。また、現時点では

図4　寛解後療法プロトコール、JALSG201

C群（HD Ara-C療法3回）											
		Day	1	2	3	4	5				
Ara-C	2000mg/m²	3hr.div.	↓↓	↓↓	↓↓	↓↓	↓↓				

D群（短期終了寛解後療法）											
D-1.（MA）											
		Day	1	2	3	4	5				
MIT	7mg/m²	30min.div.	↓	↓	↓						
Ara-C	200mg/m²	24hr.cont.div.	→	→	→	→	→				

D-2.（DA）											
		Day	1	2	3	4	5				
DNR	50mg/m²	30min.div.	↓	↓	↓						
Ara-C	200mg/m²	24hr.cont.div.	→	→	→	→	→				

D-3.（AA）											
		Day	1	2	3	4	5				
ACR	20mg/m²	30min.div.	↓	↓	↓	↓	↓				
Ara-C	200mg/m²	24hr.cont.div.	→	→	→	→	→				

D-4.（A triple V）											
		Day	1	2	3	4	5	6	7	8	9	10
Ara-C	200mg/m²	24hr.cont.div.	→	→	→	→	→					
ETP	100mg/m²	1hr.div.	↓	↓	↓	↓	↓					
VCR	0.8mg/m²	iv.								↓		
VDS	2mg/m²	iv.										↓

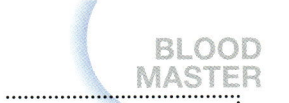

core binding factor（CBF）関連染色体異常を有するものについては HD Ara-C での寛解後治療が最も一般的と考えられるが、これについても追認中である。

例として図4に JALSG 201 の寛解後療法プロトコールを示す。

寛解後療法の第1コースは WBC3,000/μl、PLT100×10^3/μl に回復した時点で速やかに開始する。不必要に時間が空くと白血病細胞が増殖してくることになる。

(3) 中枢神経系（central nervous system：CNS）浸潤予防

CNS 浸潤がおこると、blood brain barrier により抗がん剤が到達しがたく、予後不良であるため、予防的治療を考慮する。メソトレキセート®（MTX）15mg/body、Ara-C 40mg/body、PSL 40mg/body の髄腔内注入を行う。あるいは HD MTX、HD Ara-C、ニトロソウレアなどを施行する。

JALSG 201 では C 群は HD Ara-C で CNS 浸潤にも効果が期待できるので、髄注はせず、D 群では寛解後療法第2コースの DA 療法が終了後、血小板数 100×10^3/μl に回復次第、髄注施行と定められている。

(4) 腫瘤形成性 AML

初発が腫瘤のみのものは primary granulocytic sarcoma あるいは primary myeloid tumor として迅速な診断が問題となる。自然経過では3カ月以内に100%骨髄病変を呈してくるといわれる。全身抗がん化学療法は必須だが、局所コントロールのため放射線療法も考慮される。一般には予後不良といわれているが、信頼できる根拠には未だ乏しいと思われる。

2) AML の化学療法剤

化学療法剤の効果を考える時には、薬物が生体に及ぼす影響、薬力学と、薬物の体内での吸収、分布、代謝、排泄といった、生体が薬物に及ぼす影響、薬物動態学の両者を考える必要がある。これらをもとに、投与量と薬物濃度、薬効の関係を明瞭にすることが必要である。薬物の血中濃度は多くの場合、薬物の作用部位濃度を反映することから、薬物動態の解析には血中濃度が使用される。他剤との相互作用には特に注意が必要であり、また投与順序や日内投与時間についても考慮したい（図5）。

図5　薬物動態パラメーター

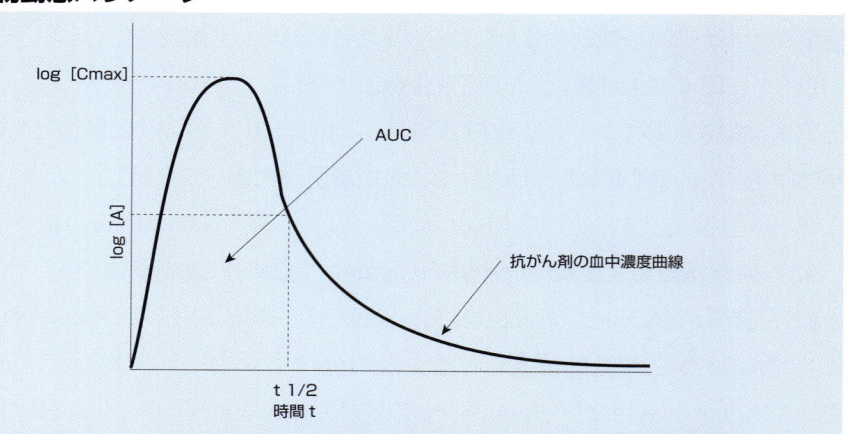

薬物動態を解析するパラメーターのどれが抗腫瘍効果や副作用に関係するかは薬物の特性により様々である。例えば、ADR の抗腫瘍効果は AUC（area under the concentration curve）に比例し、投与時間には非依存的である。一方、心毒性は投与量に比例するが、AUC より Cmax（peak plasma concentration）に依存する。

(1) 代謝拮抗剤

①ピリミジン代謝拮抗薬

> **ポイント：Ara-C は典型的時間依存性薬剤、持続点滴で。**

Ara-C（シタラビン、シトシンアラビノシド、キロサイド®20、40、60、100、200mg）

　ピリミジン拮抗薬、細胞内で燐酸化され ara-CTP に変換され、dCTP に拮抗して DNA に取り込まれ、DNA 損傷をおこす。分裂増殖期にのみ選択的に作用する典型的時間依存性薬剤であるため、至適投与は持続投与である。しかし、体内の cytidine deaminase により急速に不活化されるという欠点を有している。それを打開するために、より高用量の投与が考案され、HD Ara-C が考案開発された。代謝は主に肝臓、血液中。巨赤芽球性変化をよく起こす。大量投与で間質性肺炎を起こすことがある。
MTX、フルダラビン、6-MP 併用で作用増強。
副作用：消化器症状、肝障害、大脳小脳失調、結膜炎、皮疹。

BHAC（エノシタビン、サンラビン®150、200、250mg）

　Ara-C の誘導体。Cytidine deaminase に抵抗性を有し、脂溶性であり赤血球膜に結合し、結果的に赤血球が本剤のリザーバーとなり、赤血球に結合した BHAC から徐々に放出される Ara-C が Ara-C の持続点滴と同様の血中動態を示す。Ara-C の至適投与が持続点滴とわかっていなかった時代、国内では頻用された。AML 89 にて、Ara-C の持続点滴との比較試験で BHAC の有用性が見いだせず、以後は Ara-C 持続点滴が主

流となっている。

副作用：ショック、過敏症（添加されている界面活性剤 HCO60 による）、発熱、脱毛、肝障害、腎障害、神経障害、消化器症状は軽い。

② プリン代謝拮抗薬

6MP（メルカプトプリン、ロイケリン散® 10%）

　プリン拮抗薬、HGPRTase により thinosinic acid（TIMP）に活性化され、purine nucleotide 合成を阻害する。生体内では活性型の 6MP ribonucleotide に変換され、効果を発現する。DCMP、BHAC-DMP 等で寛解導入療法に使用されていたが、その果たす役割は大きくはないと考えられた。現在は維持療法等に使用されることがある。アロプリノールとの併用で作用が増強されるので、併用時は 1/2〜1/3 に減量。

副作用：肝障害、腎障害、消化器症状、発熱、脱毛、過敏症。

③ 葉酸拮抗薬

MTX（メトトレキサート、メソトレキセート® 5、50、200mg）

　本剤は葉酸とよく似た構造を持ち、ジヒドロ葉酸還元酵素（DHFR）を競合阻害し、活性型である 4-ヒドロキシ葉酸の生成を著減させ、結果として、プリン生合成阻害し、DNA 合成を阻害する。本剤の毒性は 4-ヒドロキシ葉酸（ロイコボリン®）を投与することで救済できる特徴を有するため、リンパ系腫瘍を中心に救済を併用した超大量療法が施行されることがある。AML 治療においては髄注薬として頻用される。

副作用：皮膚粘膜障害、肝障害、腎障害、間質性肺炎。

（2）抗がん抗生剤

> **ポイント：DNR と MIT は交差耐性がない。Bolus でなく短時間点滴で。**

DNR（塩酸ダウノルビシン、ダウノマイシン® 20mg）

　DNA 2 本鎖に結合して、2 本鎖の解離障害、DNA 損傷、トポイソメラーゼ II 阻害など主として DNA の合成阻害をひき起こす。Ara-C との併用時は細胞周期検討から Ara-C 投与後本剤投与のほうが抗腫瘍効果が強い。赤色。尿が赤色化。

副作用：心毒性は総投与量 $1,000mg/m^2$、あるいは 25mg/kg を超えると起こりやすい。消化器症状、下痢、肝障害、脱毛。

ADR（ドキソルビシン塩酸塩、アドリアシン® 10mg）

　DNR の 14 位のメチル基の H が OH に置換されたもので DNR と同様の作用を持つ。抗腫瘍効果は AUC（area under the concentration curve）に比例し、投与時間

には非依存的であり、心毒性は投与量に比例するが、AUC より Cmax（peak plasma concentration）に依存する。これより、bolus 投与より、短時間の点滴がよい。オリジナルの ID Ara-C には本剤が使用されていた。抗腫瘍スペクトラムが広く、固形腫瘍にも頻用される。赤だいだい色。尿が赤色化。

副作用：心毒性は総投与量 $500mg/m^2$ を超えるとおこりやすい。消化器症状、下痢、肝障害、脱毛。粘膜障害は DNR より強い。

ACR（アクラルビシン塩酸塩、アクラシノン® 20mg）

DNA 合成阻害作用に加え、RNA 合成阻害作用も有するため DNR や ADR と交差耐性を一部示さない。黄色。

副作用：心毒性は DNR や ADR に比し弱い。消化器症状、下痢、肝障害、膵炎、脱毛、泌尿器毒性。

IDA（塩酸イダルビシン、イダマイシン® 5mg）

DNR の 4 位の methoxy 基を欠くが、DNR と同様の機序で脂溶性が高く、より強い抗腫瘍活性を有する。骨髄抑制が遷延することがある。暗赤色。尿が赤色化。

副作用：消化器症状、心毒性（蓄積毒性の明確な規定はないが、ドイツでは $120mg/m^2$ 以下）、下痢、肝障害、脱毛。

（3）アントラキノン系

MIT（塩酸ミトキサントロン、ノバントロン® 10mg/5ml、20mg/10ml）

DNA 鎖と結合し、トポイソメラーゼ II を阻害する。DNR、ADR、ACR とも交差耐性がないので、寛解後療法やサルベージ療法にアントラサイクリン系薬剤の代わりによく使用される。暗青色。尿の青～緑色化。

副作用：心毒性は DNR や ADR より軽度（$160mg/m^2$ 以下）、消化器症状、肝障害、脱毛。

日本では、骨髄系には DNR、リンパ系には ADR の使い分けがあるが、欧米では DNR はしばしばリンパ系にも使用される。MIT は両系統に使用可能で、交差耐性がないといわれている。IDA が DNR を上回るとの報告がみられるが、量設定に問題があると思われ、現在 JALSG で確認中である。同一抗腫瘍効果の期待できる量はおおよそ、DNR 50：ADR 20：ACR 30：MIT 7：IDA 7 前後と考えられる。

（4）植物アルカロイド

①ビンカアルカロイド

キョウチクトウ科のニチニチ草から抽出されるビンカアルカロイド製剤は細胞の微小

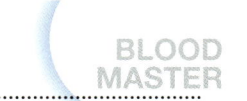

管microtubuleの基本構造をなすtubulinと結合し、結果として紡錘形の破壊と細胞分裂中期における分裂を阻止する。Ribosomal RNAとt-RNAの産生を抑制する。

VCR（ビンクリスチン硫酸塩、オンコビン®1mg）

投与量の70%は便より排出される。最大投与量は2mg/bodyまで。Dose limiting factorは神経毒性である。臨床的には下肢の深部腱反射の低下、四肢疼痛、指趾異常知覚を認め、最終的には筋力低下を来す。

副作用：神経毒性63%、脱毛42%、麻痺性イレウス、排尿障害、精神症状、SIADH、消化器症状、発熱、骨髄抑制26%。

VDS（ビンデシン硫酸塩、フィルデシン®1、3mg）

VCRの神経毒性を軽減したが、抗腫瘍効果はやや弱い。薬物動態、臨床効果、副作用は大きく異なり、交差耐性を認めない。

副作用：骨髄抑制100%、神経毒性（中等度）28%、便秘、SIADH。

VLB（VBL）（ビンブラスチン硫酸塩、エクザール®10mg、ビンブラスチン5mg）

Dose limiting factorは骨髄抑制であり神経毒性は少ない。オリジナル A-triple VはVDSでなくVLBが使用されている。

副作用：骨髄抑制39%、神経毒性（軽度）10%、SIADH。

②ポドフィロトキシン

VP16（エトポシド、ペプシド®、ラステット®100mg/5ml、Sカプセル25、50、100mg）

ポドフィロトキシンの誘導体であり、トポイソメラーゼ（DNA鎖の切断、再結合反応を触媒することによりクロマチンの高次構造を調節する核内酵素）Ⅱ、2本鎖DNA、エトポシドの三者からなるcleavable complexを形成して、DNAトポイソメラーゼⅡ阻害剤として作用する。他剤とは交差耐性を示さないことから、寛解後の強化療法やサルベージ療法に好んで使用される。固形腫瘍にもよく使用される。点滴時、結晶析出しないように溶解濃度は0.4mg/ml以下にする。

副作用：脱毛76%、消化器症状、二次性白血病。

(5) ステロイド

以前は副作用予防の意味でプロトコールに含まれることが多かったが、骨髄系細胞への抗腫瘍効果は認められないため、最近は使用されない。HD Ara-C療法では副作用予防で投与される。

副作用：易感染性、高血糖、胃潰瘍、白内障、骨粗鬆症、血栓傾向、精神症状、電解質異常、満月様顔貌。

3）治療の実際

治療における疑問点を解決するべく、できる限り臨床研究等に参加しそのプロトコールに従っての治療が勧められる。

> **MEMO 1**
>
> プロトコールや薬量は必ず2つ以上の相違する著者が記したものを確認し、原著論文を確認する。頼りになる先輩に確認する。

（1）治療前検査

CBC（必ず塗抹）、

生化一般、FBS、HbA$_1$C、ESR、CRP、

PT、PTT、fibrinogen、FDP、D-dimer、

ferritin、$β_2$-microgloburin（s, u）、lysozyme（s, u）、TK

HIV、HCV、HBV、HTLV-I、EBV antibodies、CMV、

ChestX-P、AbdomenX-P、USTG、ECG、blood gas analysis、

血清保存（血清で5cc）、

骨髄穿刺：塗抹（WG、ペル、エステラーゼ二重）、clot 標本、
　　　　　染色体分析、FISH、表面形質（フローサイトメトリー）、
　　　　　遺伝子解析、WT-1、細胞保存、DNA 保存。

（2）支持療法

①全身管理

可能なら中心静脈を確保する（感染源になる可能性に注意）。尿量の維持（1,500〜2,000cc/日）に努める。全身状態の把握、重症感の有無も大事。食事摂取が不十分な時には中心静脈高カロリー輸液を考慮。その際は水分出納（輸液量）、カロリー量、カロリー/N、ブドウ糖％（1cal/1ccのため25％以下）、1日投与ブドウ糖量、Na、K、Cl量、K濃度、K/時間、アミノ酸量、浸透圧等を日々チェックしフローシートを作成する。

② 感染予防

日本における保険診療では、移植時にヘルペス予防のゾビラックス®以外は予防投与が認められていない。以下に示すものは一例であって、その多くは賛否両論あったり、確固たるエビデンスがなかったりする。Centers for Disease Control and Prevention（CDC）のガイドラインを参照。一般には好中球数500/μl以下で清潔操作、加熱食。

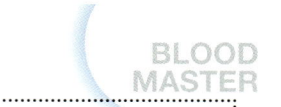

ニューキノロン（例えばクラビッド®400mg/1回/日）による腸管内細菌殺菌。

含そう：イソジンガーグル®、アムホテリシンB（AMPH-B）。

真菌症予防はフルコナゾール®400mg/日またはイトリゾール®200mg/日、あるいはAMPH-B吸入＋AMPH-Bシロップ 1,200mg/日。

カリニ肺炎予防のためベナンバックス®300mg/月（蒸留水40mg以上に溶解）吸入（呼吸状態の悪いときは中止）あるいはST合剤2～4T/日、週3日または1T/日、毎日。

ちなみに著者は、2008年2月現在はニューキノロンは投与せず、イトリゾール®内用液1% 20mlとバクタ®、イソジン®含そうのみ施行している。

結核既往者にはイソニアジド投与考慮。

抗生物質の大量使用が予想されるので整腸剤（例えばエンテロノン-R 3.0g/日）を投与。

G-CSFは白血病細胞の増殖を促す可能性があるので、慎重に検討する必要があるが、必要以上に躊躇しない。

③ 輸血

> ポイント：MAP-RBCは適時施行。血小板輸血は極力控える。

赤血球輸血

あくまでケースバイケースだが、一般には心臓がhyper-kineticになるHb7g/dlを目安にしている。しかし、臥床安静にしている状況で頻回輸血が想定されるので、もう少し低い値を基準にしていることが多い。MAP-RBCを使用。各施設で移植片対宿主症（GVHD）の予防のため放射線照射施行するか、赤十字センターより照射後に届けてもらう。2007年1月からMAP-RBCは保存前白血球除去が施行され、各施設でのフィルターは必要なくなった。MAP-RBC 2単位でHb増加期待値はおよそ1.5g/dl。通常、輸血速度は最初の15分は1ml/分、その後は5ml/分以下とする。

MEMO 2

MAP-RBC：全血をACD採血し強遠心後に血漿分離し、バフィーコート層も除去（この時点でHt90～95%）。保存液（MAP液）を1単位につき42ml添加、全量約130ml。Ht60%、赤血球回収率93%、リンパ球、血小板、血漿タンパクの除去率90%、顆粒球除去率40%。$10^{8～9}$個レベルの白血球が混入。白血球除去フィルター使用にて$10^{3～5}$個に減少。保存期間4～6℃で21日。放射線照射後は速やか輸血すること、日赤センターへの返還は不可。

MEMO 3

$$予想Hb増加量（g/dl）＝\frac{輸血Hb（＝15g/dl×輸血単位数×2dl）}{循環血液量（＝0.7dl/kg）}$$

血小板輸血

血小板数減少による出血傾向出現時に考慮。血小板数で判断するのは誤りであるが、指標にするなら 5 〜 10 × 10^3/μl をめどにする。発熱、感染症、DIC などがなく、血小板輸血終了 1 時間後の補正血小板増加数（10^{11} 個の血小板輸血後の体表面積あたりの増加数，corrected count increment：CCI）7.5 〜 10 × 10^3/μl あるいは回収率 30％以下、24 時間後回収率 20％以下で血小板輸血不応状態を疑う。抗 HLA 抗体が出現し血小板輸血が無効になった時は血液センターに HLA 適合血小板の供給を依頼するが、必要時に入手することは非常に困難。また、そのためにリンパ球が十分ある間に HLA タイピングを行っておく。2004 年 10 月から血小板製剤は保存前白血球除去が施行され、各施設でのフィルターは必要なくなった。GVHD 予防のため放射線照射は必要だが、京都府赤十字血液センターでは照射後届けられている。成人ではおおよそ PC 1 単位で 4,000/μl 上昇。

MEMO 4

PC（platelet concentrate）：全血から調整する時は 22 〜 24℃で採血 6 時間以内に遠心法にて血小板層を採取後 20ml 血漿に再浮遊し 1 単位とする。成分採血で調整されたものは 5 〜 20 単位。保存期間は 22 〜 24℃水平振盪で 72 時間。1 単位で 2 〜 4 × 10^4/μl 個の血小板。混入赤血球数は 2 × 10^4、白血球数は 10^5 〜 10^7 個。白血球除去フィルターにて $10^{3〜5}$ 個に減少。

MEMO 5

血小板輸血効果の評価のための指標

$$予想血小板増加数（/\mu l）= \frac{輸血総血小板数}{循環血液量（=70 \times 10^3 \mu l/kg）} \times \frac{2}{3}$$

$$CCI（/\mu l）= \frac{血小板増加数（/\mu l）\times 体表面積（m^2）}{輸血総血小板数（\times 10^{11}）}$$

$$回収率（\%）= \frac{血小板増加数（/\mu l）\times 循環血液量（/\mu l）}{輸血総血小板数} \times 100$$

MEMO 6

血小板は ABO 血液型抗原、HLA-A、B 抗原や血小板特異抗原などを有する。ABH 型物質が血小板膜表面に吸着され表現されている。

輸血副作用
　　免疫学的機序によるもの
　　　溶血性副作用
　　　アレルギー性
　　　アナフィラキシー反応
　　　輸血後 GVHD
　　　輸血による免疫修飾
　　　輸血関連急性肺障害（transfusion-related acute lung injury：TRALI）
　　非免疫学的機序によるもの

④感染症対策

　骨髄抑制時の 38℃以上の発熱に対しては、febrile neutropenia（FN）と定義され、血培後広域抗生物質の投与を指示しておく（夜間などの発熱に対し、翌日の対応では遅い。骨髄抑制時の数時間の対応の遅れは致死的になりうる）。無顆粒球症時は局所炎症が前面に出にくいことがあるので注意。感染巣として頻度の高いのは肺、胆嚢胆管、尿路、肝膿瘍、髄膜炎、扁桃などであり、感染巣探しのため、chest X-P、尿検査、腹部超音波、CT などを遅滞なく施行する。必要に応じて尿、喀痰、分泌液、咽頭などの培養を追加。および、endotoxin、β-D-グルカン、CAND-TEC、アスペルギルス抗原、D－アラビニトールの測定など真菌検索も行う。

　常に結核にも注意してマイコドット等検索。

　ヘルペス、サイトメガロウイルス等ウイルス感染にも注意。

　原因菌判明後は感受性のある、薬剤移行性のよい適切な抗生物質に変更する。

　PK/PD（pharmacokinetics/pharmacodynamics）理論に基づき、抗生物質毎、投与時間、回数等適正に使用する。

　3～4 日で解熱傾向がない時は抗生物質の変更、抗真菌剤、γグロブリン製剤の併用を考慮する。

⑤ DIC

　PT、PTT、fibrinogen、FDP、AT Ⅲ、D-dimer、PIC、TAT 等測定（骨髄抑制による血小板減少との鑑別のため、症例によっては定期的な測定が必要）。治療は FOY、heparin+AT Ⅲ、フサン®及びこれらの併用（基本的には FOY を使用）。上記投与下において必要量の PC、FFP の補充（DIC の治療なしでは DIC を増悪させる）。

⑥その他

　腫瘍崩壊症候群：高尿酸血症、及びそれによる腎尿細管障害予防のため、場合によ

りアロプリノールを併用。尿のアルカリ化を必要に応じて行う。発症時白血球数が異常高値の時は場合により Ara-C 100 〜 200mg/m^2 あるいは apheresis で cytoreduction を図る。

多種薬剤投与やストレスが予想されるので通常 PPI で胃潰瘍予防。

多種抗がん剤、抗生剤投与による下痢予防のため整腸剤投与。

制吐剤は 5HT3 受容体拮抗剤を必ず使用。遅延性嘔吐にはナウゼリン®、プリンペラン®、ステロイド等が効果的。

心毒性：急性毒性は投与後数分〜数日以内に出現、多くは一過性の不整脈、投与量には無関係。亜急性毒性の発症ピークは投与後約 3 カ月、頻脈、呼吸困難、右心不全が多い。慢性毒性は投与 2 〜 6 カ月後に出現し、総投与量に比例する。心電図、心エコーを定期的にチェックする。

抗がん剤血管外漏出：漏出により引き起こす皮膚障害によって壊死性（少量でも炎症、壊死を伴い潰瘍形成、部位によっては運動障害を起こす。ADR、DNR、IDA、MIT、VCR、VDS、VLB、VP16）、炎症性（炎症を伴うが潰瘍は形成しない。ACR）、軽度起炎症性（炎症を起こすことはない。皮下、筋注可能。Ara-C、BHAC）に分類される。少量でも壊死性抗がん剤や大量の炎症性抗がん剤が漏出した時は、直ちに投与を中止し、点滴ライン内の薬剤を吸引し抜去する。ソル・コーテフ®とプロカインの局所皮下注、患部氷冷（15 分× 4/ 日、3 日間）と患肢挙上、植物アルカロイドの時は温める。局所処置として 2 回 / 日、冷シップ、ステロイド軟膏塗布、1％アクリノール液シップ施行。炎症性抗がん剤が少量漏出した時は、投与を中止し、冷シップ、ステロイド塗布でよい。

4）効果判定

CR とは通常の検査で白血病細胞がないと思われる状態。骨髄中白血病細胞 5％未満、正常赤芽球系、顆粒球系、巨核球を認め、末梢血には白血病細胞を認めない。髄外白血病なし。体内に 10^9 個以下の白血病細胞数と考えられる。

血液学的寛解とは髄外白血病のみが存在する場合をいう。

MEMO 7

芽球：「芽球」とは小〜中程度の大きさ、N/C 大、核網工は繊細、核小体を有し、胞体に顆粒はないか少量認める細胞に対する形態学名称であり、本来は各系統の最も幼弱な正常細胞を意味する。しかし、光顕レベルで少数の芽球様白血病細胞と正常骨髄芽球を鑑別することはかなり困難であるため、この両者のいずれかであるとの意味を含め「芽球」と表現することがある。通常 5％未満であれば正常骨髄芽球の可能性が高いと考え CR と判断している。

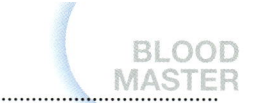

5）予後因子

予後因子としては種々いわれているが、例としての JALSG の scoring system を提示する（表1）。

表1 JALSG scoring system

	Favorable variable	Score
MPO positive of blasts	> 50%	+ 2
Age	≦ 50yrs	+ 2
WBC	≦ 20,000/μl	+ 2
FAB subtypes	Non M0, M6, M7	+ 1
Performance status	0, 1, 2	+ 1
No. of induction	1	+ 1
T(8;21) or inv(16)	1	+ 1
Total score		
Good risk		8 - 10
Intermediate risk		5 - 7
Poor risk		0 - 4

6）副作用評価

副作用評価は Common Terminology Criteria for Adverse Events ver3.0（CTCAE）、日本語訳 JCOG 版を用いて行う。

7）入院経過サマリー

退院時や転院時には以下の点に注意し、サマリーを作成する。

（1）治療前評価

末梢血状況、骨髄白血病細胞％、白血病細胞特殊染色動向、FCM、FAB or/and WHO 分類、染色体異常、遺伝子異常。

（2）治療評価

治療内容、寛解到達コース数、抗がん剤総量、経過グラフ（CBC、化学療法、熱型、骨髄穿刺結果）、骨髄抑制出現時期、期間、回復時期、輸血量、副作用。

（3）入院中のエピソード

感染症、出血、薬物アレルギー等。

（4）説明内容

4. 治療 Ⅱ

造血幹細胞移植療法について

京都府立医科大学大学院医学研究科　分子病態検査医学

稲葉　亨

造血幹細胞移植の歴史

　HLA や移植免疫の理論に基づいた近代的同種 BMT が行われるようになったのは 1970 年代前半からであり、中心人物の E.D. Thomas はその功績により 1990 年にノーベル医学生理学賞を受賞している。

　本邦でも 1975 年に HLA 一致同胞間 BMT が開始されたが、難治性急性白血病患者が主な対象であったため治療成績は不良であった。しかし、この頃の貴重な臨床知見を礎にして 1982 年に BMT が健康保険準用となり、1980 年代中頃以降は寛解期急性白血病や慢性期 CML に対しても同種 BMT が実施されるようになり、移植片対宿主病（graft-versus-host disease：GVHD）やサイトメガロウイルス（CMV）感染に対する予防法の進歩等と相まって、その治療成績は飛躍的に向上した。

　このように HLA 一致同胞間 BMT が白血病に対する標準的治療法として確立された一方で、血縁者 donor を見出せないために同種移植を受けられない患者が多く存在したのも事実であった。1974 年にイギリスで世界初の骨髄バンクが設立され、1987 年には世界最大規模の全米骨髄バンクが設立されたが、本邦でも 1989 年に民営の東海骨髄バンクが設立された。次いで 1991 年には骨髄移植推進財団が発足して公的骨髄バンク事業を開始し、1993 年には日本骨髄バンク（Japan Marrow Donor Program：JMDP）を介した第 1 例目の非血縁者間同種 BMT が実施された。各種キャンペーン等の甲斐もあり、JMDP は 1998 年に当初目標の"donor 登録者 10 万人"を達成したが、遺伝子レベルでの HLA 適合が非血縁間同種 BMT の移植成績を向上させるとの報告を受け[3]、目標数を 30 万人に拡大した。2005 年 4 月現在の donor 登録数は累計 264,021 人であり目標には達していないが、既に 6,339 例の非血縁者間同種 BMT が行われ、現在も月間平均 60 例以上のペースで実施されている[4]（註：なお、2007 年には我が国では年間 999 例の非血縁者間同種 BMT が実施され、"donor 登録者 30 万人"の目標も 2008 年 1 月に達成された）。

　世界初の臍帯血移植（CB（SC）T）が実施されたのは 1988 年であり、本邦では

1994年に第1例目の血縁者間CBTが実施され、1998年に保険適用となった。一方、世界初の臍帯血バンクは1992年New Yorkに設立され、翌年には第1例目の非血縁者間CBTが実施された。本邦でも1995年に神奈川臍帯血バンクが設立され、1997年に国内初の非血縁者間CBTが実施された。CBTではdonor（新生児）からの造血幹細胞採取が容易であるという利点がある一方、骨髄donorに比べて採取できる細胞数が少ないという欠点のため、当初は主に体重の軽い小児患者を対象としてきた。しかし1999年に日本臍帯血バンクネットワークが発足し、インターネット上での公開検索が開始された2000年以降は成人患者へのCBTも着実に増加している。2005年2月迄に日本臍帯血バンクネットワークで保存された臍帯血は21,327件であり、一方2,191例の非血縁者間CBTが実施された[5]。ちなみに2003年度全国集計によると、CBTのうち約半数は成人患者を対象としていた[6]。

　BMTやCBTと異なり、末梢血（造血）幹細胞移植（PBSCT）は専ら自家移植のオプションとして開始された。すなわち1986年に抗がん剤で動員した自己末梢血造血幹細胞（HSC）を用いた世界初の自家PBSCTがバーキットリンパ腫に対して実施され、1988年には本邦第1例目の自家PBSCTが報告された。自家PBSCTではHSC採取に際してBMTのような全身麻酔が不要であり、移植後造血機能の回復も自家BMTに比べて速やかであることから急速に普及した[7]。自家PBSCTは1994年に保険適用となったが、抗がん剤投与なしでもG-CSFのみで移植に必要な末梢血HSCを採取できることが判明し、1990年代からは同種PBSCTも実施されるようになった。本邦でも2000年に同種PBSCTが保険適用となったことにより症例数は急速に増加し、日本造血細胞移植学会（Japan Society for Hematopoietic Cell Transplantation：JSHCT）の全国調査では、2003年に実施された同種移植1,487例のうち375例（25.2%）が同種PBSCTであり、血縁者間移植に限れば632例中375例（59.3%）と過半数を占めている[6]。ただし諸外国と異なり、本邦では非血縁者間同種PBSCTは行われていない。

1）造血幹細胞とは

　造血幹細胞（hematopoietic stem cell：HSC）は自己複製能と各種血球への多分化能を有し、その形態はリンパ球に類似する（図1）。健常成人ではHSCは主に扁平骨の赤色骨髄に存在するが、抗がん剤や顆粒球コロニー刺激因子（granulocyte colony-stimulating factor：G-CSF）投与後の末梢血中や新生児の臍帯血中にも存在することが知られている。HSCが自己複製能と多分化能を正常に発揮し続ける限り各種血球は安定供給されるが、何らかの原因でその機能が傷害された場合には正常血球の産生低

図1 造血幹細胞（HSC）の特性

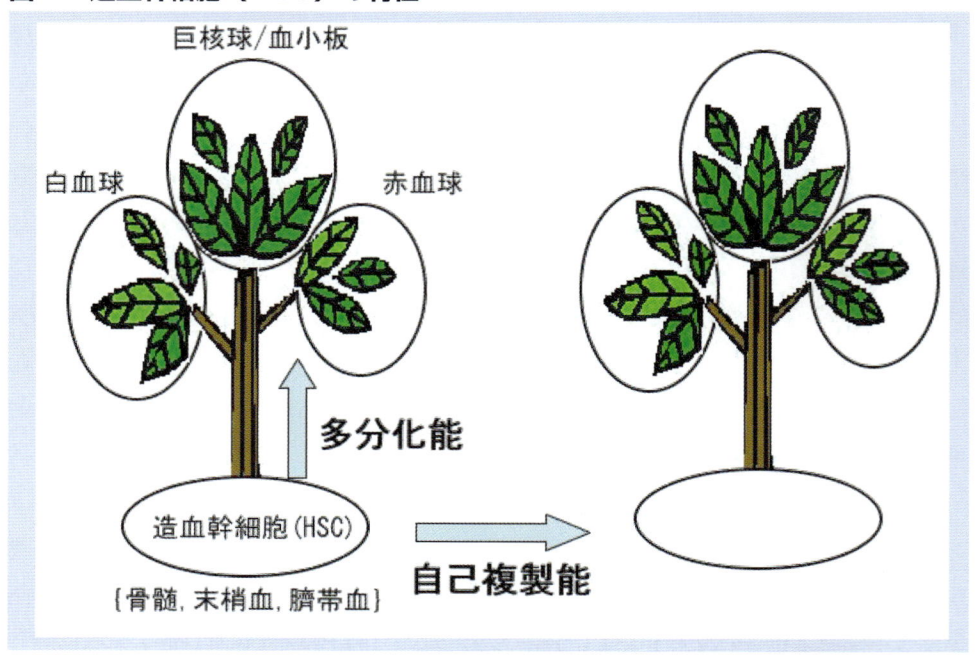

下を来し，重症感染症や致死的出血を招き得る。この様に傷ついた HSC を無傷の HSC に置換して，造血機能不全を克服する治療法が造血幹細胞移植（hematopoietic stem cell transplantation：HSCT）である。

2）造血幹細胞移植（HSCT）の分類 （表1）

HSCT は移植用 HSC の採取部位の違いから骨髄移植（bone marrow transplantation：BMT）、末梢血（造血）幹細胞移植（peripheral blood stem cell transplantation：PBSCT）及び臍帯血（造血幹細胞）移植（cord blood (stem cell) transplantation：CB(SC)T）に大別され、また HSC の提供者の違いからは自家移植（autologous HSCT：auto-HSCT）と同種移植（allogeneic HSCT：allo-HSCT）に二分される。自家移植では患者

表1 造血幹細胞移植（HSCT）の分類

採取部位別の特徴		
	採取手技	造血回復（一般的に）
骨髄（BM）	全身麻酔→腸骨骨髄穿刺	普通
末梢血（PB）	動員刺激（G-CSF 等）→成分採血	速い
臍帯血（CB）	非侵襲的採血のみ	遅い
提供者別の問題点		
自家移植（auto）：残存腫瘍細胞（MRD）の混入	→再発	
同種移植（allo）：組織適合性（HLA）の程度	→GVHD	

自身のHSCを移植するが、各患者が当該疾患に罹患する以前に、自らの正常なHSCを採取・保存していることはほとんど有りえないため（註："私的臍帯血バンク"は例外的）、実際には原疾患の寛解時に採取した自己HSCを移植することが多い。しかし、原疾患が血液形態学的に完全寛解（complete remission：CR）であっても患者体内には相当数の腫瘍細胞が残存しているといわれており（註：急性白血病発症時には一般的に10^{12}レベルの腫瘍細胞が体内に存在し、CRを得た時点でもまだ10^8レベルの腫瘍細胞が残存しているといわれる）、これらの残存腫瘍細胞（minimal residual disease：MRD）を自己HSCとともに採取・移植すれば"自家腫瘍細胞移植"となり、移植後再発の原因となりうる[1]。したがって自家移植では、"MRD混入のない自己HSCをいかに採取・移植するか？"が大命題である。一方、同種移植では健常人がHSCの提供者（donor）となるため、理論的にMRDは問題にならない（註：ごく稀ながら同種移植後患者で"donor-derived leukemia"が報告されている）。

しかし、健常人なら誰もが同種移植のdonorになれる訳ではなく、患者（recipient）とdonorの間で主要組織適合抗原であるhuman leukocyte antigen system A（HLA）がある程度一致していることが大前提である。HLAは極めて多型性に富む細胞表面抗原群（HLA-A, B, C, DR, DP, DQ）であり、両親から受け継いだ2つの共優性のHLA遺伝子座により形成され、ヒトでは各抗原を2個ずつ持つことになる。ただし各遺伝子座は独立して受け継がれるのではなく各々1個ずつone set（haplotype）を形成して遺伝するため、1組の夫婦から生まれる子供のHLAには原則的に2×2＝4種類のhaplotypeの組み合わせしかなく、同胞間では理論的に4人に1人の確率でHLA抗原が完全一致する。

このように移植可能なHLA抗原の組み合わせを有する血縁者をdonorとするのが血縁者間（related）同種HSCTであり、HLA-A、B、DRの3抗原について各々2個（合計6座）が一致したHLA6/6座一致同胞間移植が最も典型的である（註：京都大学や京都府立医科大学では、HLAが半分しか一致していない場合（HLA-haploidentical）でも、母子間microchimerism仮説に基づいた血縁者間同種移植が積極的に行われている[2]）。しかし、少子化社会では移植可能なHLA抗原を有するdonor候補者を当該患者の血縁者内に見出せる確率は低く、骨髄バンクや臍帯血バンクに登録した非血縁者をdonorとする非血縁者間（unrelated）同種HSCTの需要が益々高まるものと思われる。

3) 造血幹細胞移植（HSCT）の適応と治療成績

　造血器腫瘍に対する HSCT の目的の 1 つは、原疾患に対する強力な化学療法や放射線療法後に必発する致死的造血障害を回避することである。同種移植ではさらに患者の腫瘍細胞と donor 由来の免疫担当細胞との間に起こりうる同種免疫反応（移植片対腫瘍細胞効果 graft-versus-tumor（GVT）effect）による抗腫瘍効果も期待される。特に骨髄非破壊的 HSCT（non-myeloablative or reduced-intensity HSCT、所謂"ミニ移植"）では移植前処置による副作用を軽減すべく抗がん剤や放射線の投与量を減量するため、移植後 GVT による抗腫瘍効果が主体となる[8)9)]。したがって HSCT の対象としては、抗がん剤や放射線に対する感受性を有し、さらに同種免疫反応を生じやすい疾患が望まれる。一方、HSCT は確立された医療であっても様々な合併症が生じ得るため、その適応決定に際しては症例毎に慎重な検討が必要である。

　例えば日本造血細胞移植学会（JSHCT）のガイドライン[10)]では、成人の急性骨髄性白血病（AML）の場合、対象患者は重篤な臓器障害や感染症がなく、年齢上限は同種移植で 50 歳まで、自家移植では 60 歳までを原則としているが、個々の症例の全身状態や病状を慎重に検討し、各々 55 歳まで及び 65 歳までは HSCT を考慮してよいとしている。また病期別にみた場合、標準〜高リスク群の第一寛解期（first complete remission：1CR）症例及びすべての第二寛解期（2CR）症例は血縁者間同種移植の積極的適応であり、HLA 適合血縁 donor がいない場合でも非血縁者間移植を考慮するのが一般的とされている（表2）。

　今回の提示症例は移植時年齢が 56 歳であり、上記ガイドラインに従えば通常の同種

表2　急性骨髄性白血病（AML）における造血幹細胞移植（HSCT）の適応
（文献 10 を改変）

病期		同種移植		自家移植
		同胞	非血縁	
1CR	t(15;17)	CRP	NR	R/CRP
	低リスク	CRP	CRP	R/CRP
	標準リスク	D	R	R
	高リスク	D	R	CRP
2CR		D	R	CRP
3CR 以降		R	R/CRP	CRP
第一再発早期		R	R/CRP	NR
再発進行期/寛解導入不応期		R/CRP	R/CRP	NR

D（definite）：積極的に勧める
R（routine）：一般的
CRP（clinical research protocol）：臨床試験として実施すべき
NR（not recommended）：勧められない

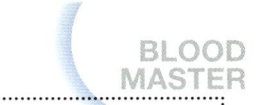

移植の適応とはならないが、移植直前に重篤な臓器障害や活動性の感染症を認めず、"ミニ移植"の適応としては問題ないと思われる（註：JSHCT 全国調査では、2003 年までに同種移植を受けた高齢者は 60 歳代が 140 人以上、70 歳代が 6 人、80 歳代が 1 人であった[6]）。一方、当該症例は初診時 LDH 高値、Auer 小体陰性で t (8;16) 転座を有し、Daunorubicin ＋ Ara-C による寛解導入療法 1 コースで CR を獲得したが、5 カ月後に髄外再発を認め化学療法 ＋ 放射線療法で 2CR となった標準リスク AML-M5a である。

　本邦では AML-2CR に対する HLA 一致同胞間 BMT の治療成績は 1CR と有意差がなく[6]、化学療法よりも優れていることから（図 2）[11]、今回の症例は HLA 適合同胞間 BMT の積極的適応といえる。

　JSHCT 報告書[6]によると、1991 年〜 2002 年に同種移植を受けた 50 歳代の AML は 248 例であり、移植後 1 年、3 年及び 5 年経過時の生存率（overall survival：OS）は各々 48.3％、32.0％、32.0％であった。同時期に移植を受けた 40 歳代の AML（613 例）と比べて有意に生存率が劣っており、同種移植では患者年齢が重要な予後規定因子であることを示している。ただし、今回のように比較的高齢患者に対しては今後"ミニ移植"が選択されると考えられ、移植時年齢の違いによる治療成績の差は将来的に縮小する可能性もある。一方、移植種類別に比較した場合、AML では移植時年齢にかかわらず（40 歳未満 or 40 歳以上）、血縁者間 BMT は非血縁者間 BMT より生存率

図 2　急性骨髄性白血病第二寛解期（AML-2CR）に対する同胞間骨髄移植（BMT）後の無病生存曲線

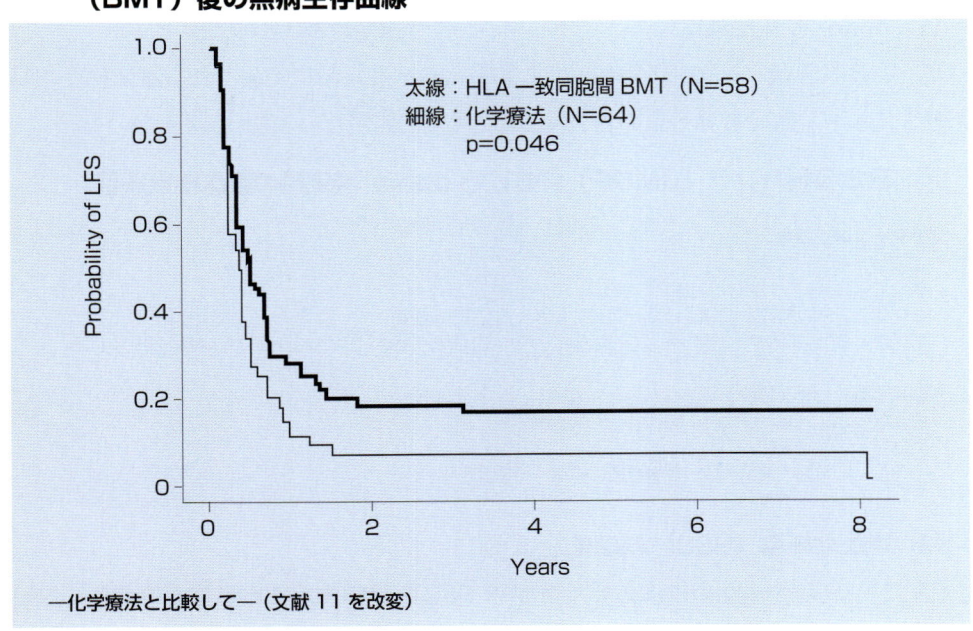

太線：HLA 一致同胞間 BMT（N=58）
細線：化学療法（N=64）
$p=0.046$

―化学療法と比較して―（文献 11 を改変）

が優れているが、血縁者間BMTと血縁者間PBSCTとの比較ではこれまでのところ有意差はない。CBTを受けたAML症例は2002年までに52例報告されているが、BMTやPBSCTより明らかに移植後生存率が劣っている。移植時病期別による解析では、既述のように1CRで血縁者間BMTを受けたAML540例と2CRで移植を受けた206例との間に生存率の有意差はなく、移植時年齢（40歳未満 or 40歳以上）で層別化した場合でも同様であった。一方、非寛解期移植例は寛解期移植（1CR及び2CR）例より生存率が著しく低かった。

移植後患者が不幸にして死亡する場合、様々な死因があげられる。難治例では強力な移植前処置を行っても、原疾患の早期再発／増悪で死亡することが稀ではない（原疾患死）。一方、原疾患は寛解状態であっても移植に伴う合併症のため死亡する症例もある（移植関連死）。JMDP発足初期の500例に関する解析[12]では、同種BMT後1カ月以内の早期死亡例（49例）では敗血症（18％）、出血（15％）、腎不全（11％）、中心静脈閉塞症（veno-occlusive disease：VOD）（10％）が主な死因であった。一方、移植後1カ月以降の死亡例（229例）ではGVHD（19％）、再発（18％）及び間質性肺炎（interstitial pneumonitis：IP）（14％）が多かった。なお、AMLに対する同種BMT後の生存曲線は、一般に移植後1年以内は合併症のために化学療法より死亡例が多いが、その後は再発が少なくplateauに近くなる。

4）造血幹細胞移植（HSCT）における臨床検査

（1）donorの適性判定

現在、日本骨髄バンク（JMDP）で非血縁donor選定時に実施される臨床検査項目を表3に示す。血縁者donorの場合もこれに準じて問題ないと思われる。

表3 日本骨髄バンク（JMDP）におけるdonor選定時の臨床検査項目

スクリーニング検査
血液型）ABO式、Rh式
末梢血）RBC、Hb、Hct、WBC、PLT
生化学）T.P.、T-Bil、BUN、Cr、GOT、GPT、γ-GT、血糖
感染症）STS/TPHA、CMVAb、HBsAg、HBsAb、HBcAb、HCVAb、HTLV-1Ab、HIVAg-Ab

採取前検査：（上記に加えて）
生化学）Alb、CK
凝固系）PT、aPTT
その他）心電図、胸部X線、呼吸機能、検尿、妊娠反応

（2）造血幹細胞（HSC）の定量

HSCTが成功するためには必要十分量のHSCを移植することが重要である。1990

年代前半までは専らコロニー形成法がHSC定量のために実施されたが、本法は1) 機械化・自動化が困難であり検査結果の再現性が劣る、2) 検査実施に熟練を要する、3) 結果判明に約2週間を要するなどの欠点があるため、1990年代中頃以降はフローサイトメトリー（flow cytometry：FCM）によるCD34陽性細胞の計測がHSC定量の主流となっている[13]。FCMは比較的短時間で多数の検体を再現性よく測定することが可能であり、国際血液療法・移植学会（International Society of Hematotherapy & Graft Engineering：ISHAGE）はFCMによるCD34陽性細胞測定のためのガイドラインを提唱している[14]。CD34はHSC関連抗原として知られており、健常成人の骨髄、末梢血及び満期産健康新生児の臍帯血中では各々約1～3％、0.01％及び1％の細胞がCD34陽性である。「真のHSCはCD34陰性である」との報告もあるが、少なくとも移植医療の現場ではCD34抗原をHSCマーカーとみなしており、PBSCTで移植後速やかな造血機能回復を得るためには、"患者体重（kg）当たり2×10^6個以上の末梢血CD34陽性細胞を移植する"ことが必要である。なお、某社ではFCM機器を用いずに、日常診療で使用する血球計数機にオプション機能を搭載し、CBC測定と同程度の簡便性で造血幹細胞/前駆細胞を定量する方法が開発されたが、広く普及してはいない。一方、BMTでは骨髄CD34陽性細胞数を指標にすることは一般的ではなく、単純に骨髄細胞総数を計数し、"2×10^8個/kg以上の骨髄細胞を移植する"場合が多い。

(3) 生着の確認

移植されたHSCがrecipientに生着して本来の造血機能を発揮すれば、recipientの末梢血血球数は移植後2週目以降から回復する。一方、骨髄破壊的の移植後に生着が得られなければ（一次生着不全）、recipientは持続する汎血球減少のため、感染死や出血死に至る。

一般に『生着』の定義は"末梢血好中球数（Neut.）が移植後3日間連続して500/μl以上となること"である。自家PBSCTは移植後生着が速やかであり、2×10^6個/kg以上のCD34陽性細胞が移植されれば、通常移植後10～12日でNeut.が回復し、続いて血小板が回復する。一方、CBTでは総じて移植後生着が遅く、本邦の統計（1997年～2001年）では中央値で移植後24日であり、生着不全例（移植後42日までにNeut.回復なしなど）も10.5％認めている[15]。

同種移植が成功すれば、生着後に増加する血球はdonorのHSCに由来する。したがってdonorとrecipientの性別や血液型が異なる場合、移植後のrecipientでは性染色体パターンや血液型がdonorタイプに変わることになる。このように"donor由来の

血液が流れている recipient" の状態をキメラ（chimera）と称し、移植後早期で donor と recipient 双方に由来する血球が共存している状態が混合キメラ（mixed chimera）、donor 由来の血球のみに完全に置換した状態が完全キメラ（complete chimera）である。異性間移植で最も簡便にキメラを推測する方法は末梢血好中球の drum-stick を観察することであるが、本法は精度が低く定量性も劣るため、一般には fluorescence in

図3 異性間造血幹細胞移植（sex-mismatched HSCT）後のキメリズム解析

recipient：38/F, AML-M1
donor：血液型一致同胞（兄）
X染色体　probe：DXZ 1（赤色）
Y染色体　probe：DYZ 3（黄色）

— fluorescence in situ hybridization (FISH) 法を用いた性染色体分析 —

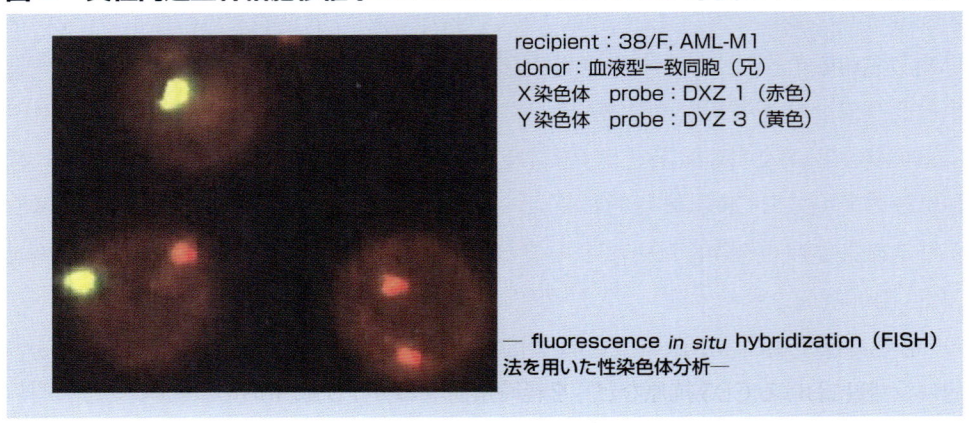

図4 遺伝子マーカーによるキメリズム解析（STR 領域 CH18）

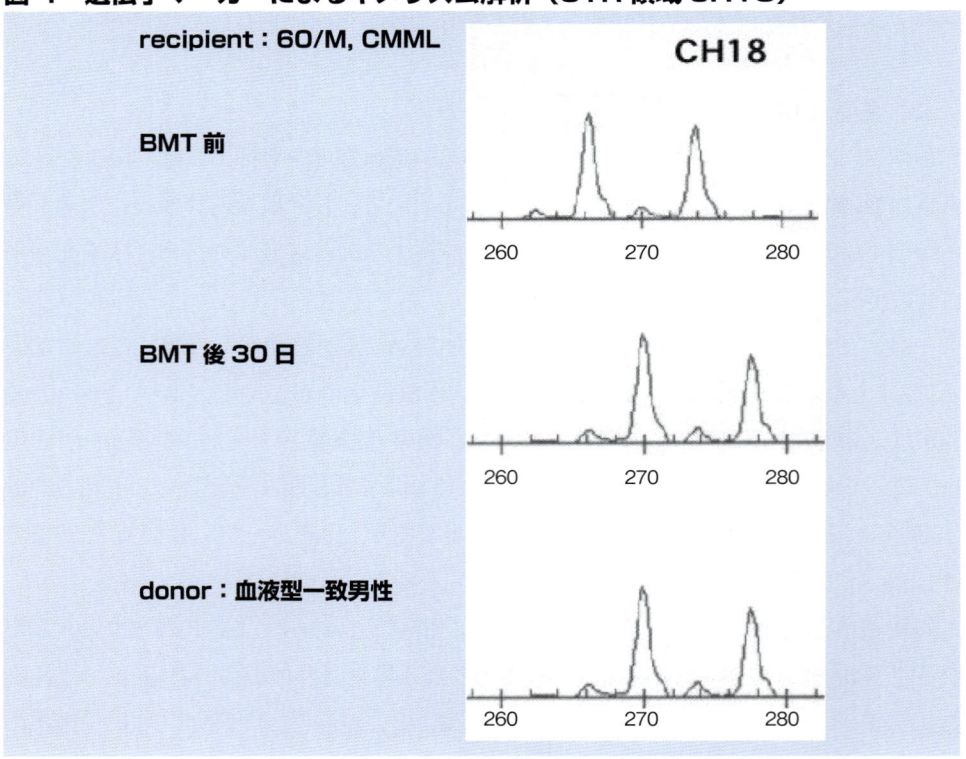

recipient：60/M, CMML

BMT 前

BMT 後 30 日

donor：血液型一致男性

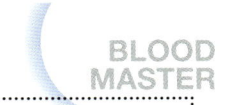

situ hybridization（FISH）法を用いた性染色体分析によりキメリズムの定量を行う（**図 3**）。一方、同性間移植では donor と recipient で塩基配列に違いのある遺伝子領域を予め検索し、これをマーカーとしてキメリズム解析を行うことが多い（**図4**）。ちなみに提示症例は移植後16日目で Neut. ≧ 500/μl となり、移植後30日の骨髄染色体分析（FISH 法）では99.4％の細胞に男性型性染色体（XY）が検出され、ほぼ完全キメラに近いことを確認している。

（4）移植後再発

既述の如く原疾患の再発は移植後1カ月以降の主要な死亡原因であり、再発の早期診断・早期治療は移植成績向上のために重要である。通常の血液検査や画像検査で再発が認められた時点（血液学的再発 hematologic relapse 或いは形態学的再発）では、原疾患はすでに相当再増悪している場合もあり、より早期段階での再発（分子的再発 molecular relapse）を診断することが望まれる。この目的のため、疾患特異的な遺伝子異常（CML における BCR/ABL 融合遺伝子等）や抗原発現パターン（一部の B 細胞リンパ腫における CD5 抗原など）を経時解析する分子生物学的あるいは免疫学的手法が繁用されるが、疾患特異的異常を認めない症例でも WT-1 遺伝子等の分子マーカーを用いたモニタリングが可能である[16]。

（5）移植片対宿主病（GVHD）

GVHD は recipient の生存率や quality of life（QOL）に多大な影響を及ぼすため、その適切なコントロールは同種移植後患者の診療に際して最も重要な課題の1つである。GVHD は移植後早期（移植後2〜3週）に発症する急性 GVHD と、より後期（一般的に移植後100日前後以降）に発症する慢性 GVHD とに大別される。

急性 GVHD は HSC と同時に移入された donor の成熟 T 細胞が患者と donor の組織適合性抗原の差違に基づいて引き起こす免疫反応であり、皮疹で発症し次いで肝傷害、下痢を来すことが多く、3臓器（皮膚、肝臓、消化管）各々の障害程度（stage 分類）とその結果を総合した grade 分類に基づいて診断される（**表4**）。

皮膚の急性 GVHD は斑状丘疹として手掌、足底、顔面に好発し、重症例では全身性紅皮症、水疱形成へ進展する。肝臓の急性 GVHD では高ビリルビン血症（T-bil. ≧ 2.0mg/dL）を来すことが多いが、移植後肝障害の原因には、肝 GVHD 以外にも移植前処置に伴う肝障害（肝 VOD 等）やウイルス感染症、真菌性肝膿瘍などもあげられる。急性 GVHD では肝 VOD と比較して T-bil. 以外に ALP 上昇が目立ち、また各種ウイル

ス感染症に比べて血清 transaminase 上昇が軽度である傾向にあるが、確定診断のためには肝生検が必要である。下部消化管の急性 GVHD では水様性または血性下痢が特徴的であり、重症例では麻痺性イレウスを来すこともある。しかし、移植前処置に伴う消化管粘膜障害、各種の感染性腸炎（CMV、カンジダなど）、血栓性微小血管障害（thrombotic microangiopathy：TMA）等でも移植後下痢を来すため、確定診断のためには大腸内視鏡下生検が必要であるが、消化管 GVHD と TMA の鑑別はしばしば困難である（図 6-a）。上部消化管の急性 GVHD では悪心・嘔吐・食欲不振などを認めるが、何れも非特異的症状であり確定診断のためには胃・十二指腸の内視鏡的生検が必要である。

慢性 GVHD は生着後の donor 由来 HSC から新たに産生された T 細胞により惹起されると考えられ、強皮症やシェーグレン症候群などの自己免疫疾患に類似した多彩な症状を呈する。病変の波及程度から、皮膚の一部あるいは肝臓のみに病変がみられる限局型（limited type）とそれ以上に広がる全身型（extensive type）に分類されるが、ほとんどの症例は全身型を呈する。慢性 GVHD で最も高頻度に認めるのは皮膚病変であり、掻痒を伴う扁平苔癬様皮疹として出現し、重症例では強皮症様皮膚変化や関節拘縮に至る。肝病変は原発性胆汁性肝硬変に類似した病理所見を呈し、急性 GVHD 発症時よりも血清 ALP の上昇が著しい。呼吸器系では閉塞性細気管支炎（bronchiolitis obliterans：BO）を来し、気管支拡張剤やステロイド剤に抵抗性となり、移植後 QOL の低下、さらには晩期死亡の大きな原因となる。

GVHD の予防・治療にはシクロスポリン（CyA）やタクロリムス（FK506）などの免疫抑制剤を用いるが、これらの薬剤は有効治療域が狭く血中濃度の変動も大きいため、投与直前（トラフ trough）の血中濃度を参考に各患者の投与量を調節する必要がある。

表4 急性 GVHD の診断基準

臓器障害の stage：

stage	皮膚；皮疹（%）	肝；T-Bil.（mg/dl）	消化管；下痢（l/D）
1	< 25	2.0 - 2.9	0.5 - 1.0 または持続する嘔気
2	25 - 50	3.0 - 5.9	1.0 - 1.5
3	> 50	6.0 - 14.9	> 1.5
4	全身性紅皮症（水疱形成）	≧ 15.0	高度腹痛、出血（腸閉塞）

急性 GVHD の grade：

grade	皮膚；stage	肝；stage	消化管；stage
1	1～2	0	0
2	3	1	1
3	—	2～3	2～4
4	4	4	—

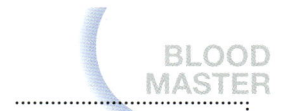

一般的な治療薬物モニタリング（therapeutic drug monitoring：TDM）の場合と異なり、免疫抑制剤の血中濃度はEDTA加全血で測定される。CyAやFK506は主に肝代謝酵素CYP3A4により代謝されるため、その酵素活性に影響を及ぼす薬物（アゾール系抗真菌剤、マクロライド系抗生物質など）や食品（グレープフルーツなど）の併用は免疫抑制剤の血中濃度を変動させる要因となる。CyAやFK506は腎障害、高血圧、高血糖、中枢神経障害等の副作用を生じるが、さらにTMAの増悪因子となりうるため、過剰投与には十分留意する必要がある。

(6) 血栓性微小血管障害（TMA）

造血幹細胞移植（HSCT）関連TMAは、移植後の血管内皮傷害により細動脈の血小板血栓が惹起され、破砕赤血球（fragmented red cell：FRC）を伴う溶血性貧血や血小板減少、さらには多彩な虚血性臓器障害を来す病態であり、multifactorial fluminant TMA、conditioning-related hemolytic uremic syndrome（HUS）、

表5 造血幹細胞移植（HSCT）関連血栓性微小血管障害（TMA）の重傷度分類（文献18を改変）

Grade		破砕赤血球（FRC）	血清LDH
0	(no evidence)	≦1.2 (%)	正常 or 上昇
1	(subclinical)	≧1.3	正常
2	(mild)	1.3 - 4.8	上昇
3	(moderate)	4.9 - 9.6	上昇
4	(severe)	≧9.7	上昇

図5 造血幹細胞移植関連血栓性微小血管障害（TMA）と破砕赤血球（FRC）

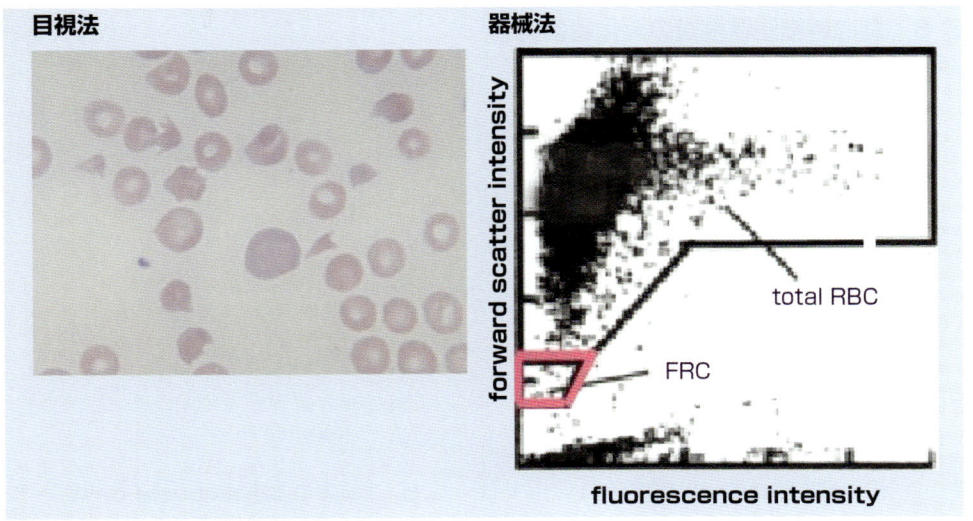

nephrotoxicity with microangiopathic hemolytic anemia (MAHA)、neurotoxicity with MAHA、ischemic colitis 及び subclinical TMA の6病型に分類される[17]。HSCT 後 TMA の原因は確定していないが、移植前処置、急性 GVHD、移植後ウイルス感染症や免疫抑制剤投与等が危険因子とされる。検査所見では FRC が重視され、Zeigler らは末梢血 FRC 比率（％）と血清 LDH 値に基づいた重症度分類を提唱している（表5）[18]。

　FRC は一般的に末梢血塗抹標本を光学顕微鏡で目視計測するが、某社の血球計数機では CBC と同時に FRC 計測が可能なプログラムが開発されている（図5）[19]。TMA は急性 GVHD の標的臓器である皮膚、肝臓、腸管を障害して急性 GVHD と同様の症状を呈することもあり、急性 GVHD 後に TMA が発症した場合などでは、これらの症状が何れによるものか正しく判断する必要がある。TMA と GVHD の鑑別に際しては、FRC を伴う血管内溶血所見（血清 haptoglobin 低下など）以外に、血管内皮障害所見（血清 thrombomodulin 上昇など）の有無や生検組織での血管内血栓の有無などが重要な検査項目とされる。特に ischemic colitis は急性 GVHD 治療中に発症することが多くその症状（水様性下痢など）も腸管 GVHD に類似するが、両者の治療法は全く異なるため鑑別が重要である。しかし、ischemic colitis はほかの TMA 病型に比べて FRC などの検査値異常の出現頻度が低く（約50％）、確定診断のためには大腸内視鏡下生検が必須である。尚 TMA では便中に mucosal cast（剥脱した腸管粘膜から成る紐状物質）が排出されることがある（図6-b）[20]。

　TMA 発症時にはまず免疫抑制剤の減量・中止を試みるべきである。重症例では血漿輸注・血漿交換が実施される場合もあるが、確実な治療法はなく総じて予後不良で

図6　造血幹細胞移植後の消化管病変

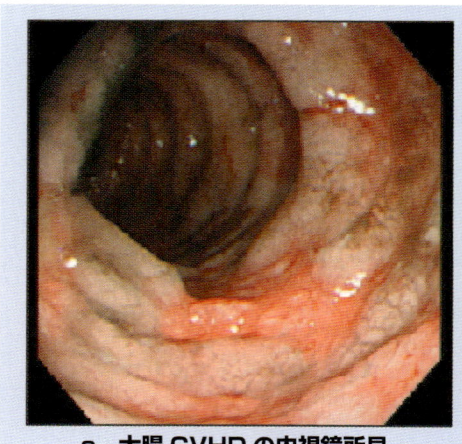

a　大腸 GVHD の内視鏡所見　　　b　TMA による mucosal cast

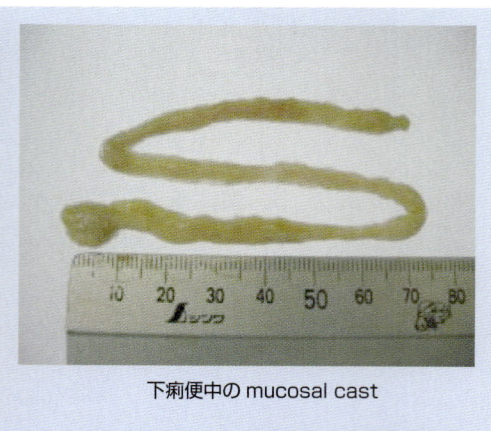

ある。

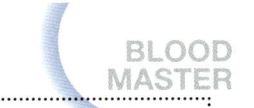

(7) 感染症

移植前処置の強度や移植後免疫抑制の程度にもよるが、HSCT 後の患者は総じて compromised host と考えられ、日和見病原体による移植後感染症対策が重要である。

一般に移植から生着までの 2〜4 週間は移植前処置による好中球減少や粘膜皮膚防御機構の破綻が顕著なため、口腔・消化管・皮膚の常在菌による細菌感染症や真菌感染症が好発するが、ST 合剤（カリニ肺炎予防）及び fluconazole（侵襲性カンジダ症予防）以外の抗菌剤を routine に予防投与することは勧められない。一方、HEPA (high-efficacy particulate air) フィルターや LAF (laminar air flow) の装備された病室は、アスペルギルス症対策に有効である[21]。深在性真菌感染症の確定診断には感染部位からの菌体検出が必要であるが、検体採取が困難な場合も多く、各種の血清学的診断（β-D-グルカン、カンジテック、アスペルギルスガラクトマンナン抗原など）が繁用される[22]。移植後早期に問題となるウイルス感染症には、単純ヘルペス（HSV）やヒトヘルペスウイルス 6 型（HHV-6）の再活性化／回帰感染がある。前者は口唇炎、肺炎、脳炎などを来しうるが、Aciclovir（ACV）の予防投与が有効であり、モノクローナル抗体を用いた迅速診断法が確立している。後者は突発性発疹の原因ウイルスであり、移植後早期に急性 GVHD と鑑別困難な皮疹を来すことで知られているが、間質性肺炎や骨髄抑制の原因にもなりうる。

生着から移植後 100 日頃迄はサイトメガロウイルス（CMV）やアデノウイルス（ADV）などの感染症が重要である。本邦では成人の約 90% が CMV 既感染であるが、移植後免疫能低下に伴って再活性化され、Ganciclovir（GCV）の予防投与・早期投与を行っても、

図 7　造血幹細胞移植後のサイトメガロウイルス（CMV）感染症

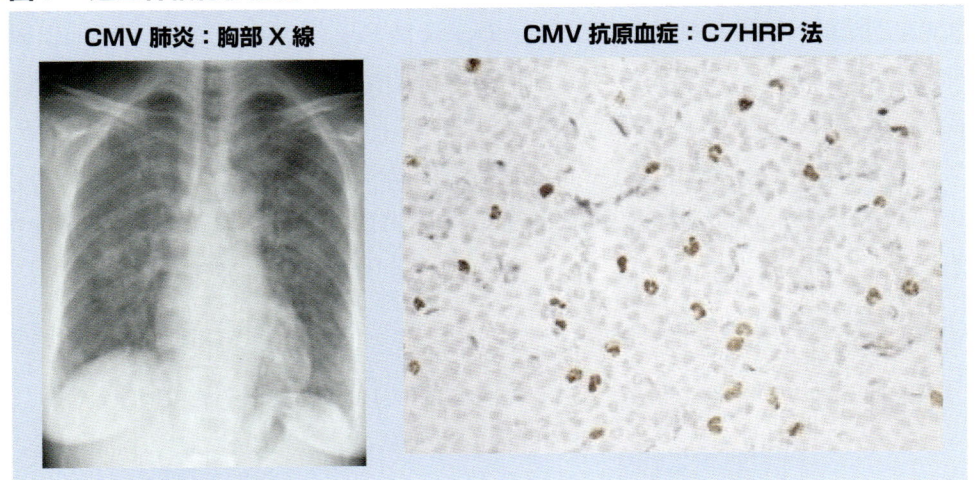

CMV 肺炎：胸部 X 線

CMV 抗原血症：C7HRP 法

5～20％の頻度でCMV感染症（肺炎、胃腸炎、肝炎、網膜炎など）を発症する（図7）。

CMV感染モニタリング検査には抗原血症（AG）法とpolymerase chain reaction（PCR）法があり、両者の診断一致率は約90％である。PCR法はAG法より早期に陽性化して長期間持続するが、保険適用の関係などで本邦では生着後週1回程度の頻度でAG法を実施することが多い[23]。AG法は使用する試薬の違いによりC7-HRPとC10/C11の2種類があるが、何れも末梢血WBC中のCMV抗原（pp65）を認識する。なお、AG法実施にはある程度以上のWBC数が必要なため、生着前のWBC減少期には血漿検体によるPCR法が有用である。最近ではFCMでCMV特異的細胞障害性Tリンパ球を解析する技術も開発されたが、保険適応外でありかつ特定のHLAを有する患者でのみ実施可能である。

移植後ADV感染症としては遅発性出血性膀胱炎が多く、その他に腎炎や肺炎の報告もある。診断のためには尿中ウイルス分離やウイルス核酸同定がなされる。前者は診断効率の高い検査法であるが迅速性を欠いているため、最近では定量的PCR法を用いて診断及び治療モニタリングを実施することもある。ADV感染症にはRibavirinが有効とされるが本邦では未承認である。

移植後100日以降では水痘帯状疱疹ウイルス（VZV）が重要である。回帰感染として帯状疱疹の形をとるのが一般的であるが、皮疹を伴わず急性腹症などで発症する予後不良の内臓播種型もある。モノクローナル抗体を用いたVZV抗原迅速診断が可能であり、治療の第一選択はACVである。

移植後1年以降はリンパ球機能もかなり再構築され感染症の頻度は減少するが、慢性GVHD合併例では肺炎、副鼻腔炎などの発症リスクが高く、これらの感染症から敗血症へと進展する場合もある。移植後ウイルス感染症の特殊病態であるEpstein-Barrウイルス関連リンパ増殖症の発症時期は、移植後80日以内の早期発症型（donor B細胞由来）から移植後1年以上で発症する晩期型（recipient B細胞由来）まで様々である。治療として初期段階では免疫抑制剤減量が実施されるが、一旦発症した場合にはドナーリンパ球輸注（donor lymphocyte infusion: DLI）が有効である。DLIは日本骨髄バンク（JMDP）を介した非血縁者間BMT後でも実施可能であるが、GVHDの誘因となりかねないため注意を要する。

まとめ

造血器腫瘍に対するHSCTを主に臨床検査の立場から概説した。個々の合併症に対する治療などには十分言及できていないため、詳細は成書を参考されたい。

参 考 文 献

1) Gribben JG, et al.：Immunologic purging of marrow assessed by PCR before autologous bone marrow transplantation for B-cell lymphoma. N Engl J Med 325：1525-1533, 1991.
2) Ichinohe T, et al.：Feasibility of HLA-haploidentical hematopoietic stem cell transplantation between noninherited maternal antigen（NIMA）-mismatched family members linked with long-term fetomaternal microchimerism. Blood 104：3821-3828, 2004.
3) Sasazuki T, et al.：Effect of matching of class I HLA alleles on clinical outcome after transplantation of hematopoietic stem cells from an unrelated donor. N Engl J Med 339：1177-1185, 1998.
4) 骨髄移植推進財団：「Monthly report 平成17年5月13日版」. 東京, 2005.
5) 日本さい帯血バンクネットワーク：「さい帯血バンクNOW 第22号」. 東京, 2005.
6) 日本造血細胞移植学会全国データ集計事務局編：「日本造血細胞移植学会平成16年度全国調査報告書」. 日本造血細胞移植学会, 名古屋, 2005.
7) Kessinger A, et al.：The evolving role of autologous peripheral stem cell transplantation following high-dose therapy for malignancies. Blood 77：211-213, 1991.
8) Khouri IF, et al.：Transplant-life:induction of graft-versus-malignancy using fludarabine-based nonablative chemotherapy and allogeneic blood progenitor-cell transplantation as treatment for lymphoid malignancies. J Clin Oncol 16：2817-2824, 1998.
9) Slavin S , et al.：Nonmyeloablative stem cell transplantation and cell therapy as an alternative to conventional bone marrow transplantation with lethal cytoreduction for the treatment of malignant and nonmalignant hematologic diseases. Blood 91：756-763, 1998.
10) 日本造血細胞移植学会ガイドライン委員会編：「造血幹細胞移植の適応ガイドライン」. 日本造血細胞移植学会, 名古屋, 2002.
11) Gale RP, et al.：Chemotherapy versus transplants for acute myelogenous leukemia in second remission. Leukemia 10：13-19, 1996.
12) Kodera Y, et al.：Analysis of 500 bone marrow transplants from unrelated donors（UR-BMT）facilitated by the Japan Marrow Donor Program：confirmation of UR-BMT as a standard therapy for patients with leukemia and aplastic anemia. Bone Marrow Transplant 24：995-1003,

1999.
13) 稲葉亨ほか：造血幹細胞移植と検査．検査と技術 26 巻：49-54, 1998.
14) Sutherland DR et al.：The ISHAGE guidelines for CD34+ cell determination by flow cytometry. J Hematother 5：213-226, 1996.
15) Nishihira H, et al.：The Japanese cord blood bank network experience with cord blood transplantation from unrelated donors for hematological malignancies：an evaluation of graft-versus-host disease prophylaxis. Br J Haematol 120：516-522, 2003.
16) Inoue K, et al.：Long-term follow-up of minimal residual disease in leukemia patients by monitoring WT1（Wilms tumor gene）expression levels. Blood 88：2267-2278, 1996.
17) 日本造血細胞移植学会ガイドライン委員会編：「造血細胞移植ガイドライン（2）急性 GVHD」．日本造血細胞移植学会，名古屋，1999.
18) Zeigler ZR, et al.：Bone marrow transplant-associated thrombotic microangiopathy：a case series. Bone Marrow Transplant 15：247-253, 1995.
19) Jiang M, et al.：Quantification of red blood cell fragmentation by automated hematology analyzer Xe-2100. Clin Lab Haematol 23：167-172, 2001.
20) 伊藤雅文ほか：骨髄移植の病理—骨髄移植関連 thrombotic microangiopathy（TMA）を中心に—．病理と臨床 19 巻：634-640, 2001.
21) 日本造血細胞移植学会ガイドライン委員会編：「造血細胞移植ガイドライン 移植後早期の感染管理」．日本造血細胞移植学会，名古屋，2000.
22) 深在性真菌症のガイドライン作成委員会編：「深在性真菌症の診断・治療ガイドライン」．医歯薬出版，東京，2003.
23) 日本造血細胞移植学会ガイドライン委員会編：「造血細胞移植ガイドライン（2）サイトメガロウイルス感染症」．日本造血細胞移植学会，名古屋，1999.

第Ⅲ章 骨髄異形成症候群

1. 診断と分類
骨髄異形成症候群（MDS）について

2. 治療 Ⅰ
低リスク骨髄異形成症候群
―疾患概念の変遷と新たな治療―

3. 治療 Ⅱ
High-risk MDS に対する治療
（化学療法、造血幹細胞移植）

4. 移植と GVHD

はじめに

　本研究会は、従来から数多く存在する研究会とは全く異なり、臨床で遭遇する血液疾患のうち代表的なものをその都度1つだけとり上げ、十分な時間をかけて1人の患者さんを臨床的、基礎的に様々な角度から深く掘り下げ、症例を通して色々なことを学ぶことを目的として出発した。第Ⅰ章は悪性リンパ腫、第Ⅱ章は急性白血病と代表的な血液疾患がとり上げられ、多くのことを学んだ。

　第Ⅲ章のテーマとしては骨髄異形成症候群（MDS）をとり上げた。この疾患概念が定着したのは1980年代と比較的新しいものであるが、症例数も多く存在し、きわめて予後不良であることから血液疾患の重要な1つとなっている。当初は老人に多い疾患と考えられていたが、現在では小児を含む幅広い年齢層に発症することが明らかにされている。多くの血液疾患の診断に形態学の理解が重要であることはいうまでもないが、中でもMDSの診断では基本となる。形態、顕微鏡というと少し腰の引ける方もおられると思うが、ほんの少し勉強するとその魅力の虜になってしまう。MDSは我々に顕微鏡を通して多くのことを語りかけてくれている。

　今回とり上げられた症例は小児例であり、最終的に臍帯血移植を受けている。主治医による症例提示と小児科、血液内科の専門家による、診断、治療に関する症例の解説とミニレクチャー、参加者全員による検討を通じて患者の病態の理解、診断技術（特に血液標本の見方）や診療のコツ、疾患の原因や治療に関する最新情報など多くのことを学ぶ機会になったことと思う。また、特別講演では、MDS研究、治療の国際的なリーダーである朝長万左男教授より、診断や治療の最新トピックスをお話しいただくことができた。

　今回提示された症例では臍帯血移植を受けていることから、MDSを理解するだけでなく臍帯血移植についても勉強する絶好の機会になったと確信している。

　参考資料として作成された本冊子は、ほかの参考書や雑誌には書かれていない貴重な情報が詰まっており、今後の診療におおいに役立つことを期待する。

京都大学大学院医学研究科　発達小児科学
教授　中畑　龍俊

第Ⅲ章　症例提示

●症例

症　　例：10歳女児。
現 病 歴：生来健康であったが、平成12年10月より全身倦怠感、食欲不振を訴えるようになった。12月末に下肢の出血斑に気付き、A病院を受診した。2～3週間に1回赤血球輸血、1～2週間に1回血小板輸血が必要であった。
血液検査：WBC 5,100/μl（band 2%、seg 44%、lym 40%、mo10%、meta1%、blast 3%）、Hb 6.8g/dl、Ht 20.4%、Plt 2.7万/μl、AST 25IU/l、ALT 9IU/l、LDH 870IU/l、CRP 0.94mg/dl、IgG 1,830 mg/dl、IgA 275mg/dl、IgM 374mg/dl、ferritin 106ng/ml、寒冷凝集 128倍
骨髄穿刺：（平成12年12月20日施行）NCC 28.1×10^4/μl、Mega 140/μl、blast 6.0%
　　　　　移植適応ありと診断され、ドナー検索しつつ、前医で経過をみていたが、末梢血中の芽球が急増したため、平成13年1月24日に緊急入院となった。

●入院時現症

身長、体重	：147.6cm、30.8kg	リンパ節	：著明な腫大なし
体温	：36.6℃	胸部	：肺音清
心拍数	：92/min	腹部	：平坦軟、肝脾腫なし
血圧	：88/44	四肢	：出血斑なし
眼球、眼瞼結膜	：貧血		

●入院時検査所見①

WBC	6,000 /μl	AST	23 IU/l	Cl	101 mEq/l
Neut	38 %	ALT	7 IU/l	Ca	8.3 mg/dl
Lym	41 %	LDH	430 IU/l	CRP	0 mg/dl
Mono	4 %	γGTP	28 IU/l	IgG	1,760 mg/dl
blast	16 %	TP	7.1 g/dl	IgM	314 mg/dl
erythroblast	9 %	Alb	4.3 g/dl	IgA	315 mg/dl
megakaryocyte	2 %	T-Bil	1.2 mg/dl	Ferritin	40 ng/ml
RBC	2.59×10^6 /μl	Cre	0.5 mg/dl	NAP socre	84
Hb	7.9 g/dl	BUN	12 mg/dl	HbF	5.5 %
Hct	23.5 %	UA	6.5 mg/dl	Hp	<7.3 mg/dl
Plt	3.8×10^4 /μl	Na	139 mEq/l	VB12	1,880 pg/ml
Reti	15.9 ‰	K	3.5 mEq/l	葉酸	36.5 ng/ml

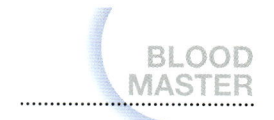

●第Ⅲ章 骨髄異形成症候群

●末梢血中にみられた血球形態異常（平成12年12月20日）
（赤血球の大小不同、2核の赤芽球、巨大好中球と核の過分葉、巨大血小板）

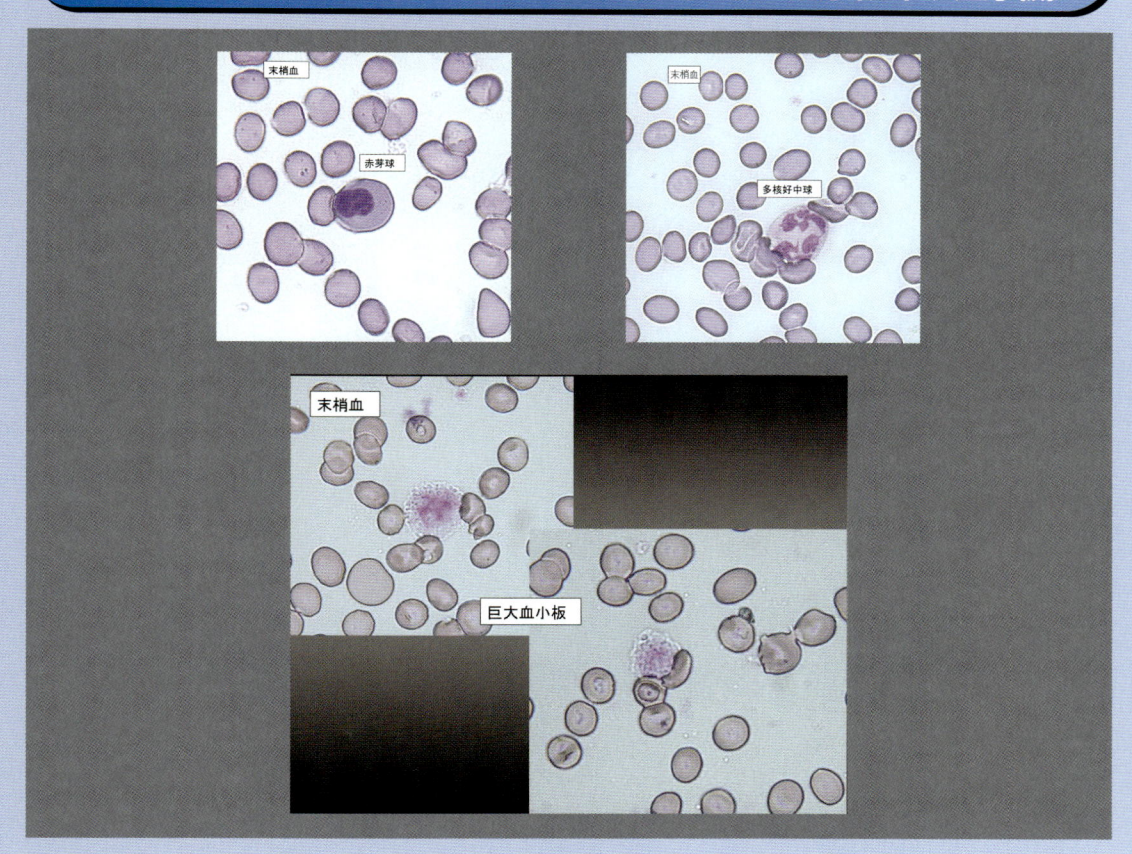

●骨髄中にみられたさまざまな血球形態異常（平成12年12月20日）

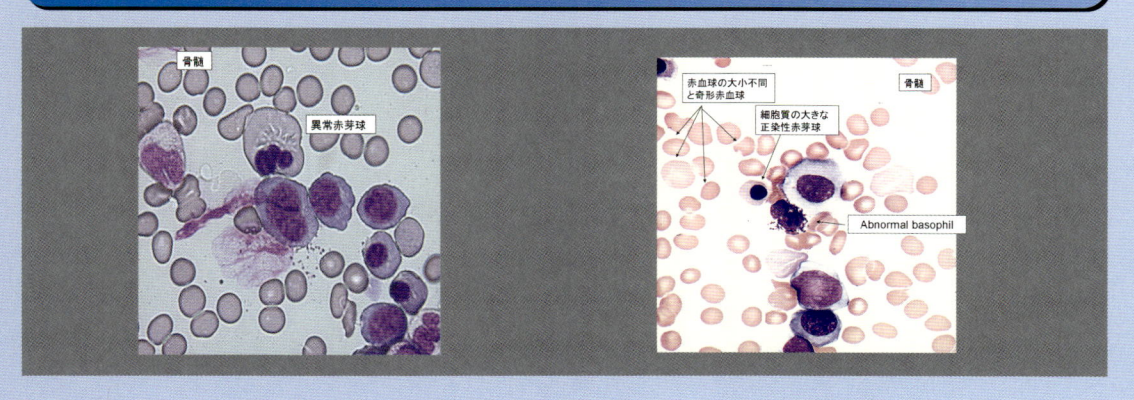

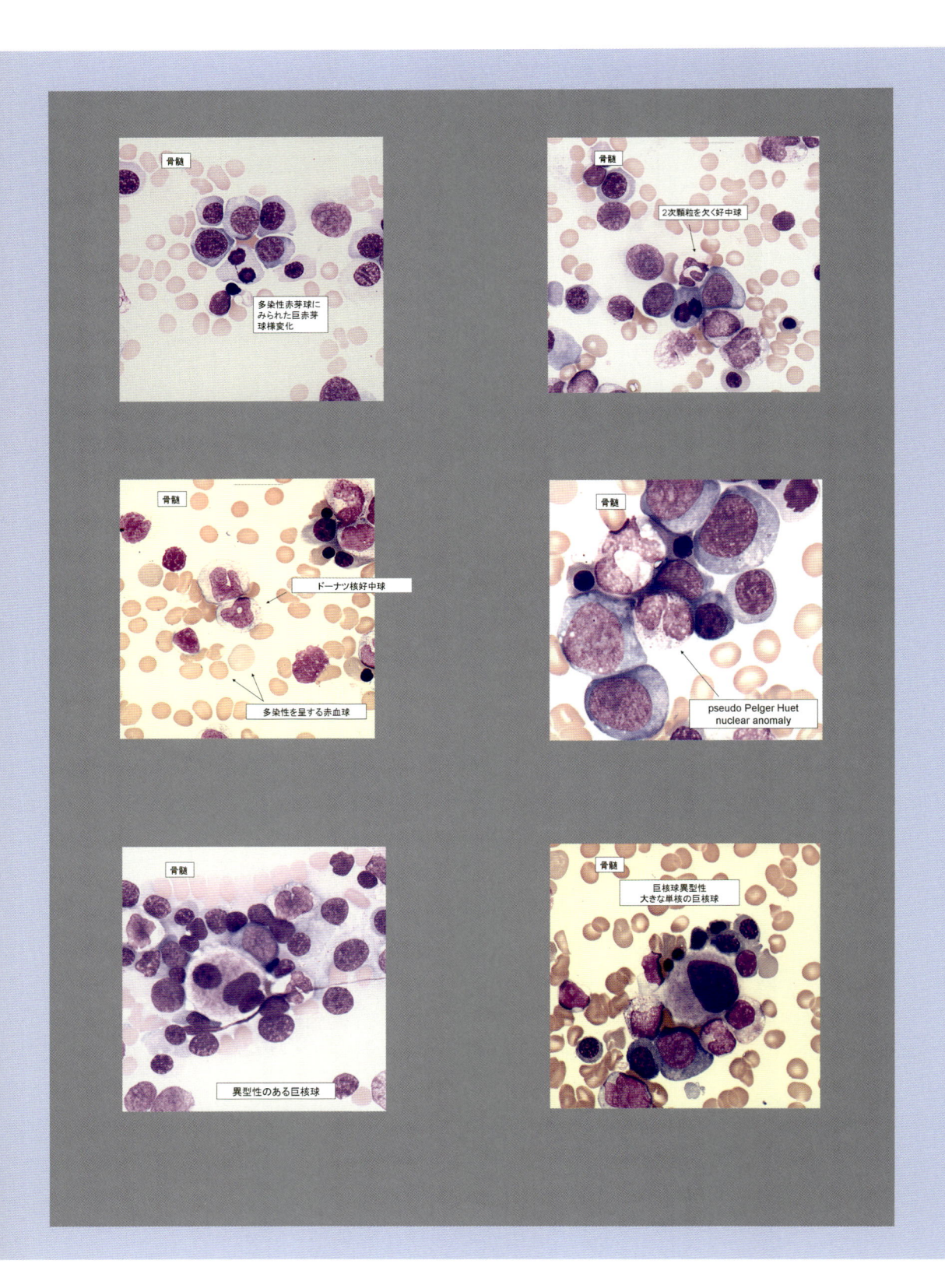

150 ●第Ⅲ章 骨髄異形成症候群

● 骨髄所見（平成 13 年 1 月 24 日）

blast が増加している。

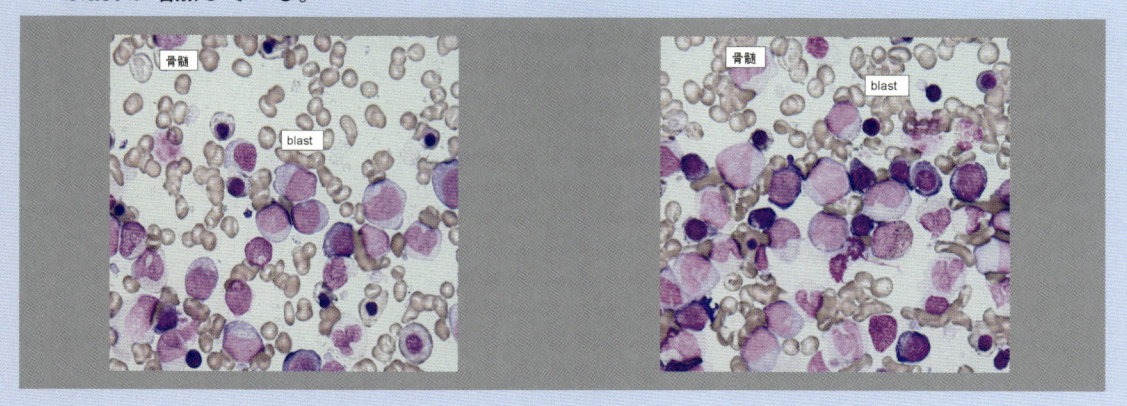

● 入院時検査所見 ②

骨髄検査（平成 13 年 1 月 24 日）
NCC 28 × 10^4/μl
三系統に MDS に特徴的な異型性を認める
Blast 32.5%
CD13、33、4、HLA-DR positive、CD34、25、MPO partial expression

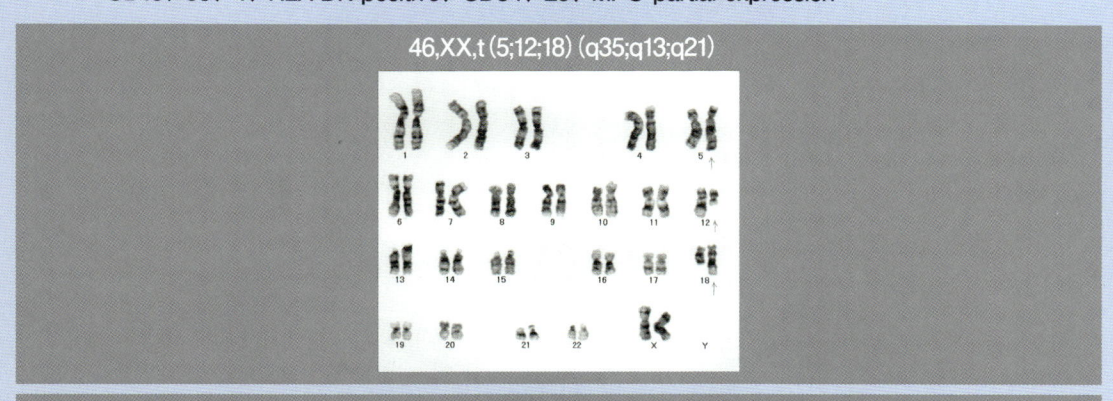

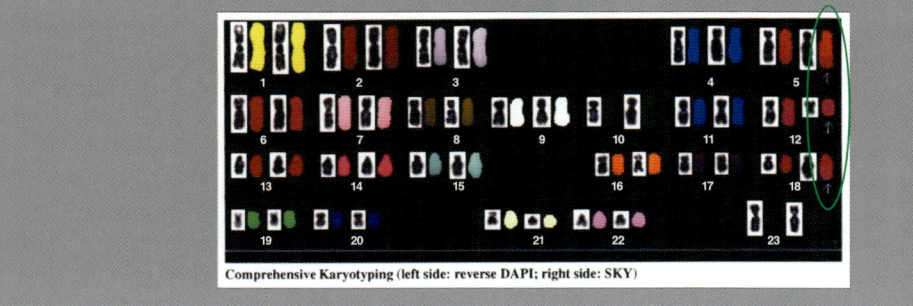

46,XX,t(5;12;18)(q35;q13;q21)

Comprehensive Karyotyping (left side: reverse DAPI; right side: SKY)

● t(5;12;18)(q35;q13;q21)

t(5;12)(q35;q13)
t(5;18)(q35;q21)
t(12;18)(q13;q21)

5q35			
NPM1	t(3;5)(q25;q35)	*NPM1-MLF1*	MDS, AML
NSD1	t(5;11)(q35;p15)	*NUP98-NSD1*	MDS, AML
12q13			
HOXC	t(11;12)(p15;q13)	*NUP98-HOXC*	MDS, AML
ATF1	t(12;22)(q13;q12)	*EWS-ATF1*	悪性黒色腫 soft tissue clear cell sarcoma
18q21			
BCL2	t(14;18)(q32;q21)	*IgH-BCL2*	悪性リンパ腫（FL）
MALT1	t(11;18)(q21;q21)	*API2-MALT1*	悪性リンパ腫（MALT）

●診断

RAEB（FAB 分類）（RAEB1 WHO 分類）から MDS overt AML の進展

●寛解導入療法

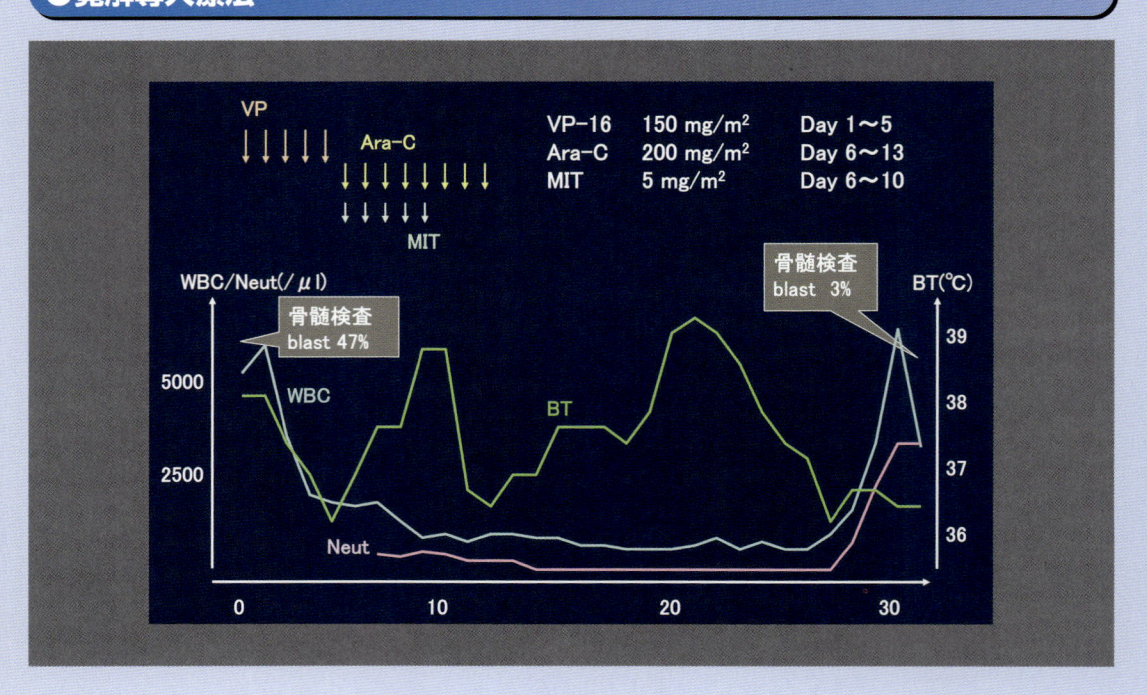

VP-16　150 mg/m²　Day 1〜5
Ara-C　200 mg/m²　Day 6〜13
MIT　　5 mg/m²　　Day 6〜10

骨髄検査 blast 47%
骨髄検査 blast 3%

●移植内容

	HLA-A	HLA-B	HLA-DR
Recipient	24/24	35/52	8/15
Donor（非血縁臍帯血）	24/24	35/52	8/15（0802/1502）

有核細胞数	3.39×10^7/kg	
CD34$^+$細胞数	1.02×10^5/kg	
前処置：		
G-CSF	$300\ \mu$g/day × 3 days	Day $-9 \sim -7$
Ara-C	3 g/m^2 × 2 /day × 2 days	Day $-8 \sim -7$
TBI	2 Gy × 3 days	Day $-6 \sim -4$
CY	60 mg/kg/day × 2 days	Day $-3 \sim -2$
GVHD予防：	CyA単独	

●生着

【生着】

WBC>1000/μl、neutrophil>500/μl	Day 24
Plt>50000/μl	Day 47
reticulocyte>10‰	Day 42

【移植後骨髄検査】

Day21、Day42、Day90のXY FISHでcomplete donor type
明らかな形態異常、blastなし

●移植後の臨床経過

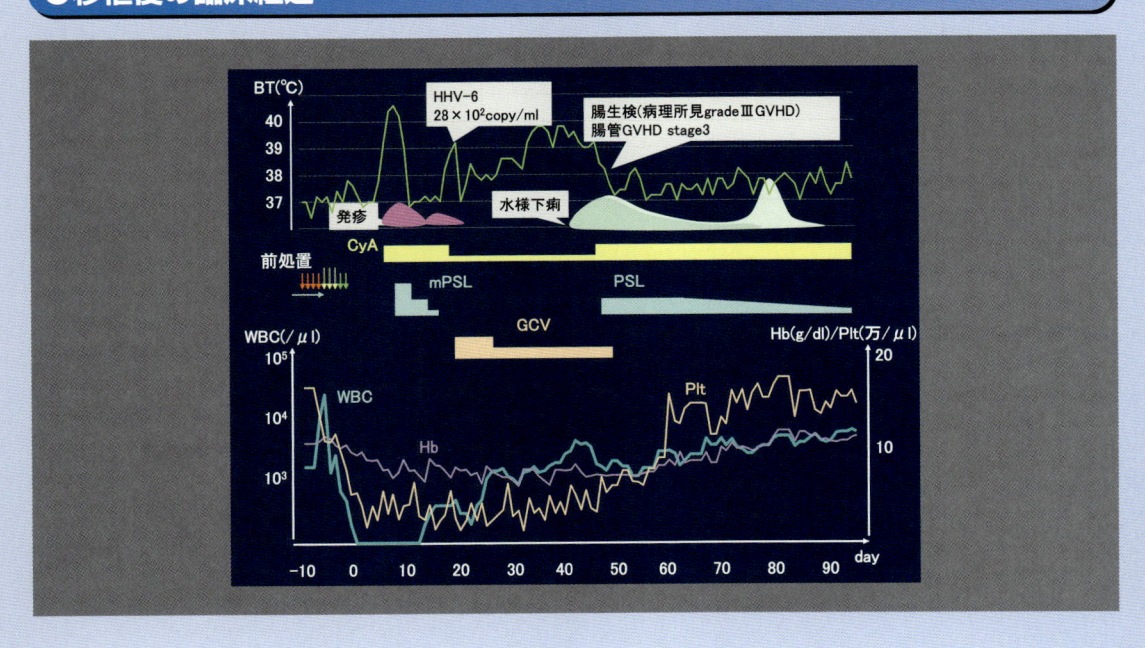

●移植後にみられた急性 GVHD

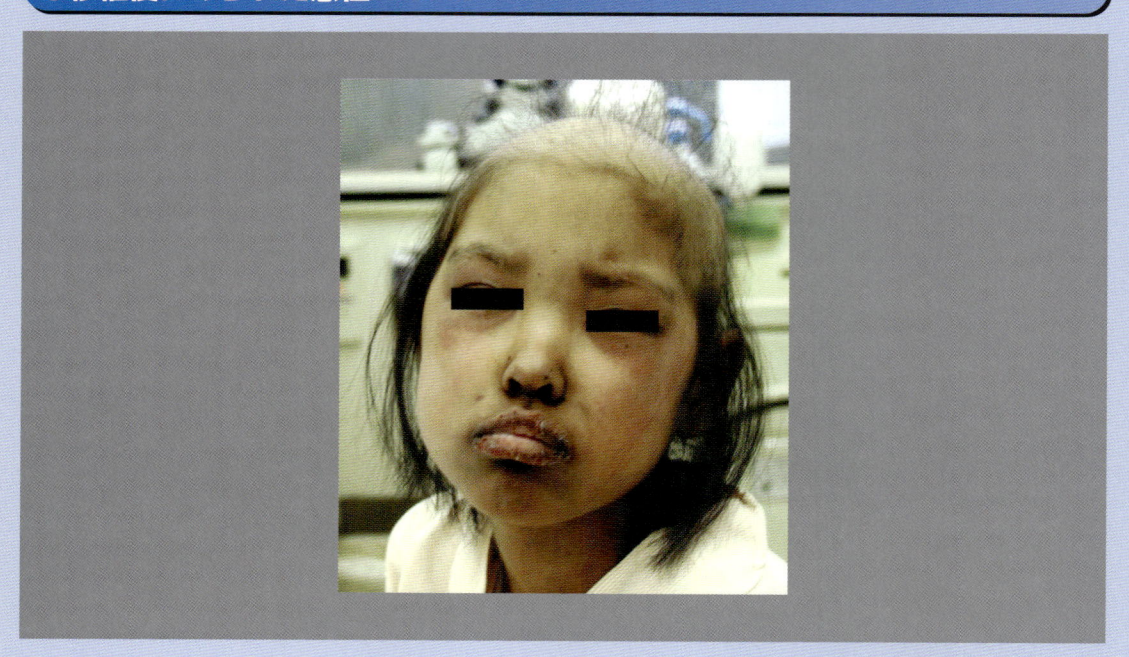

●下部消化管内視鏡、生検病理組織

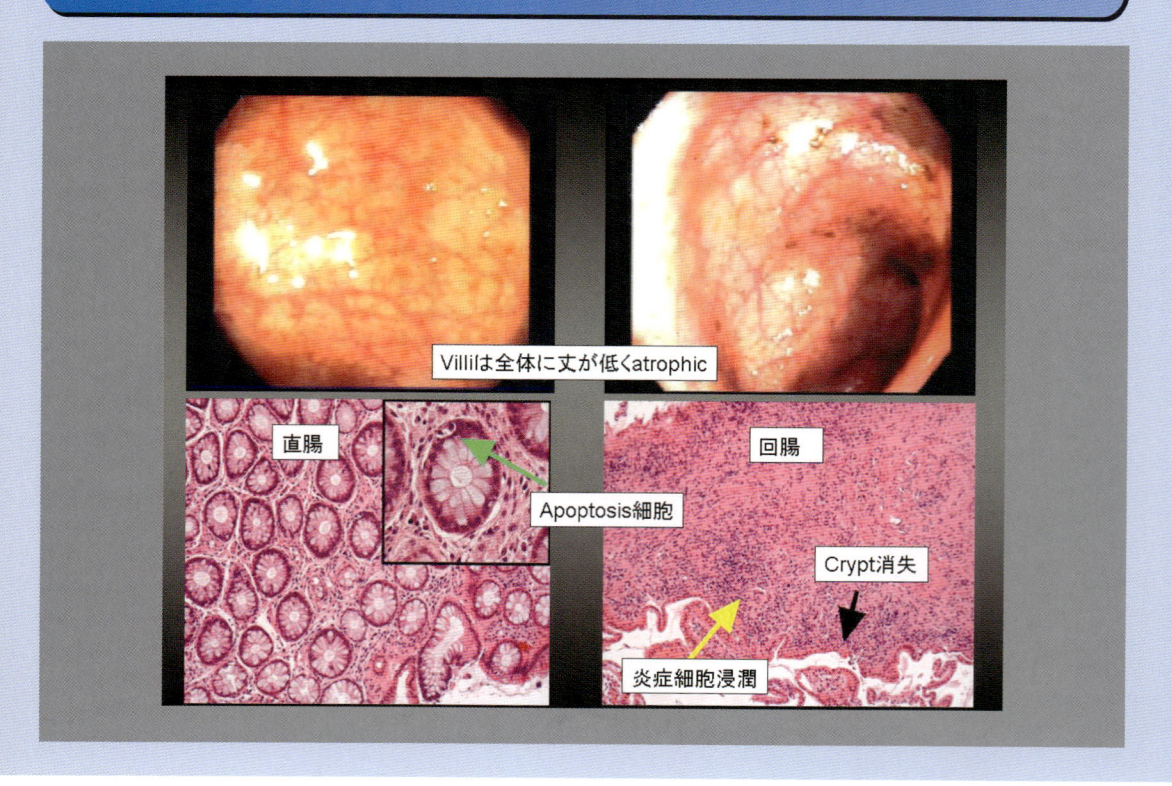

Villiは全体に丈が低くatrophic

直腸
Apoptosis細胞

回腸
Crypt消失
炎症細胞浸潤

●移植経過まとめ

【移植後合併症】

engraftment syndrome
- 症状　　：Day 5〜発熱・両側頬部紅斑・利尿剤反応不良の尿量減少・体重増加・顔面浮腫・胸水貯留・SaO2 低下
- 治療　　：mPSL 3.3 mg/kg/day

HHV-6 感染症
- 症状　　：Day 16〜発熱と四肢・顔面に紅斑
- 検査結果：HHV-6 コピー数：28×10^2 copy/ml
- 治療　　：免疫抑制剤の減量、GCV とγグロブリン

消化管 GVHD
- 症状　　：発熱、Day 36〜水様便（max 2,180ml/day）
- 検査結果：Day 45 下部消化管内視鏡
　　　　　→腸管 GVHD stage3（病理所見 gradeⅢ）、GVHD gradeⅢ
- 治療　　：PSL 2 mg/kg/day

●まとめ

小児の MDS overt AML の症例に対して AML 型化学療法で寛解導入を行い、寛解を得ることができた。

臍帯血を移植ソースとして選択することでドナー検索から約2カ月で速やかに寛解時の移植を行うことができ、現疾患の治癒を得た。

HLA 表現型一致ドナーからの臍帯血移植であったにもかかわらず長期間のステロイド治療を必要とする GVHD を認めた。

1. 診断と分類

骨髄異形成症候群（MDS）について

京都大学大学院医学研究科　発達小児科学

足立　壮一

　myelodysplastic syndrome（MDS）は、1982年に French-American-British（FAB）グループの Bennett らにより提案された、比較的新しい概念である。MDS の病名が提唱される以前は、preleukemia や refractory anemia、oligoblastic leukemia などの名称で呼ばれていた病態を定義づけたものである。幹細胞がクローン性に増殖した多様な疾患の総称で、骨髄不全と異形成、種々の割合の芽球を特徴とする。当初は、もっぱら成人例が対象であったが、1997年には第1回小児 MDS 国際シンポジウムが開かれ、JMML（若年性骨髄単球性白血病）やダウン症候群に合併した異常を含んだ小児 MDS/MPD 分類も提唱された。本稿では、MDS にみられる興味深い形態異常を多く図示し、予後との関係を重視した新しい WHO 分類、また MEMO では最新の興味深い MDS 研究の一端を紹介する。多くの若手医師が血液疾患に興味を持っていただく一助となれば幸いである。

1）疫学

　MDS は平均年齢70歳と高齢者の疾患とされてきた。10万人に3人の割合で発症するが、70歳以上では発生率は10万人に20人と増加する。近年、小児例も増加して

MEMO 1

ダウン症候群に合併する疾患（TAM、AMKL と GATA1）
　小児において最も頻度の高い染色体異常疾患であるダウン症候群は、白血病を合併する頻度が10～20倍高いとされている。新生児期に一過性に白血病細胞が出現する状態（TAM：transient myeloproliferative disorder、あるいは TL：transient leukemia）は約10％の症例にみられ、一部の症例は肝不全や胎児水腫を合併して致死的であるが、多数例は自然軽快する。しかし約20％は4年以内に AMKL（AML M7）に進展する。またダウン症候群に合併した白血病細胞は Ara-C の代謝酵素である cytidine deaminase の活性低下のため、Ara-C に対する感受性が良好で、合併症（特に Ara-C 大量療法に対して）に注意が必要であるが、治癒率が高いのが特徴である。また GATA1 は X 染色体上に位置する DNA 結合性の転写因子であるが、exon2 の変異がダウン症候群に合併した TAM 及び AMKL の大部分の症例においてみられる。この GATA1 変異はガスリーテストの血液サンプルからもみられるため、胎内から発症していると考えられる。GATA1 変異は TAM から AMKL へ進展した症例において、新生児期から同じ変異がみられるため、AMKL の発症には、未知の遺伝子変異（second hit）の関与が推定される。

おり、我が国においては小児血液学会MDS委員会のセントラルレビューの効果もあり、年間約50例の新規症例が報告されている。また、化学療法や放射線療法後の二次性のMDS症例も増加しており、MDSは決して稀な病気とはいえなくなってきている。

2）臨床症状

　大部分の患者は貧血など、汎血球減少症で発症することが多い。肝脾腫などはむしろ、ないことが多い。

3）病因

　一次性（de novo）のMDSの原因として、先天性骨髄不全症候群（Fanconi貧血、Kostmann症候群、Schwachman-Diamond症候群、Diamond-Blackfan症候群など）に代表される先天性疾患に合併するものや、ベンゼンの曝露等も危険因子とされている。二次性MDSの原因として、アルキル化剤やVP-16などの化学療法、放射線療法、再生不良性貧血に対する免疫抑制療法があげられている。MDS及びTAM（ダウン症候群などに合併する新生児期の一時的な造血異常）のleukemogeneisについての研究については、MEMO 1に掲載しているので、是非参照されたい。

4）MDSにみられる血球形態異常

　表1に顆粒球系、赤芽球系、巨核球・血小板系の形態異常を示す。MDSの興味深いdysplasiaの診断のためには、骨髄、末梢血の標本の質が重要である。詳細は医学検査（朝長万左男：51（7）：990, 2002）を参照していただきたいが、赤血球や好中球の十分な観察のためには、十分乾燥させた質のよい塗抹標本が必要不可欠である。

（1）好中球系
Pseudo-pelger核異常（図1）、過分節（図2）、顆粒の減少ないし消失（図3）

（2）赤芽球系
巨赤芽球様変化（図4）、異常多核（図5）、環状鉄芽球（図6）

（3）巨核球・血小板系
micromegakaryocyte（図7）、巨大血小板（図8）

表1　MDSにみられる血球形態異常（異形成像）

1. **顆粒球系**
   1) 核異常
      hyposegmentation（偽Pelger核異常）
      過分節好中球そのほかの核異常
      2核の未熟顆粒球、巨大後骨髄球など
      異常芽球、異常前骨髄球など
   2) 顆粒異常
      顆粒の分布異常、顆粒の減少ないし消失
      ペルオキシダーゼ陰性好中球など
      アルカリホスファターゼ活性低下など
2. **赤芽球系**
   巨赤芽球
   核/細胞質の成熟解離
   そのほかの核異常、karyorrhexis、異常多核型など
   環状鉄芽球：5個以上の鉄顆粒が核周1/3以上に分布
   ［注］鉄芽球性貧血は環状鉄芽球が全赤芽球の20%以上とする
3. **巨核球、血小板系**
   micromegakaryocyte（好中球の2倍程度までの大きさ）
   円形多核巨核球
   巨大血小板
   そのほか、過分節巨核球、巨核球や血小板の顆粒異常

図1　Pseudo-pelger 核異常

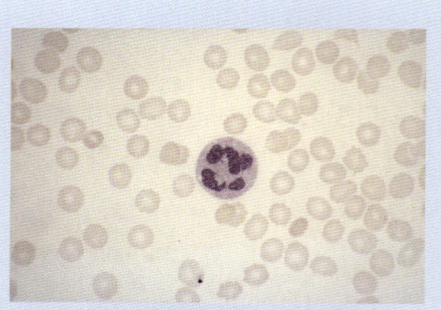

図2　過分節好中球

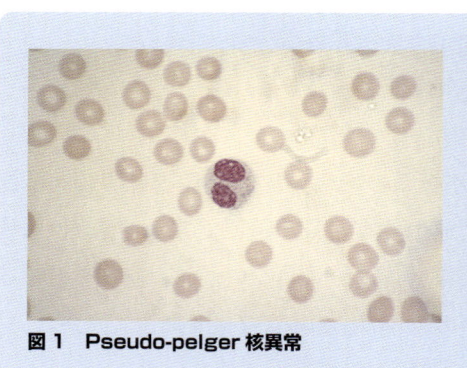

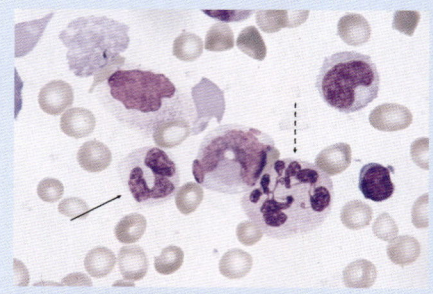

図3　好中球顆粒の減少（実線）、過分節好中球（点線）

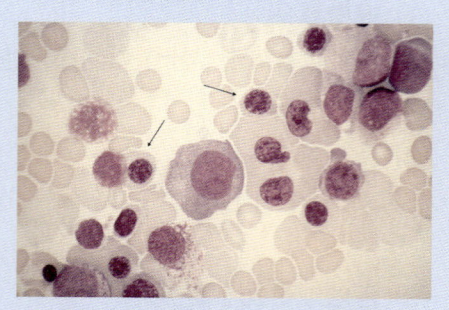

図4　巨赤芽球様変化

図5　異常多核赤芽球

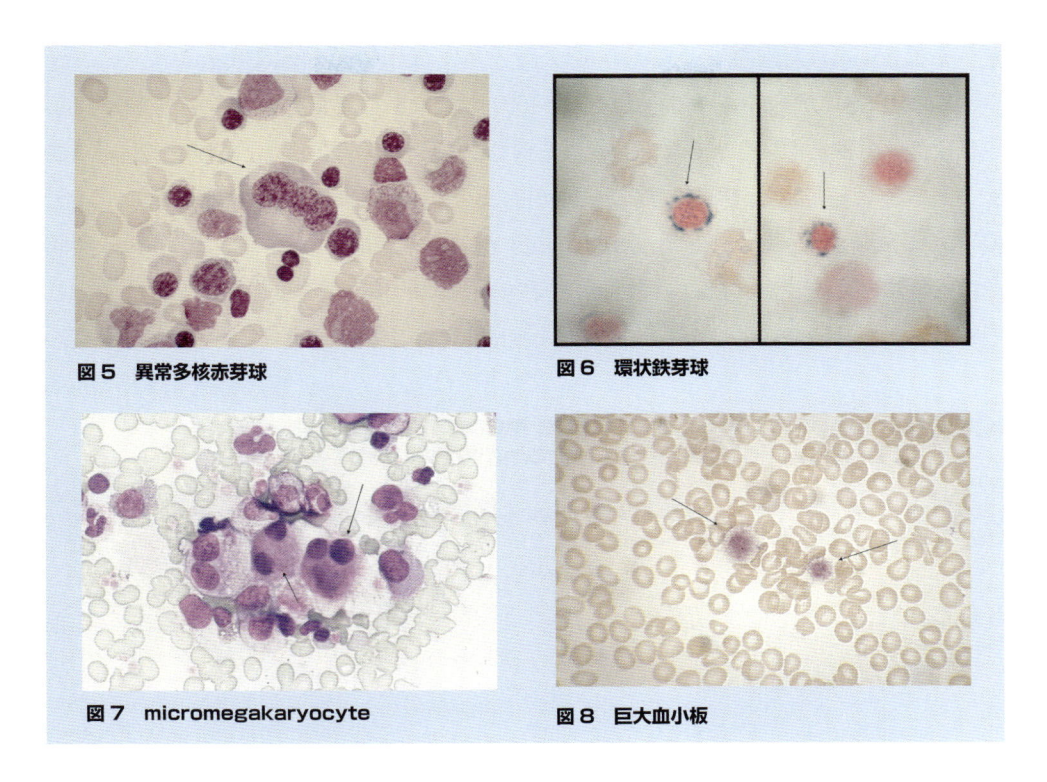

図6　環状鉄芽球

図7　micromegakaryocyte

図8　巨大血小板

5）MDSの分類：FAB分類とWHO分類

表2にFAB分類を示す。1982年にBennettらにより、定義された形態所見によるこの分類が従来用いられてきた。このFAB分類は、診断的意義は大きいが、予後との相関性は低く、治療の項にて、後述する年齢、性別、血球減少の有無、細胞遺伝子学的異

表2　骨髄異形成症候群のFAB分類

病型	末梢血芽球比率	骨髄芽球比率	備考
不応性貧血 (refractory anemia:RA)	＜1％	＜5％	
環状鉄芽球を伴う不応性貧血 (refractory anemia with ringed sidero blasts：RARS)	＜1％	＜5％	環状鉄芽球＞有核細胞の15％（わが国の基準では＞赤芽球の20％）
芽球増加を伴う不応性貧血 (refractory anemia with excess of blasts：RAEB)	＜5％	＜5〜19％	
慢性骨髄単球性白血病 (chronic myelomonocytic leukemia：CMML)	＜5％	＜20％ ±前単球増加	末梢血単球≧1,000μl
移行期にあるRAEB (RAEB in transformation：RAEB-t)	5〜29％	20〜29％	芽球中にAuer小体を認める場合はRAEB-tとする

(Bennett J M, et al., 1982)[1]

常等を考慮に入れた国際予後スコアリングシステム（International Prognostic Scoring System：IPSS）が定義されている。また1997年には形態所見のみならず、遺伝学的、免疫学的、生物学的、そして臨床的特徴を含めた、WHO分類が新たに提唱された（**表3**）。ある種の細胞遺伝学的異常に形態学的異常を伴うことがあり、del（5q）（5q欠損）ではmegakaryocyte with hypolabated nucleiを特徴とする。De novo 5q-症候群は女性に多く、貧血、血小板数正常、予後が比較的良好であり、新たな疾患群として定義された。またdel（17p）は独立した疾患として定義はされていないが、Pseudo-

表3 Peripheral blood and bone marrow findings in myelodysplastic syndromes.

Disease	Blood findings	Bone marrow findings
Refractory anaemia (RA)	Anaemia No or rare blasts	Erythroid dysplasia only <5% blasts <15% ringed sideroblasts
Refractory anaemia with ringed sideroblasts (RARS)	Anaemia No blasts	≥15% ringed sideroblasts Erythroid dysplasia only <5% blasts
Refractory cytopenia with multilineage dysplasia (RCMD)	Cytopenias (bicytopenia or pancytopenia) No or rare blasts No Auer rods <1×10^9/l monocytes	Dysplasia in ≥10% of the cells of two or more myeloid cell lines <5% blasts in marrow No Auer rods <15% ringed sideroblasts
Refractory cytopenia with multilineage dysplasia and ringed sideroblasts (RCMD-RS)	Cytopenias (bicytopenia or pancytopenia) No or rare blasts No Auer rods <1×10^9/l monocytes	Dysplasia in ≥10% of the cells in two or more myeloid cell lines ≥15% ringed sideroblasts <5% blasts No Auer rods
Refractory anaemia with excess blasts-1 (RAEB-1)	Cytopenias <5% blasts No Auer rods <1×10^9/l monocytes	Unilineage or multilineage dysplasia 5～9% blasts No Auer rods
Refractory anaemia with excess blasts-2 (RAEB-2)	Cytopenias 5～19% blasts Auer rods ± <1×10^9/l monocytes	Unilineage or multilineage dysplasia 10～19% blasts Auer rods ±
Myelodysplastic syndrome-unclassified (MDS-U)	Cytopenias No or rare blasts No Auer rods	Unilineage dysplasia: one myeloid cell line <5% blasts No Auer rods
MDS associated with isolated del(5q)	Anaemia Usually normal or increased platelet count <5% blasts	Normal to increased megakaryocytes with hypolobated nuclei <5% blasts Isolated del(5q) cytogenetic abnormality No Auer rods

pelger 核異常や空胞を伴った好中球、p53 変異を特徴とし、予後不良である。FAB 分類との差異は以下の項目である。(1) RAEB-t を削除し、芽球 20％以上の症例は急性白血病として扱うこと、(2) RA/RARS を赤血球系の異常に限定し、そのほかの血球異常については RCMD（refractory cytopenia with multilineage dysplasia）/RCMD-RS として区別すること、(3) RAEB を RAEB-1（芽球 5〜9％）と RAEB-2（芽球 10〜19％）の 2 つに分けること、(4) 分類不能の MDS-U と 5q- 症候群を追加すること、(5) CMML を MDS/MPD のカテゴリーに移動すること、である。また 2000 年の国際シンポジウムでは、小児 MDS 分類が提唱され、(1) JMML や CMML を含む MDS/MPD (2) TAM や AML を含むダウン症候群に合併した疾患（MEMO 1 参照）(3) RC と RAEB（芽球数で区別する意義は不明）を含む MDS の 3 群に分類されている（**表 4**）。

表4　小児 MDS 分類の提案（2000 年デンマークでの国際シンポジウム）

- Ⅰ MPD/MDS：JMML、CMML、Ph-CML
- Ⅱ Down syndrome disease：TAM、MDS/AML
- Ⅲ MDS
  - Refractory cytopenia（骨髄の芽球 5％未満）
  - RAEB（骨髄の芽球数により 2 群に分ける意義は不明）
- 注：化学療法後か、放射線療法後か、再生不良性貧血後か、先天性骨髄不全症候群後かどうかを記載する。
  - A　t(8;21)、t(15;17)、inv(16)、t(11;17)、t(8;16) は除外する。
  - B　次の内 2 項目以上を満たす：
    1) 持続する血球減少、2) 獲得性の核型異常、3) 細胞異型性、4) 芽球の増加

MEMO 2

JMML について

　Ph 染色体陰性の若年性慢性骨髄性白血病（JCML）を JMML と呼称することが提唱され、現在広く受け入れられている。従来 JCML と呼ばれていた疾患である。Niemeyer の JMML の診断基準を表 5 に示す。肝脾腫（しばしば巨脾）、リンパ節腫大、皮疹、感染症状がみられ、末梢血では、白血球数、単球数の増加、骨髄では芽球は 20％未満で過形成を示す。In vitro において造血因子非存在下でもコロニー形成能を有する顆粒球—マクロファージ系前駆細胞が存在し、GM-CSF に対する高感受性を示す。また HbF も高値を示すことが多い。病態として、Ras シグナル経路での変異が骨髄芽球の GM-CSF に対する反応性の亢進をし、過剰に増殖した単球系細胞から TNFα 等の種々のサイトカインが産生されて JMML の多様な病態が作り出されていると考えられている。また近年、Noonan 症候群の約半数例で報告された PTPN11 の体細胞変異が JMML においても 35％と高頻度でみられ、PTPN11 を code している遺伝子（SHP-2）は Ras シグナルに関与していることから、JMML の病態には Ras シグナルが密接に関係していると思われる。JMML の根治的治療は造血幹細胞移植であり、臍帯血移植の成功例が増加してきている。

6）MDS と関連疾患との鑑別

図9にMDSとその関連疾患との関係を提示する。最初のMDSの定義では、hypoplastic MDSの概念はなかったが、その後、種々の報告で約10％前後のMDS症例は低形成骨髄である。異形成が軽度のhypoplastic MDSと、再生不良性貧血との鑑別が重要であり、monosomy 7を伴うAAは特にhypoplastic MDSを念頭において経過観察すべきである。また再生不良性貧血の鑑別疾患として重要な発作性夜間血色素尿症（PNH）は、フローサイトメトリーにてCD55やCD59、GP1アンカー型膜蛋白の欠損が早期診断に用いられるが、hypoplastic MDSの際には、鑑別しておくべき疾患である。Normo or hyper marrowの時は慢性骨髄性白血病（CML）などの骨髄増殖性疾患（MPD）との鑑別が重要である。CMMLやJMMLはMDSとMPDの両方の性質があり、前述したようにWHO分類ではMDSとは別のentityになった。また急性骨髄性白血病（AML）の初発時に骨髄の3系統に異形成のみられるAML-tMDS（WHO分類ではAML with multilineage dysplasia）は成人例では予後不良で、早期の造血幹細胞移植が推奨されている。小児例のAML-tMDS症例は稀な疾患で、移植適応については議論のあるところである（筆者が昨年の小児血液学会総会にて発表）。そのほか、実際の臨床の場で鑑別すべき疾患としては、パルボウィルス感染症や、砒素中毒などもあげられる。

図9 Myelodysplastic Syndrome and Related Disorders

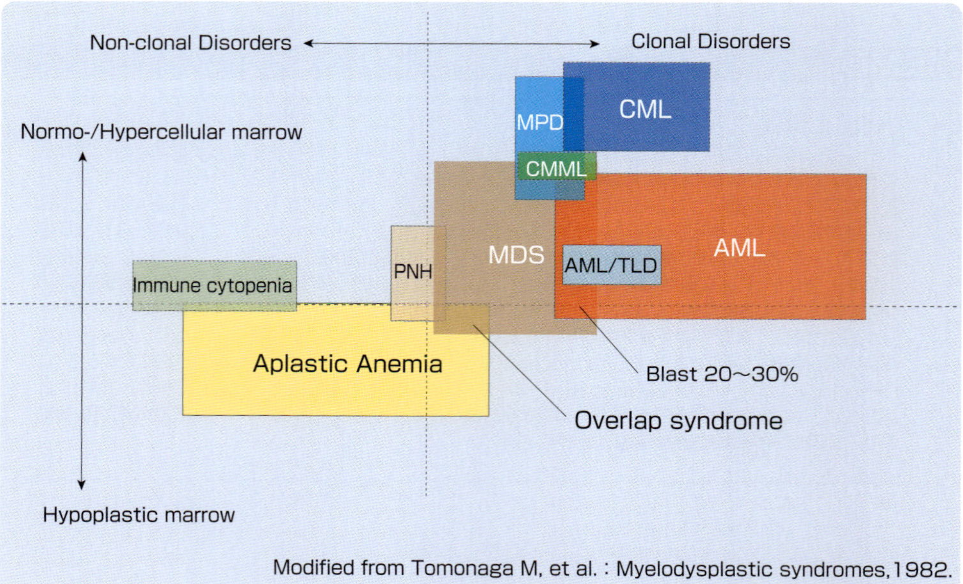

Modified from Tomonaga M, et al.：Myelodysplastic syndromes, 1982.

表5　JMMLの診断基準 (Niemeyer, 1998)

- **診断を示唆する臨床症状（症状を呈する割合）**
  肝脾腫（＞90％）、リンパ節症（75％）、蒼白（70％）、発熱（60％）、皮疹（40％）
- **診断に必須の検査所見（3項目すべて必要）**
  Ph染色体もbcr-ablも検出されない
  骨髄の芽球の割合＜20％
  末梢血の単球数＞1×10^9/l
- **確定診断に必要な検査所見（2項目以上必要）**
  HbFの増加（年齢による補正が必要）
  末梢血の骨髄球系前駆細胞の存在
  末梢血の白血球数＞10×10^9/l
  クローナルな異常（monosomy 7を含む）
  In vitroでのGM-CSFに対する高感受性

MEMO 3

MDS研究 update 1；MDSマウスモデルについて

　MDSのマウスモデルの研究を2編紹介する。1つ目は、近年その変異がAML予後良好因子として、注目されているnucleophosmin（NPM）欠損マウスである（Nature 437：147-153, 2005）[5]。NPMノックアウトマウスは、重症貧血と発育不全（特に大脳の欠損）で、胎生13日までに死亡するが、heterozygoteマウス（NPM+/-）の骨髄中では、赤芽球（多核や分裂異常）巨核球（多核や分離不全）の異形成など、MDSの所見がみられた。NPMの機能不全は中心体の分裂異常に関与し、genomic instabilityを引き起こし、MDSの発症に関与すると考えられた。NPM1遺伝子は5番染色体上に位置しており、MDSではしばしば、5q欠損もみられることからも、NPMとMDSとの関連が示唆された。2つ目は、NCIから、最近帰国された林Dr.の論文（Blood 106：287-295, 2005）を紹介する。11番染色体上に位置するNUP98とその融合遺伝子であるHOX13のトランスジェニックマウス（NHD13 mice）は出生4～7カ月後に、白血球数（好中球、リンパ球）、Hbの低下を来し、末梢血中に巨大血小板やPseudo-pelger核異常を持った好中球の出現がみられた。NHD13マウスの骨髄中には巨核球や赤芽球の異形成もみられ、MDSから一部のマウスは急性白血病へ転化して出生13カ月後までに全例死亡する。従来のマウスモデルより、人のMDSにより近い形で、今後の研究の進展が期待される。

MEMO 4

MDS研究 update 2

　2000年にAML t(8;21)における融合遺伝子であるAML1の変異がMDS患者において報告された（Blood 96：3154-3160, 2000）。また、近年AML1点突然変異を有するMDS/AML症例は、Rasシグナル伝達経路に属する遺伝子変異を高頻度に合併しており、他のAML変異のないほかのMDS/AML症例とは異なる疾患群である可能性が示唆されている（Leukemia in press）。MDSはheterogenousな疾患であるため、cDNA microarrayアッセイにおいても遺伝子発現の程度は様々である。その中でRas遺伝子ファミリー（RAB20）や細胞増殖に関係するARG1の発現増強や、COX2、CD18などの発現低下の報告（Brit J Haematol 125：576-583, 2004）がある。また近年、家族性MDSにおいてhuman myeloid nuclear differentiation antigen（MNDA）遺伝子の発現低下の報告（Cancer Res 66：4645-4651, 2006）があり、MNDAの発現がMDSのmyeloid progenitorのアポトーシスに関わっていることが示唆された。MDSとアポトーシスの関係は多くの論文で報告され（Acta Haematol 111：78-99, 2004）特にlow risk MDS患者検体ではアポトーシスの増加がみられた。一方、近年、アポトーシス以外の細胞死が血液腫瘍疾患において、注目されており、カスパーゼ非依存性のネクローシスがMDS患者骨髄検体における血小板破壊の系において報告された（Blood 105：3472-3479, 2005）。

まとめ

　MDSについて概略を述べた。MDSの骨髄標本には、通常ではお目にかかれない様々な興味深い細胞で満ちあふれている。この興味深い細胞を是非、若手の先生方に味わっていただきたい。そして1人でも多くの先生方が、この難病の治療と研究に携わっていただけることを祈念したい。

参　考　文　献

1) Bennett JM：Proposals for the classification of the myelodysplastic syndromes. Br J Haematol 51：189-199, 1982.
2) Hasle H et al.：A pediatric approach to the WHO classification of myelodysplastic and myeloproliferaive diseases. Leukemia 17：277-282, 2003.
3) World Health Organization Classification of Tumors; Tumors of Haematopoietic and Lymphoid Tissues. Edited by Jaffe ES et al. IARC Washington.
4) Lin YW et al.：NUP98-HOXD13 transgenic mice develop a highly penetrant, severe myelodysplastic syndrome that progresses to acute leukemia. Blood 106：287-295, 2005.
5) Grisendi S et al.：Role of nucleophosmine in embryonic development and tumorgenesis. Nature 437：147-153, 2005.
6) Maschek H et al.：Hypoplastic myelodysplastic syndrome: incidence, morphology, cytogenetics, and prognosis. Ann Hematol 66：117-122, 1993.
7) Tartaglia M et al.：Somatic mutations in PTPN11 in juvenile myelomonocytic leukemia, myelodysplastic syndromes and acute myeloid leukemia. Nat Genet 34：148-150, 2003.
8) Hitzler JK et al.：Origins of leukemia in children with Down syndrome. Nat Rev Cancer 5：11-20, 2005.
9) Li Z et al.：Developmental stage-selective effect of somatically mutated

2. 治療 I

低リスク骨髄異形成症候群
－ 疾患概念の変遷と新たな治療 －

京都大学大学院医学研究科　血液・腫瘍内科学

石川　隆之

　原因不明の血球減少症（広義の不応性貧血）の患者は、のちに白血病を発症することが多いこと、広義の不応性貧血とくすぶり型白血病とは、造血幹細胞の異常を示唆する複数の血球系統の異形成所見を共有することから、FAB グループは広義の不応性貧血とくすぶり型白血病を骨髄異形成症候群（myelodysplastic syndrome：MDS）としてまとめることを提唱した。

　その後、白血病移行の最大の危険因子は骨髄の芽球比率であることが示され、FAB 分類における不応性貧血（refractory anemia：RA）と鉄芽球性不応性貧血（RA with ringed sideroblast：RARS）は、低リスク骨髄異形成症候群と称されるようになった。しかし、低リスク群の中にも短期間に急性白血病に移行する一群の存在が明らかとなり、International MDS risk analysis workshop は、骨髄芽球比率に末梢血所見と染色体所見を加味した International Prognostic Scoring System（IPSS）を提唱した。

　一方、最近提案された WHO 分類では、IPSS の考えを一部とり入れつつ、複数の血球系統における異形成所見を重視し、赤芽球系統に限局した異形成を認める病型のみを低リスク MDS と定義している。

　本章では、FAB 分類からみた低リスク MDS という、本来雑多な疾患の集合体における診断・分類に関する困難さを記すとともに、従来有効な治療法の乏しかった MDS に対しても、近年新規治療薬剤の開発が進み、その結果新たな疾患概念が求められつつある現況をも述べたい。

1）低リスク骨髄異形成症候群の分類
（1）不応性貧血、前白血病状態の概念の成立

　鉄欠乏性貧血、自己免疫性溶血性貧血、遺伝性球状赤血球症などは比較的古くから知られていた。また、巨赤芽球性貧血の概念も 1920 年には成立していた。1926 年にかつて死に至る病であった巨赤芽球性貧血に対する肝臓エキスによる治療法が開発され、のちにノーベル生理学・医学賞が与えられた。1938 年、肝臓エキスを含む各種の治療

薬に反応しない貧血に対して不応性貧血（refractory anemia）という名称が初めて用いられている。

1950年代にビタミンB_{12}の治療応用がなされ、栄養性の貧血が不応性貧血からほぼ完全に除外され、現在の不応性貧血の概念成立のための準備が整った。一方、1953年に、白血病患者の多くで、不応性貧血の状態が先行していたとして、不応性貧血を前白血病（preleukemia）としてとらえることが提案された。その提案には、不応性貧血のすべてが白血病に移行するわけではないという反論がなされている。

1960年にVilterらによって提案された「骨髄過形成を伴いながら治療不応性の貧血」としての不応性貧血の定義と分類を表1に示す。当時も不応性貧血の診断と分類には混乱がみられていたこととともに、当時の問題の多くが現在も未解決であることがみてとれる。

1963年に骨髄芽球比率を問わず、短期間に白血病に移行する疾患をsmoldering acute leukemiaと呼ぶことが提唱された。1970年代に入り、比較的速やかに白血病に移行する疾患として、慢性骨髄単球性白血病ならびに芽球増多を伴う不応性貧血（RA with excess of blast：RAEB）の概念が確立した。

また、前白血病状態としての不応性貧血は、血球形態異常、無効造血、造血幹細胞の異常を示すことが明らかにされ、表2に列挙する多くの概念が提唱された。

表1　Vilterらによる不応性貧血の分類

1. 鉄芽球性貧血
2. 赤芽球癆
3. malignancy type
4. 原発性脾機能亢進症
5. 不応性巨赤芽球性貧血
6. 骨髄過形成を伴う再生不良性貧血

表2　1970年代に提唱された種々の疾患概念

preleukemic status
myeloid dysplasia
stem cell dysplasia
hematopoietic dysplasia
hemopoietic dysplasia
myelodysplasia
myelodysplastic syndrome

(2) FAB グループによる骨髄異形成症候群
（myelodysplastic syndrome）の提唱

1976年、FABグループは、多数の症例の検討に基づいて急性白血病の分類を提唱したが、その際速やかな治療の必要性を根拠に、急性白血病を骨髄の芽球比率が30%以上のものと定義した。その後、1982年に同グループは、急性白血病との境界を明確にするかたちで、血球の形態異常を示し、骨髄の芽球比率が30%未満のものをmyelodysplastic syndromeと呼び、主に骨髄中の芽球比率により表3の5つの亜型に分類することを提唱した。この中でRAEB in transformationの概念は急性白血病への移行のリスクがとりわけ高いことからRAEBやCMMLと区別する目的で新たに導入されたものである。

RA、RARS、RAEBを広義の不応性貧血ととらえた調査研究がなされ、表4に示す診断基準が作成された。そのようにして集められた症例の追跡調査から、骨髄中の芽球比率が最も予後と相関することが示され、RAとRARSをあわせて低リスク骨髄異形成症候群と呼ばれるようになった。

表3 FABグループによるMDSの分類（詳細は別記参照）

Refractory anemia（RA）
Refractory anemia with ring sideroblast（RARS）
Refractory anemia with excess of blasts（RAEB）
Chronic myelomonocytic leukemia（CMML）
Refractory anemia with excess of blasts in transformation（RAEB in t）

(3) 国際予後スコアリングシステム

骨髄芽球比率が高い例のみならず、低い例でも短期間に白血病移行を認めることがある。白血病移行の予後因子を明らかにすることを目的として、世界中から816例のMDS患者情報が集められ、解析がなされた。

FAB分類別の検討では、RAにおいても約20%は数年以内に白血病に移行し、低リスクといわれるものの中に白血病移行高リスク群が混在していることが確認された（図1）。同時に、RAとRARSはそのほかの病型と比べ全体としては急性白血病への移行率に大きな開きがみられているが、生存期間の違いは顕著でなく、低リスクMDSにおいては、白血病移行以上に骨髄不全が予後を左右し、生命予後は必ずしも低リスクではないことがうかがえる。

多変量解析の結果、骨髄の芽球比率とともに、染色体異常と末梢血での血球減少が

表4 不応性貧血（骨髄異形成症候群）の診断基準

厚生労働省　特発性造血障害に関する調査研究班（平成16年度改訂）

1. **臨床所見として、慢性貧血を主とするが、時に出血傾向、発熱を認める。**
2. **血液検査及び骨髄検査で、1）〜3）のすべてを満たす。**
   1) 末梢血で、1〜3系統の血球減少を認める。
      成人で、血球減少とは、ヘモグロビン濃度；男12.0 g/dl未満、女11.0 g/dl未満、白血球；4,000/μl未満　または好中球；1,800/μl未満、血小板；10万/μl未満を指す。
   2) 末梢血及び骨髄の血球形態に異形成所見を認める。
      異形成所見とは、赤血球系では核周囲不整、核間架橋、核融解像、多核赤芽球、巨赤芽球様変化、空胞化など、顆粒球系では小型あるいは大型好中球、低分葉核好中球（偽Pelger-Huet核異常）、過分葉核好中球、好中球顆粒脱失、偽Chediak-Higashi顆粒、環状好中球など、巨核球系では微小巨核球、単核巨核球、円形分離多核巨核球、巨大血小板などを指す。
   3) 末梢血、骨髄のいずれにおいても芽球は30％未満
3. **血球減少の原因となるほかの疾患、病態を認めない。**
   原因となるほかの疾患・病態には、白血病、再生不良性貧血、発作性夜間ヘモグロビン尿症、骨髄線維症、特発性血小板減少性紫斑病、巨赤芽球性貧血、癌の骨髄転移、悪性リンパ腫、多発性骨髄腫、脾機能亢進症（肝硬変、門脈圧亢進症など）、全身性エリテマトーデス、血球貪食症候群、感染症、薬剤起因性血液障害などが含まれる。
4. **以下の検査所見が加われば診断の確実性が増す。**
   1) 正ないし過形成の骨髄所見
   2) 骨髄細胞の染色体異常
   3) 血液細胞の細胞化学的異常（環状鉄芽球、PAS陽性赤芽球、ペルオキシダーゼ陰性好中球、好中球アルカリホスファターゼスコア低下）
5. **診断に際しては、1．、2．によって不応性貧血（骨髄異形成症候群）を疑い、3．によって他疾患を除外し、4．によって診断をさらに確実なものとする。**

注1．1．〜4．を満たすが、骨髄障害を来す放射線治療や抗腫瘍薬の使用歴がある場合は原発性としない。
注2．骨髄異形成症候群の芽球比率はFAB分類では30％未満、WHO分類では20％未満である。

白血病移行の大きな危険因子であることが確認され、白血病移行のリスク別に層別化した国際予後スコアリングシステム（International Prognostic Scoring System：IPSS）が提唱された。

ここで低リスクとされた群の25％白血病移行期間は9.4年である一方、高リスク群ではわずか0.2年であった（図2）。

（4）WHO分類による低リスクMDSの細分類

MDSの疾患概念の成立当初から、RAもしくはRARSにおいて、血球形態異常の程度が強いものは白血病に移行しやすいことが知られていた。しかし、異形成の定義の統一ならびに定量化は困難で、IPSSにおいても解析対象とされなかった。1999年に提唱されたWHO分類では、異形成を各血球系列の10％以上の細胞が何らかの形態異

図1 MDSの予後

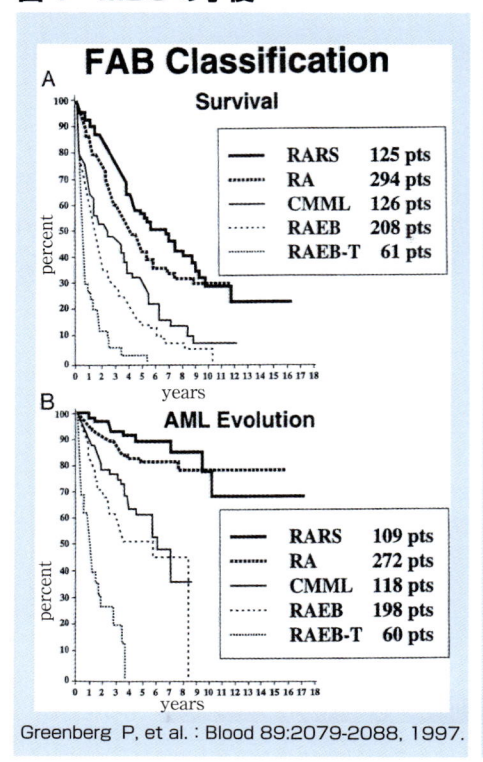

FAB Classification

A Survival
- RARS 125 pts
- RA 294 pts
- CMML 126 pts
- RAEB 208 pts
- RAEB-T 61 pts

B AML Evolution
- RARS 109 pts
- RA 272 pts
- CMML 118 pts
- RAEB 198 pts
- RAEB-T 60 pts

Greenberg P, et al.: Blood 89:2079-2088, 1997.

図2 IPSS

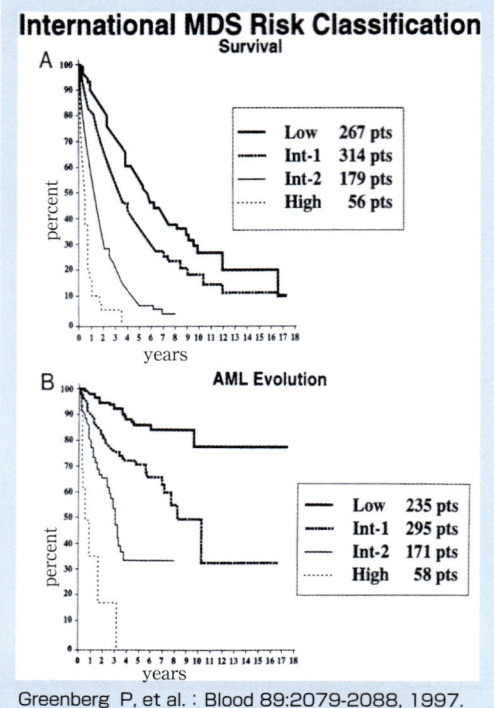

International MDS Risk Classification

A Survival
- Low 267 pts
- Int-1 314 pts
- Int-2 179 pts
- High 56 pts

B AML Evolution
- Low 235 pts
- Int-1 295 pts
- Int-2 171 pts
- High 58 pts

Greenberg P, et al.: Blood 89:2079-2088, 1997.

常を呈することと定義したうえで、異形成が2系統以上の血球でみられるか否かにより、FAB分類でのRAとRARSのいわゆる低リスクMDSを細分類した（表5）。そのうえでWHOグループは低リスクMDSとはWHO分類におけるRAとRARSのみをさすことを提唱している。

最近の報告でRCMD、RCMD-RSはRA、RARSと比べて白血病移行しやすいことが確認されたが、その差は顕著ではなく（図3）、低リスクMDSの予後の推定には当分はWHO分類とIPSSの併用がなされるものと思われる。

表5

FAB分類	WHO分類	FAB分類に追加された定義
RA	RA	赤芽球系に限局した異常
	RCMD	2系統以上の血球系列の異常
	5q-症候群	5q-単独の染色体異常を呈する
RARS	RARS	赤芽球系に限局した異常
	RCMD-RS	2系統以上の血球系列の異常
RA/RARS	MDS-U	上記のどれとも相当しないもの

図3 WHO分類別の白血病移行率

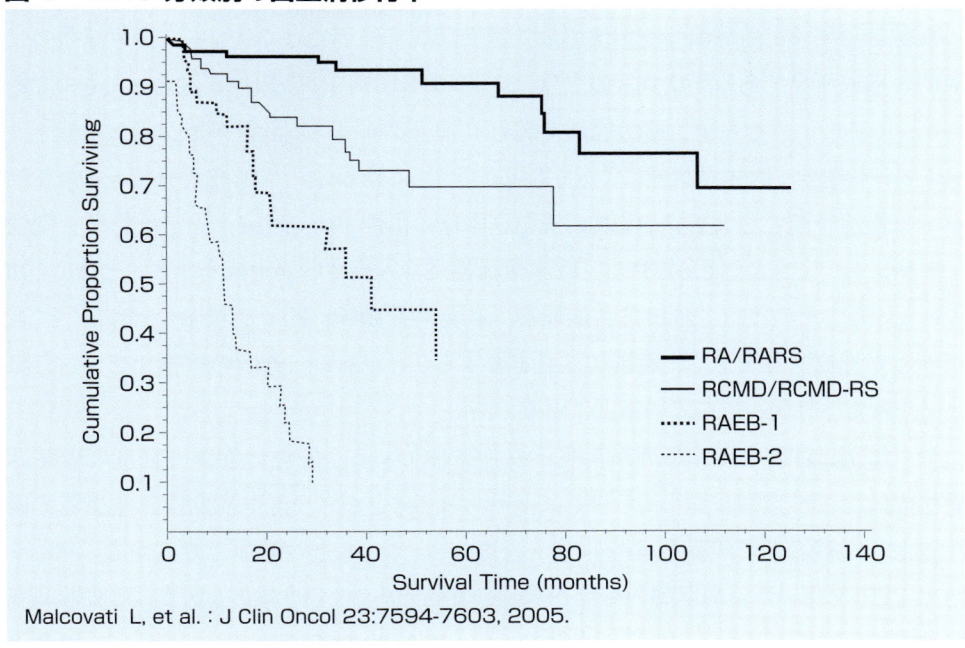

Malcovati L, et al.: J Clin Oncol 23:7594-7603, 2005.

MEMO 1

5q-症候群
　FAB分類ではRAに分類されるもののうち、5番染色体長腕の欠失のみの染色体異常がみられるもの。末梢血では大球性貧血を主徴とするが、血小板数は正常に保たれ、時に著しく増加する。低分葉核など、特徴的な形態をとる巨核球が増加することが特徴で、一部の患者には赤芽球系列の異形成も伴う。欧米ではFAB分類でRAの約10％を占めるが、本邦では5q-単独の染色体異常を示すものは稀（全MDS症例の1％未満）である。一般に急性白血病への移行のリスクは低く、生存期間の予測中央値は12年とされる。

MEMO 2

日本と欧米の低リスクMDSの違い
　5q-症候群のみならず、日本ではFAB分類でRARSの頻度も低い（全MDSの9％、欧米では15％）。また、IPSS提唱後より、日本ではIPSSのLowとInt-1の生存曲線に差がみられないことが報告されてきた。松田らはドイツの血液学者との共同研究により、日本人のFAB分類でのRA患者はドイツの患者に比べて発症年齢中央値が低いこと、また汎血球減少を呈し、異形成を示す血球比率が低く、染色体異常を示さない病型の占める比率が高いこと、またこれらの患者は白血病移行率が低いため、全体としての予後も日本人で良好であることを示した。染色体異常や芽球増加がなく、血球2系統以上の減少がある例はIPSSではInt-1に該当する。それらの患者の予後が比較的よいことが、日本におけるInt-1とLowの差がみられないことの原因と推測される。
　(Matsuda A. et al.: Difference in clinical features between Japanese and German patients with refractory anemia in myelodysplastic syndromes. Blood 106:2633-40, 2005.)

2）鑑別疾患

血球形態異常と血球減少を示すのは骨髄異形成症候群だけではない。赤芽球系の代表的異形成所見である環状鉄芽球とは、ミトコンドリア内に鉄顆粒が沈着したものであるが、RARSのみならず、遺伝性鉄芽球性貧血、アルコール過量摂取、銅欠乏症、イソニアジド投与、低体温状態によっても認められる。巨核球の異形成所見である微少巨核球は慢性骨髄性白血病において、また好中球の偽性Pelger-Heut異常は急性骨髄性白血病においてもよく認められる。巨赤芽球性貧血も高度の異形成を示すことはよく知られている。そのほか、血球貪食症候群、多発性骨髄腫、HIV感染症などにおいても軽度の異形成所見を呈し、鑑別に注意を要することがある。骨髄の線維化を伴った際には、原発性骨髄線維症との鑑別は困難である。

最も鑑別に注意を要するのが再生不良性貧血である。染色体異常や軽度の赤芽球異形成は再生不良性貧血でもしばしば認められることから、再生不良性貧血患者で偶然造血巣の残存した骨髄組織を採取した際には、MDSとの鑑別に苦慮する。MRやFDG-PETを用いた造血状態の確認が鑑別に有効であるという報告もある。造血幹細胞の量的減少に基づくものが再生不良性貧血で、質的異常がMDSというように、両者の疾患概念は異なるものの、診断の決め手が標本の質や観察者の主観に左右されやすい形態学的異形成であること、ならびに境界領域の診断に関するコンセンサスが不十分であることが問題である。

MEMO 3

血球異形成の診断価値

MDSは造血幹細胞に遺伝子異常を生じたために生じる疾患である。遺伝子異常を有する造血幹細胞は成熟過程で新たな遺伝子異常を招きやすく、その結果多くの細胞は最終分化を遂げることができず、骨髄内でapoptosisに陥る。その遺伝子異常を反映するものが形態学的異形成である。

最近、核膜の構成蛋白でクロマチン結合に関与するlamin B受容体の変異が遺伝性Pelger-Huet異常症の発症に関与することが報告された。MDS血球においてもlamin B受容体変異が偽性Pelger-Huet異常の形成に関与している可能性がある。血球自身に内在する遺伝子異常を反映する異形成として考えられているものとしては、偽性Pelger-Huet異常のほかに微少巨核球や好中球顆粒の脱失があげられ、これらの存在はMDS（もしくは造血細胞そのものの異常）の診断に極めて有用である。一方、巨赤芽球様変化は葉酸やビタミンB_{12}欠乏でも認められ、血球自身の遺伝子変化を必ずしも反映したものでない。これらの異形成所見の持つ診断価値は高くない。

3）治療

（1）輸血とサイトカイン療法

前述のように、白血病移行リスクの高くない低リスクMDSにおいても長期予後は不良であり、その死因の多くは造血不全に由来する。貧血はほぼすべての患者にみられ、直接死因となることは稀ながら、確実にquality of lifeの低下を来す。欧米ではHb 8.0g/

MEMO 4

鉄過剰症と鉄キレート剤
　人間が必要とする鉄は1日1〜2mgであるのに対して、赤血球製剤1単位には100mgの鉄を含む。過剰に投与された鉄は排泄されることなく網内系、ついで実質臓器に沈着し、長期間大量の輸血を行うことで肝臓、心臓、内分泌臓器などの機能不全を来し、致命的な転帰をとる。血清フェリチン値が2,000ng/mlを超すと不整脈、肝酵素異常、耐糖能低下などみられるとされ、鉄キレート剤を用いた体外への鉄排泄促進が必要となる。現在使用可能な唯一の鉄キレート剤はdesferrioxamineで、効果を得るためには連日の点滴もしくは持続皮下注射が必要である。しかし持続皮下注射は血小板減少や好中球減少を伴うMDS患者には困難であるとともに、日本では保険適応がない。最近開発が進んでいる経口鉄キレート剤の導入に期待が持たれている。

dlを下回れば輸血を考慮すべきとされているのに対し、日本では、頻回の赤血球輸血による鉄過剰症が懸念され、輸血の閾値は一般的により低い。約3割の低リスクMDS患者にはエリスロポエチン（EPO）の投与（保険適応外）により輸血回数の減少効果がみられる。中でもFAB分類でのRARS例や、血清EPOが高値でない（500mU/ml以下）例に有効性が高い。従来EPOにより十分な反応を得るためには頻回の皮下注射が必要であったが、最近開発された半減期の長いEPO製剤（Darbepoetin alpha）は2〜3週間に1回の投与ですみ、期待が持たれている。

　好中球減少を背景とした感染症は多くの低リスクMDS患者の死因となる。G-CSFやGM-CSFは一時的に好中球増加を来すものの、長期投与により予後の改善は得られないことが臨床試験によって明らかにされた。一方、G-CSFは血小板減少を来すこと、ならびに白血病移行の促進、Sweet症候群などの誘発への懸念もあり、感染症併発時を除いてはその使用はむしろ勧められない。血小板減少症も直接死因となる重大な問題で、血小板輸血は有力な対症療法である。しかし、頻回の血小板輸血はHLA抗体の産生を介してむしろ患者に不利益をもたらすことから、観血的手技の前後、もしくは出血症状や感染症がみられる時を除いては、血小板数1万/μl以上での血小板輸血は慎重であるべきである。

MEMO 5

trisomy 8とBehcet症候群
　難治性口内炎や腹痛を訴え、大腸内視鏡所見から腸管型Behcetと診断された患者さんに、汎血球減少を認め、骨髄検査でMDSと診断される例が時折報告されている。このような場合、染色体分析で8番染色体のtrisomyが認められることが多い。MDS患者の約1割に8番染色体のtrisomyを認め、その中でBehcet様病態を呈するのはごく一部ではあるが、稀な疾患が偶然併発したと考えるにはその頻度が高い。MDSに由来する好中球の機能異常もしくは細胞性免疫の異常が腸管型Behcetに類似した病態を呈するのであろうか。
　（Kimura S, et al.: Trisomy 8 involved in myelodysplastic syndromes as a risk factor for intestinal ulcers and thrombosis--Behcet's syndrome. Leuk Lymphoma 42:115-121, 2001.）

(2) 免疫抑制療法

再生不良性貧血の発症病態として免疫系を介した造血幹細胞の障害が考えられており、anti-thymocyte globlin（ATG）や シクロスポリン A（CSA）を用いた免疫抑制療法が著効を示す。低リスク MDS 患者においても同様の機序が働いていることが想定され、免疫抑制療法が試みられてきた。MDS に対する免疫抑制剤としては海外では ATG が、日本では CSA がよく用いられている。ATG 治療は MDS 患者全体を対象とした場合は奏効率が低いのみならず血小板減少症や血清病などの短期的有害事象の発生率が高い。

しかし、FAB 分類で RA に該当し、発症からの時間が短く、HLADR15 を持つ若年患者に限れば、高い確率（40％以上）で反応がみられている。ATG の効果は多くの場合貧血の改善を含む複数血球に認められ、その効果は長期間持続する。また奏効例における MDS の病型進行率（白血病移行）も低い。日本で行われた CSA の臨床試験でも、WHO 分類で RA の患者に高い奏効率（約 50％）が認められた。CSA は貧血の改善効果が最も高かったが、PNH 型血球を有する例では血小板、好中球の回復もみられ、効果の持続時間も長く病型移行も認めなかった。

このように免疫抑制療法は一部の低リスク MDS 患者に長期間の血球回復をもたらす有望な治療法である。

(3) 5q- 症候群とレナリドマイド

サリドマイドは、抗サイトカイン効果や血管新生抑制効果が知られているが、一部の低リスク MDS 患者に血球回復をもたらす。サリドマイドの誘導体であるレナリドマイドはさらに目覚ましい治療効果を示している。低リスク MDS 全体を対象にした時の有効率は 50％前後であるが、5q- 症候群に限れば 80％以上の奏効率を示し、白血病化した例や 5q- に加えてそれ以外の付加的染色体異常を持つ例においても高い有効率が報告されている。しかも、奏効例においては染色体異常が消失する。5q- 症候群におけるレナリドマイドの作用機序の検討により、本剤の効果が期待される疾患群が同定されれば、WHO 分類は大幅な改定が求められるであろう。

(4) 同種造血幹細胞移植

同種造血幹細胞移植はこの群においても治癒を期待できる有望な治療法であり、高度の輸血依存性があるか繰り返す感染症のみられる例、IPSS で予後不良染色体を持つ例、血球形態異常の著しい例、及び免疫抑制療法によっても造血回復の得られない例で考慮されるべきである。移植の施行にあたっては、患者年齢、全身状態、ドナーとの

HLA 適合性等をも勘案し、患者の同意を十分に得ることが不可欠であることはいうまでもない。これらの条件を満たす患者の中でも、55 歳以下で HLA 一致同胞が得られる場合は高い長期生存率が報告されている。非血縁者間骨髄移植や HLA 一座不適合血縁者間移植などでは、長期生存率は 10% 程度低下することが知られている。

まとめ

低リスク MDS の定義は時代とともに変遷している。また白血化の低リスクであり、生命予後が良好というわけではない。診断においては薬剤などによる二次性の血球減少症のほか、再生不良性貧血との鑑別が重要となるが、再生不良性貧血の診断には、MDS を除外することが求められ、低リスク MDS の診断には再生不良性貧血の除外が必須であるといったように、両者を明確に線引きすることは困難である。一部の低リスク MDS には免疫抑制療法が有効で、再生不良性貧血と同様に PNH 型血球や、HLADR15 の存在が免疫抑制療法の効果の指標になると報告されており、PNH 型血球や、HLADR15 を有する低リスク MDS は、再生不良性貧血と類似した疾患ととらえるべきという考えもある。一方、レナリドマイドの 5q- 症候群に対する驚くべき効果は、MDS に対する新たな分子標的療法薬の開発を促進するとともに、形態学だけに依存しない新たな疾患概念の形成が求められている。

参 考 文 献

1) World Health Organization Classification of Tumors; Tumors of Haematopoietic and Lymphoid Tissues. Edited by Jaffe ES et al. IARC Washington.
2) 吉田弥太郎：改訂第 2 版 MDS の臨床．新興医学出版社，東京，1999．
3) Wintrobe's Clinical Hematology 11th edition, Lippincott Williams & Wilkins, Philadelphia.
4) Bowen D et al.：Guidelines for the diagnosis and therapy of adult myelodysplastic syndromes. Br J Haematol 120：187-200, 2003.
5) 小峰光博ら：不応性貧血（骨髄異形成症候群）診療の参照ガイド．臨床血液 47：27-46, 2006．

3. 治療 II

High-risk MDS に対する治療
（化学療法、造血幹細胞移植）

京都大学大学院医学研究科　発達小児科学

梅田　雄嗣

　骨髄異形成症候群（myelodysplastic syndrome：MDS）は無効造血を特徴とする異常な造血幹細胞の単クローン性増殖疾患である。発症年齢の中央値は70歳前後で高齢者に多く認められる一方、小児血液悪性疾患に占めるMDSの割合はわずか3%程度である。De novoに発生するMDSのほか、先天性疾患に随伴するMDSやアルキル化剤やVP-16などの化学療法後や再生不良性貧血における免疫抑制療法後に発生する治療関連二次性MDSがある（表1）。

　MDSは多彩な疾患群を含んでおり、軽度の造血不全のみで経過観察で対応可能な症例から、異常クローンが増殖力を持ち急性白血病に準じた強力化学療法が実施される例まで症例ごとの臨床経過はきわめて多様である。そのため、治療方針や治療法そのものも症例により大きく異なる。

　この章ではMDSのうち予後不良なハイリスク群の治療、特に化学療法と造血幹細胞移植について概説した。

1）MDS の分類

　1982年Bennettらにより提唱されたFAB分類が従来用いられてきたが、この分類

表1　MDS に付随する異常

先天性疾患
先天性骨髄不全症候群
Fanconi 症候群
Kostmann 症候群
Schwachman-Diamond 症候群
Diamond-Blackfan 症候群
trisomy 8 モザイク
家族性 MDS
獲得性疾患
化学療法／放射線照射の既往
再生不良性貧血

は診断において有意義であるが、予後の決定についての有用性は低いと考えられている。そのため、年齢、血球減少の有無、細胞遺伝子学的異常等を考慮に入れた国際予後スコアリングシステム（International Prognostic Scoring System：IPSS）が提唱された（表2）。このリスク分類によれば、生存期間やAMLへの進行はリスク分類別にみて大きく異なることが示されている。また、年齢の予後に与える影響については、Int-2群及びHR群においては生存率の年齢による差は認めなかったが、Int-1群とLR群では60歳未満の群がそれ以上の群に比べて有意な生存期間の延長を認めた（表3）。この分類は予後の予測だけでなく、化学療法や造血幹細胞移植などの積極的治療を施行すべきか否かの判断にも有用と考えられており、様々な国でのMDS治療ガイドライン作成に用いられている。

　IPSSでは予後因子として特に骨髄芽球の割合が大きなウェイトを占めているが、WHO分類では芽球を20％未満と定義することになったため、厳密な予後判定を行う場合、見直しが必要となることが予想される。また、染色体の異常核型も大きなインパクトを与えるものであるため、病型分類にどのように組み込んでいくかも課題の1つである。

2）治療一般

　MDSの標準的治療は感染症合併時の抗生剤・G-CSF投与や貧血、血小板減少に対

表2　MDSに対する国際予後スコアリングシステム（IPSS）

Prognostic Variable	Score Value				
	0	0.5	1	1.5	2
BM blast (%)	<5	5～10	-	11～20	21～30
Karyotype	Good	Intermediate	Poor		
Cytopenias	0 or 1	2 or 3			

合計点数が0点：Low risk（LR）、0.5～1.0点：Intermediate riks-1（Int-1）、1.5～2.0点の場合：Intermediate risk-2（Int-2）、2.5点以上：High risk（HR）。
核型はGood：正常、-Y、del（5q）、del（20q）、Poor：4つ以上の複雑核型異常または7番染色体異常が、Intermediate：そのほかの異常。
血球減少はヘモグロビン値：10 g/dl未満、好中球数：1,500/μl未満、血小板数：100,000/μl未満。

表3　IPSSスコアに基づいたMDSの予後についての検討

Risk category	Overall score	Median survival(y)		25% AML progression (y)
		All patients	<60y	
Low (33)	0	5.7	11.8	9.4
Int-1 (38)	0.5～1.0	3.5	5.2	3.3
Int-2 (22)	1.5～2.0	1.2	1.8	1.1
High (7)	>2.5	0.4	0.3	0.2

する輸血などの支持療法が中心である。そのほかの治療として、化学療法やビタミンD、E等の分化誘導療法、corticosteroid、サリドマイド及びその誘導体、サイトカイン療法（G-CSF、GM-CSF）などがあげられる。MDSの本態が異常な造血幹細胞の単クローン性増殖疾患であることから、唯一治癒をもたらすのは同種造血幹細胞移植であるが、適応となるのは一部の若年齢のみであり、MDSの多くを占める高齢者に対しては骨髄非破壊的前処置を用いた移植が試みられているにすぎない。

3）化学療法

ハイリスクMDSに対する化学療法には、大きく分けて単剤少量療法と多剤併用療法がある。単剤少量療法ではシタラビン（Ara-C）少量療法が行われているが、完全寛解率は10〜20％前後で寛解持続期間も短く、不十分との見解が多い。5 - アザシチジンは欧米で使用され、その有効性が報告されているが、本邦ではまだ使用できない。

強力な化学療法に用いる抗がん剤の組み合わせとしては持続または大量Ara-C、アントラサイクリン系（ダウノルビシン（DNR）、イダルビシン（IDA）、ミトキサントロン（Mit））にエトポシド（VP-16）、6 - チオグアニン（6TG）、フルダラビン（Flu）、さらにG-CSFやGM-CSFなどのサイトカインを併用したものが中心である。寛解率は40〜60％であり、予後良好因子として若年者（45または50歳未満）、正常核型、FAB分類でRAEB-t、白血病細胞にアウエル小体の存在する症例などがあげられる。寛解率はAMLに遜色ないが、その持続期間は短く、2年以上無病生存中の患者は10％未満で、生存期間の延長に寄与しているのか定まった評価はない。元々MDSは高齢者に多く、治療関連有害事象が高頻度に発生することが知られているが、強力な抗生物質やサイトカインなどの十分な支持療法により治療関連死亡は10％未満に減少してきている。最近ではトポテカン（TOPO）+Ara-Cも注目されており、寛解率はアントラサイクリン系併用のレジメンとほぼ同等で、治療関連死亡率は減少したと報告されている（表4）。

表4　様々なプロトコールの治療成績の比較

Regimen	No.	No. (%)		
		CR	Induction death	Resistant disease
Topo+Ara-C	77	43 (56)	5 (6)	29 (38)
Anthracyclines+Ara-C (+Flu)	270	150 (56)	47 (17)	73 (27)
Topo+Ara-C+Cy	67	35 (52)	11 (16)	21 (31)
Flu+Ara-C	96	52 (54)	22 (23)	22 (23)
P-value		0.96	0.04	0.16

Topo, topotecan; Ara-C, cytarabine; Flu, fludarabine; Cy, cyclophosphamide.

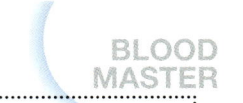

日本成人白血病研究グループ（Japan Adult Leukemia Study Group：JALSG）ではハイリスクMDS及びMDS由来のAMLに対して予備的比較試験を参考にIDA+Ara-Cの単一プロトコールを施行した。高齢、骨髄低形成、またperformance status（PS）の3つを治療関連のリスクファクターとして設定し、抗がん剤の投与減量を行った。本プロトコールは43例に施行され、26例が完全寛解（60.0％）となり、2カ月以内の早期死亡は2例（5.0％）であった（**図1**）。

　治療に影響するリスク因子として年齢（60歳以上）、performance status（2以上）、骨髄低形成を考慮。もしリスク因子が1つあれば80％、2つ以上あれば60％に全コースにおいて投与量を減量。以後は地固め療法を3コース、強化療法を6コース施行。

　小児においても数は少ないがAML型の化学療法を施行した治療成績が報告され、(1) AMLよりも寛解率が低い、(2) 主に骨髄抑制期の遷延による治療関連合併症の頻度が高い、(3) 寛解期間が短く、再発率が高い、といった成人と同様の傾向が報告がされている。本邦では現在日本小児MDS治療研究会が中心となり、MDS99プロトコールが施行されている（**図2**）。

　寛解が得られた場合は強化療法（VP-16 100 mg/m^2/日×5日間、大量Ara-C 3 g/m^2×1日2回×3日間、MIT 10 mg/m^2/日×1日間）を継続、その後速やかに同種移植を考慮する。

図1　MDS-96 プロトコールの寛解導入レジメン

Day	1	2	3	4	5	6	7
Ara-C	↓	↓	↓	↓	↓	↓	↓
IDA	▼	▼	▼				

Ara-C	100 mg/m^2/day、24 hrs、点滴静注		Day1-7
IDA	12 mg/m^2/day、30 min、点滴静注		Day1-3

図2　MDS99 プロトコールの寛解導入レジメン

Day	1	2	3	4	5	6	7	8	9	10	11	12
VP-16	↓	↓	↓	↓	↓							
Ara-C						■	■	■	■	■	■	■
MIT						▼	▼	▼	▼	▼		
TIT						●						

VP-16	150 mg/m^2/day、2 hrs、点滴静注	day 1〜5
Ara-C	200 mg/m^2/day、12 hrs、点滴静注	day 6〜12
MIT	5 mg/m^2/day、1 hr、点滴静注	day 6〜10
TIT	MTX + Ara-C + HDC 髄注	day 6

4) 造血幹細胞移植

　一般的にMDSは化学療法のみでの長期寛解は非常に困難であり、造血幹細胞移植は唯一の根治治療と考えられる。しかし、MDS患者の大多数は60歳以上の高齢者であり、通常の骨髄破壊的な前処置による移植は耐えられない。しかし、高年齢症例はハイリスク群症例が多く、標準的治療のみでは5～6カ月しか平均では生存できない。一方、60歳未満の症例では骨髄破壊的な前処置に耐えうる症例もかなり多いと考えられるが、それでも移植関連合併症死亡のリスクは40％前後と非常に高く、平均の5年生存率は40～60％である。また、この群には標準治療のみで平均生存が5～12年見込まれる低リスク群症例もかなり含まれている。ただし、近年以下に述べる骨髄非破壊的前処置

図3　成人MDSにおける年齢別にみた無病生存率

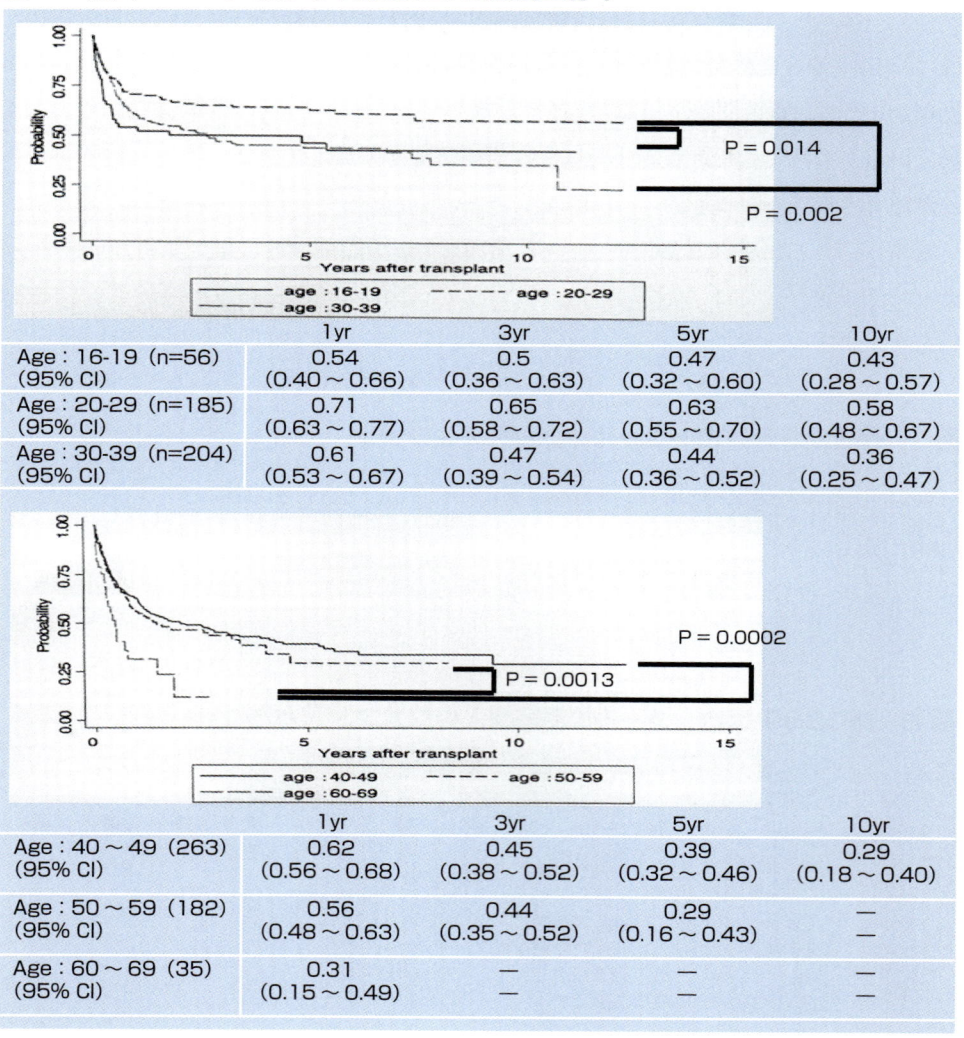

	1yr	3yr	5yr	10yr
Age：16-19 (n=56) (95% CI)	0.54 (0.40～0.66)	0.5 (0.36～0.63)	0.47 (0.32～0.60)	0.43 (0.28～0.57)
Age：20-29 (n=185) (95% CI)	0.71 (0.63～0.77)	0.65 (0.58～0.72)	0.63 (0.55～0.70)	0.58 (0.48～0.67)
Age：30-39 (n=204) (95% CI)	0.61 (0.53～0.67)	0.47 (0.39～0.54)	0.44 (0.36～0.52)	0.36 (0.25～0.47)

	1yr	3yr	5yr	10yr
Age：40～49 (263) (95% CI)	0.62 (0.56～0.68)	0.45 (0.38～0.52)	0.39 (0.32～0.46)	0.29 (0.18～0.40)
Age：50～59 (182) (95% CI)	0.56 (0.48～0.63)	0.44 (0.35～0.52)	0.29 (0.16～0.43)	―
Age：60～69 (35) (95% CI)	0.31 (0.15～0.49)	―	―	―

による移植の登場により高齢者でも移植に耐えうる症例が増えており、今後のSCTの適応も再検討する必要となってきている。本邦での成人MDSにおける年齢別にみた無病生存率を図3に示す。

　欧米の成人MDSに対する造血幹細胞移植の成績を表5に示す。HLA適合同胞からの移植ではどの報告においても無病生存率30～40%、再発率20～40%、移植関連合併症死亡率40%前後であった。予後良好因子としては病型（RA/RARS）、若年者（40歳以下）、発症からの期間が短い、移植時の血小板数が10万/μl以上などがあげられている。HLA一致非血縁者間移植やHLA不適合血縁者間移植では、再発率は血縁者間移植に比べて同等か、むしろ低い傾向である一方、移植関連合併症による死亡率が高く、無病生存率は差を認めていない。自家移植では再発率が高いが治療関連合併症死亡率は低いため、無病生存率は同種移植と比べて差はないとの報告もある。しかし、自家移植の報告は同種移植に比べて症例数が少なく、観察期間が短い。また化学療法による反応が良好な症例が対象として多く含まれているため、寛解後療法としての有用性については未だ確立していない。

　なお、IPSSスコアに基づいた移植成績の検討では251人のMDS症例（年齢中央値

表5　欧米のMDS移植成績（病型、移植種類別の検討）

報告グループ	ドナー	症例数	年齢中央値	病型	DFS	OAS	Rel	TRM
EBMTG	適合同胞	885	—	全て	36%	41%	36%	43%
	非血縁	198	—	全て	25%	26%	41%	58%
	不適合血縁	91	—	全て	28%	31%	18%	66%
	自家	173	—	全て	30%	32%	58%	29%
IBMTR	適合同胞	452	38	全て	40%	42%	23%	37%
NMDP	非血縁	510	38	全て	29%	30%	14%	54%
				RA	30%	—	6%	—
				RAEB	32%	—	8%	—
				RAEB-t	20%	—	22%	—
				AML	18%	—	25%	—
FHCRC	適合血縁	250		非進行例	53%	—	5%	42%
	非血縁			進行例	28%	—	28%	45%
	不適合血縁							
EORTC	適合血縁	39	43	進行例	31%	36%	—	—
	自家	61	48		27%	33%	—	—

表6　IPSSスコアに基づいた移植成績の検討

	SCT (+)	SCT (−)
Low or Int-1	60%	55%
Int-2	36%	35%
High	28%	7%

38歳）を解析し、LowまたはInt-1群以外の症例ではSCTを行わない方が高い無病生存率を示し、SCTを勧めるべきと結論している（表6）。

日本造血幹細胞移植学会の成人MDS移植適応ガイドラインを表7に、成人MDSにおける移植種類別無病生存率を図4に示す。

表7　日本造血幹細胞移植学会の成人MDS移植適応ガイドライン

IPSS	病型	HLA一致同胞	HLA適合非血縁
Low	RA/RARS	R	CRP
Int-1	RA/RARS	R	CRP
	RAEB-1	R	CRP
Int-2	RA/RARS/RAEB-1	D	R
	RAEB-2/RAEB-t	D	R
High	RAEB/RAEB-t	D	R
CMML		D	R
tMDS		D	R
MDS → AML		D	R

D（Definite）：積極的に移植を勧める場合
R（in routine use for selected patients）：移植を考慮するのが一般的な場合
CRP（to be undertaken in approved clinical research protocols）：標準的治療法とはいえず、臨床試験として実施すべき場合

図4　成人MDSにおける移植種類別無病生存率

	1yr	3yr	5yr	10yr
CBT (33)	0.58			
(95% CI)	(0.37～0.75)			
PBSCT (186)	0.58	0.43	0.34	
(95% CI)	(0.50～0.65)	(0.34～0.52)	(0.21～0.47)	
Rel BMT (385)	0.68	0.55	0.5	0.43
(95% CI)	(0.63～0.72)	(0.49～0.60)	(0.44～0.55)	(0.36～0.50)
UR BMT (323)	0.54	0.46	0.44	
(95% CI)	(0.48～0.59)	(0.40～0.52)	(0.37～0.50)	

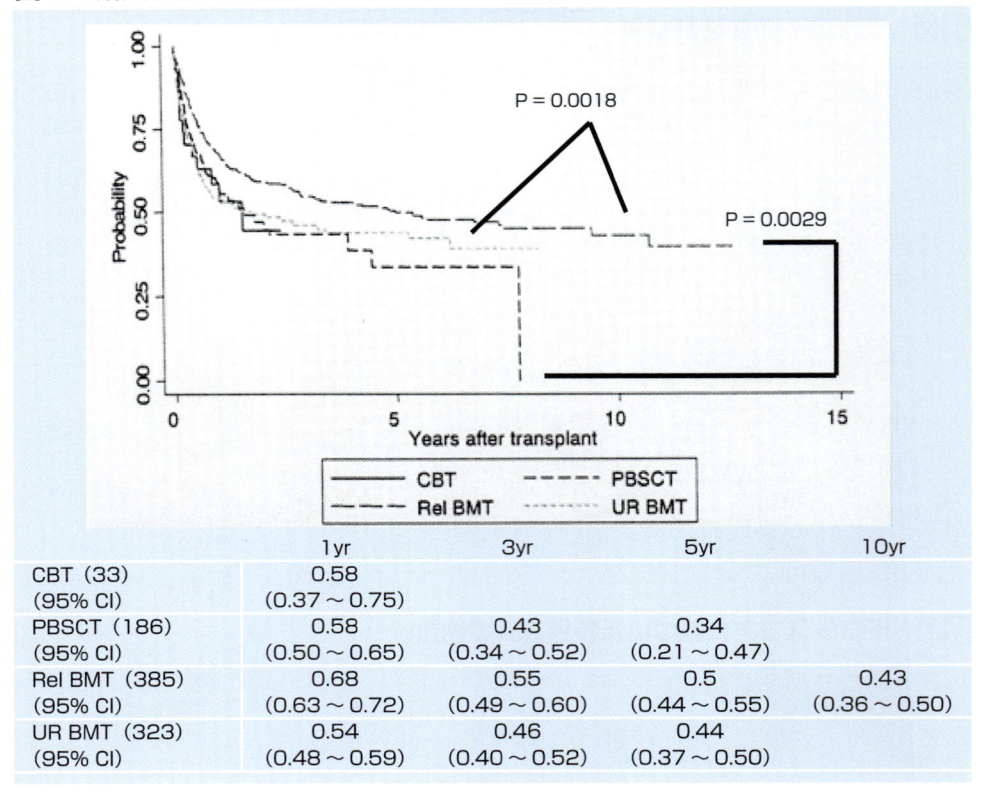

ハイリスク群では再発率の低下を目指した前処置の強化が、逆に低リスク群では移植関連合併症による死亡率の低下を目指した前処置の減量が試みられている。TBIレジメンでは従来のTBI+シクロホスファミド（CY）を強化し、TBI 12Gy+CY 50mg/kg+ブスルファン（BU）7mg/kgやTBI 12Gy+BU 7mg/kgなどが試みられたが、移植関連合併症死亡率が増加し、治癒率向上は望めない成績であった。一方、日本からは進行期のハイリスクMDSに対してTBI 12Gy+Ara-C 2 g/m^2×12+G-CSFによる前処置にて13例に同種移植を行い、無病生存率67.7％、再発率8.3％、移植関連合併症死亡率26.7％と優れた成績が報告されている。非照射レジメンでは通常のBU+CYが使用され、TBIレジメンとほぼ同等の成績であるが、BU血中濃度のモニタリング、静注用BUの使用により副作用が軽減したとの報告も散見される。

　大半のMDS症例は高年齢層に属するので、前処置強度を減弱して移植関連合併症を軽減する移植（reduced-intensity stem cell transplantation：RIST）が注目されてきた。高齢患者のみならず、合併症のため強力な前処置を受けがたい症例でもRISTの

図5　米国ガイドラインにおけるMDS High Risk群治療のチャート

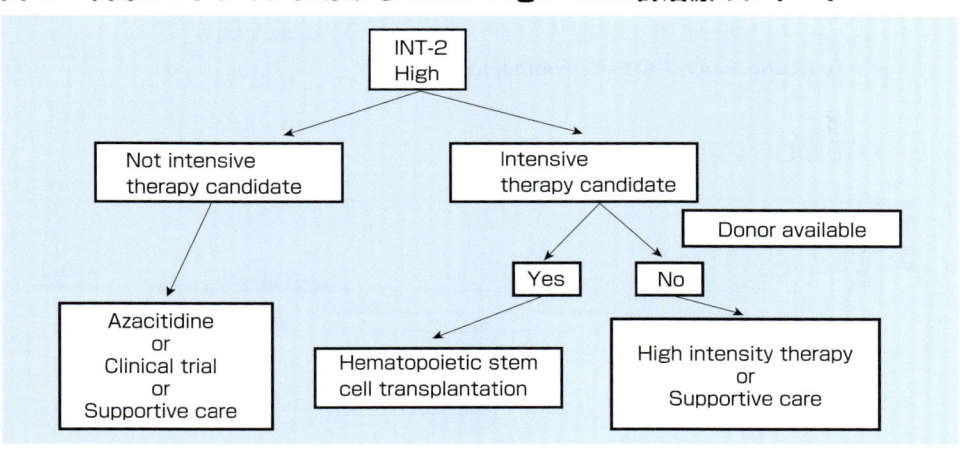

表8　各国のガイドラインのSCT／化学療法の位置づけの違い

	Low、Int-1群への移植	Int-2、High群の適応年齢	移植前化学療法の必要性	非血縁者間移植の適応	RISTの適応
米国	病期進行まで必要なし	60歳以下	勧める	行ってよい	高齢者では好ましい
英国	Int-1群では場合により勧める	65歳以下	Int-2、High群では勧める	場合により勧める	血縁者間：50歳以上 非血縁者間：40歳以上
イタリア	場合により勧める	55歳未満	勧めない？	40歳未満では勧める	積極的には勧めない
日本	場合により勧める	55歳以下	勧める	勧める	臨床試験の枠内で行うべき

対象となり、欧米や本邦においても移植成績が散見されるようになってきた。高齢者に対しては non-myeloablative な前処置による移植成績が報告されている。

米国、英国、イタリア、そして日本においても IPSS に基づいたリスクグループ別に治療方針を決定する治療ガイドラインを作成している。米国ガイドラインにおける MDS High Risk 群治療のチャートを**図5**に示す。

ただし、(1) どのリスクグループを移植適応とするか、(2) 移植適応年齢、(3) 移植前化学療法の必要性、(4) 非血縁者間移植の適応、(5) RIST の適応など、各国で方針の違いが認められる（**表8**）。

なお、余命が長いこと、強力な治療に耐えうる全身状態の症例がほとんどであることなどから、小児では徹底的な根治治療を目指す場合がほとんどである。特に同種移植については、成人の同種移植の治療成績で若年者の成績が良好なことを受け、小児 MDS 患者に対しては以前より積極的に勧められてきている。一旦 AML に転化してしまった後の移植成績が不良なため、診断確定後早期の移植を施行する施設も多い。血縁者間移植では良好な成績の報告が多く、alternative donor からの移植も盛んに行われている。本邦における小児 MDS の移植種類別の無病生存率の比較を**図6**に示す。

RIST では前処置での抗腫瘍効果にあまり期待しない分、移植後の GVL・GVT 効果

図6　小児 MDS の移植種類別生存曲線

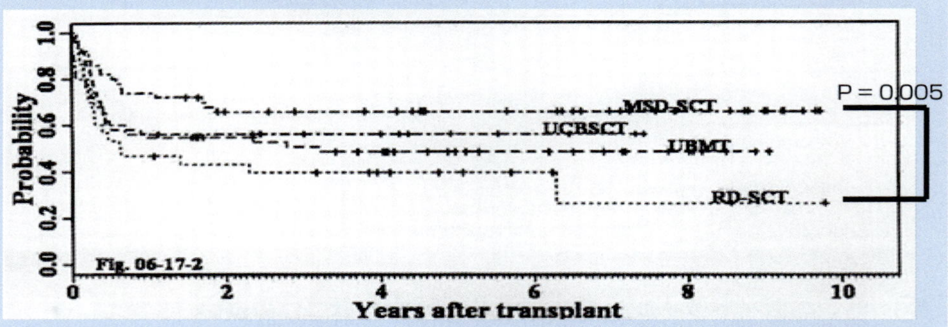

	1yr	3yr	5yr
MDS-SCT (95% CI)	0.74 (0.63〜0.87)	0.66 (0.54〜0.88)	0.66 (0.54〜0.80)
RD-SCT (95% CI)	0.47 (0.32〜0.68)	0.39 (0.25〜0.62)	0.39 (0.25〜0.62)
UBMT (95% CI)	0.55 (0.43〜0.69)	0.5 (0.39〜0.66)	0.48 (0.37〜0.64)
UCBSCT (95% CI)	0.56 (0.40〜0.79)	0.56 (0.40〜0.79)	0.56 (0.40〜0.79)

POINT　各移植ソースの特徴

同種骨髄移植（BMT）、同種末梢血幹細胞移植（PBSCT）、同種臍帯血移植（CBSCT）の各移植ソースの特徴を表9に示す。

が重要となる。GVL・GVT 効果は疾患により様々であり、効果の高いことで知られる CML に比べて MDS では効果を認める症例は一部に限られている（表 10）。

表9 移植種類別の特徴の比較

	同種 BMT	同種 PBSCT	同種 CBSCT
HLA 適合度	原則として一致	原則として一致	一部不適合も可
登録〜移植まで	3〜6 カ月	原則として一致	0〜1 カ月
目標移植細胞数	有核細胞数 2×10^8/kg	CD34 陽性細胞数 2×10^6/kg	有核細胞数 2×10^7/kg
好中球回復	約 3 週間	約 2 週間	約 1 カ月
血小板回復	3〜4 週間	2〜3 週間	2〜3 カ月
急性 GVHD		同程度？高頻度？	低頻度
慢性 GVHD		高頻度？	低頻度
再発率		同程度？低い？	同程度？
生存率		同程度？	同程度？

表10 疾患別に見た再発後のドナーリンパ球輸注による GVL・GVT 効果

	ヨーロッパ	米国	日本
CML			
細胞遺伝子学的再発	14/17（82%）	3/3（100%）	
血液学的再発	39/50（78%）	25/34（74%）	4/4（100%）
進行期再発	1/8（13%）	5/18（27%）	2/10（20%）
AML	5/17（29%）	6/39（15%）	4/16（25%）
ALL	0/12（0%）	2/11（18%）	4/17（24%）
MDS	1/4（25%）	2/5（40%）	4/5（80%）
急性 GVHD	41/122（41%）	58/125（46%）	22/73（30%）

POINT　RIST

　RIST（reduced-intensity stem cell transplantation）は近年広く認識される様になった、(1) ドナー細胞が生着するのに骨髄破壊的な前処置は不要であること、(2) 同種免疫学的な GVL（graft-versus-leukemia）または GVT（graft-versus-tumor）効果が存在すること、という 2 つの概念が前提となっている。移植前処置の強度を弱めて少ない副作用で移植片生着を図り、抗腫瘍効果は前処置よりむしろ GVL（GVT）効果に期待する移植である。この移植法により治療関連毒性が問題となっていた高齢者や臓器障害を有する患者にも同種造血幹細胞移植が可能であり、多くの施設で様々な前処置を用いた臨床研究が盛んに行われている。

　現在まで RIST に用いられている前処置は様々であるが、骨髄抑制の程度により、NST（non-myeloablative stem cell transplantation：造血幹細胞輸注を行わなくても 28 日以内に造血が回復し、同種移植後の造血回復時に混合キメラ状態となる移植、いわゆるミニ移植）と RIST（reduced-intensity stem cell transplantation：造血幹細胞輸注を行わなければ 28 日以内に造血が回復しない、従来の myeloablative な移植と NST の中間に当たる移植）がある。

　これまでに報告された前処置の強度を骨髄抑制と免疫抑制を指標に比較したグラフを図 7 に示す。実際には、ドナーの HLA 一致度や原疾患の種類や進行度を考慮して免疫抑制作用・骨髄抑制作用の強い薬剤、放射線照射を組み合わせていく。また、心臓、肝臓などに臓器障害を有する症例には重篤な各臓器障害が副作用として生じる可能性のある薬剤を避けることが多い。RIST ではプリンアナログのフルダラビン、アルキル化剤、さらに少量の放射線照射の組み合わせが最もポピュラーである。

図7　様々な前処置の骨髄抑制・免疫抑制の強度の比較

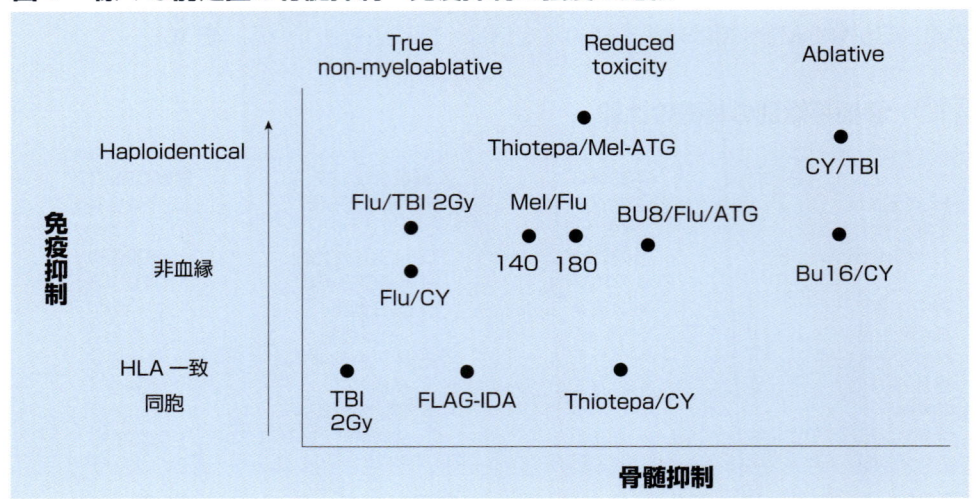

まとめ

　High-risk MDS に対する化学療法は、AML 型の強力な化学療法の導入や支持療法の進歩による治療関連合併症の頻度の低下のため、治療成績の向上を認めている。ただし、化学療法の適応年齢や移植前施行の必要性などの確立していないことも多く、今後の症例の蓄積により望まれる。唯一の根治治療である造血幹細胞移植では、骨髄非破壊的前処置を用いた移植が高年齢症例の適応拡大だけでなく、若年者や小児症例において晩期合併症を減らす治療法として期待が高まっている。

　MDS をはじめとする血液疾患はまずその病型分類や形態学の複雑さに抵抗を感じる医師・医学生が多いと思うが、実際に1人の患者さんを受け持ち、その特徴を把握していけば意外にすんなりと診断・治療法が理解できるようになっていく。また、主治医として化学療法や造血幹細胞移植をサポートした患者さんが元気な姿で退院される時にはいつでも医師となった格別の喜びを感じることができる。この冊子で若い先生の多くが血液疾患に興味を抱いていただければと願っている。

参　考　文　献

1) Alessandrino EP, et al.：Evidence- and consequence-based practice guidelines for the therapy of primary myelodysplastic syndromes. A statement from the Italian Society of Hematology. Haematologica 87：1286-1306, 2002.
2) Appelbaum FR, et al.：Allogeneic bone marrow transplantation for myelodysplastic syndrome：outcomes analysis according to IPSS score. Leukemia 12 Suppl 1：S25, 1998.
3) Bowen D, et al.：Guidelines for the diagnosis and therapy of adult myelodysplastic syndromes. Br J Haematol 120：187-200, 2003.
4) Greenberg P, et al.：International scoring system for evaluating prognosis in myelodysplastic syndromes. Blood 89：2079-2088, 1997.
5) Hasle H, et al.：A pediatric approach to the WHO classification of myelodysplastic and myeloproliferative diseases. Leukemia 17：277-282, 2003.
6) Kantarjian H, et al.：Long-term follow-up results of the combination of topotecan and cytarabine and other intensive chemotherapy regimens in myelodysplastic syndrome. Cancer 106：1099-1109, 2006.
7) NCCN（National Comprehensive Cancer Network）practice guidelines for the myelodysplastic syndromes. version 3. 2006.
8) Okamoto T, et al.：Combination chemotherapy with risk factor-adjusted dose attenuation for high-risk myelodysplastic syndrome and resulting leukemia in the multicenter study of the Japan Adult Leukemia Study Group（JALSG）：results of an interim analysis. Int J Hematol 72：200-205, 2000.
9) Okamoto S, et al.：Treatment of advanced myelodysplastic syndrome with a regimen including recombinant human granulocyte colony-stimulating factor preceding allogeneic bone marrow transplantation. Br J Haematol 104：569-573, 1998.
10) Ooi J, et al.：Unrelated cord blood transplantation for adult patients with advanced myelodysplastic syndrome. Blood 101：4711-4713, 2003.
11) Storb, RF, et al.：Non-myeloablative transplants for malignant disease. Hematology（Am Soc Hematol Educ Program）：375-391, 2001.
12) 森島剛久, ほか：造血細胞移植マニュアル. 日本医学館, 東京, 2004.
13) 内山卓, ほか：不応性貧血（骨髄異形成症候群）診療の参照ガイド. 臨床血液 47：47-68, 2006.

4. 移植とGVHD

京都大学大学院医学研究科　発達小児科学

平松　英文

　骨髄移植法の確立以来、造血器悪性腫瘍疾患や骨髄不全疾患、さらには先天代謝異常などの非悪性疾患に対して造血幹細胞移植法が行われている。移植後には実に様々な合併症が起こる可能性があり、それぞれをしっかり念頭に置いて治療をしていかねばならない。移植片対宿主病（graft versus host disease：GVHD）は移植患者さんのQOLや生存をおびやかす最も重要な合併症の1つである。本稿ではGVHDの診断、治療、ならびに最近の知見に即してその病態生理と新しい治療法などについて解説する。最後に、なぜ臍帯血移植ではGVHDが起こりにくいのか考えてみたいと思う。

1）GVHDの臨床
（1）急性GVHD

　急性GVHDは移植後2〜3週後にしばしば発熱を伴って発症する。もっと後になって発症することもある。定義上は移植後100日以内に発症するものを指している。まず、どのような症状があるのかをみていきたい。

標的臓器

　急性GVHDが起こる臓器はほぼ限られていると考えてよい。3つの標的臓器がある。

①皮膚

・症状

　いろいろなパターンがありうるが一般には、手掌、足底、顔面などの紅斑から始まり、進行すると次第に斑状丘疹の形態をとりながら拡大していく。発熱としばしば掻痒感を伴う。重症化すると全身の紅皮症から水疱形成、表皮剥離へ進行することがある。特殊なタイプとしてざ瘡様のものや毛孔一致性のものがあり、毛孔一致性のものは重症化するとの意見もあるが、必ずしもそうはいえないようである。

・病理

　薬剤や放射線の影響などが大きく、GVHDに必ずしも特異的とはいい切れない面に

注意する必要があるが、数少ない客観的証拠を得るために皮膚生検はよく行われている。典型と思われる皮膚面を選んで、局所麻酔ののち、トレパンと呼ばれる円柱形の器具を使って真皮層からくりぬいて病理へ提出する。

病理分類としては、

Grade Ⅰ	表皮基底細胞の液状変性、表皮・真皮接合部のリンパ球浸潤
Grade Ⅱ	表皮の海面状態（spongiosis）、表皮細胞のapoptosisないし好酸性壊死とそれを囲むリンパ球浸潤（satellitosis）
Grade Ⅲ	表皮真皮間の裂隙形成
Grade Ⅳ	表皮の真皮から剥離

以上の古典的分類が広く用いられているが、施設間のばらつきなど、必ずしも統一的な診断がなされていない現状がある。

②肝臓

・症状

　直接ビリルビン優位の高ビリルビン血症（2.0mg/dl以上）で定義づけられているが、それに先立ってAST/ALTの上昇がみられることが多いので、ビリルビンの上昇がみられる前から注目しておく必要がある。あわせて胆道系酵素も上昇し、重要な所見である。なお、肝単独のGVHDはきわめて稀とされているので鑑別する際にほかのGVHDがあわせて存在するかは重要な情報である。

・病理

　肝GVHDでは合併する出血傾向で生検が見送られたりして初期の病理組織がとられることが少ないうえに、感染の合併や治療による修飾などの変化が加わり、判断は難しいことを心にとめておかなければならない。また、後述するVODは分布が不均一であることから鑑別上注意が必要である。麻酔下に針生検で検体を採取する。肝腫大がなく（肋間から狙わなくてはならない）、出血傾向がある例などではなかなか生検に踏み切りづらいものである。以下のGradingがある。

Grade Ⅰ	25％以下の小葉間胆管に異常（変性・壊死）
Grade Ⅱ	25〜50％の胆管に異常
Grade Ⅲ	50〜75％の胆管に異常
Grade Ⅳ	75％以上の胆管に異常

③消化管

・症状

　上部消化管症状としては食欲不振、悪心、嘔吐などがあり、下部消化管症状に水様性もしくは血性下痢があり、イレウスに至ることもある。前処置や様々な薬剤によって

容易に合併しうる症状であることから、ある程度の症状があれば上部消化管あるいは大腸ファイバーによって視診上ならびに病理所見上GVHDがないかを調べる。腸管単独のGVHDは頻度的には少なく、通常皮膚などのGVHDに合併して起こる。

・**病理**

腸：陰窩基底部に以下の病変が存在。

Grade I	空胞変性を伴うアポトーシス（exploding crypt necrosis）と少数のリンパ球浸潤
Grade II	好中球の浸潤をみる crypt abscess
Grade III	crypt loss
Grade IV	粘膜の脱落

胃・十二指腸：腺頸部にアポトーシスと少数のリンパ球浸潤を認める。空胞化は目立たない。

鑑別診断

　繰り返しになるが、上記の臨床症状さらには病理所見までもが様々な疾患でも認められることから、鑑別すべき疾患を念頭に置いて検査、治療を行うことが非常に重要である。鑑別診断だけでも一冊の本になるぐらいであるが、通常頭の中に入れておかなくてはいけないものを列挙した。さらに悩ましいことには複数の病態が同時に存在することも稀でなく、治療が互いに相容れないケースなどで難渋することもある。

① **RRT（regimen related toxicity）**

　大量化学療法や放射線治療によって発疹、肝機能異常、下痢などが生じることはむしろ普通のことで、症状的にGVHDと区別できない。RRTによるこれらの臓器障害は典型的には移植後1週間程度までにみられ、その後は軽快傾向となっていく点でGVHDとは異なる。

② **薬剤性**

　移植前後に用いられる薬剤すべてが鑑別対象である。とはいってもいくつかの薬剤は特徴的な症状を呈することがあり、知っておくべきである。シクロスポリン、FK506による肝機能障害はビリルビン上昇を伴うことも多く、肝GVHDと非常に紛らわしい。薬剤血中濃度を適正に保ち、経過をみて判断することになる。MTXによる手指、足底の有痛性紅斑や水疱、Ara-Cによる手指の紅斑もしばしば経験され、GVHDとの鑑別が問題となりうる。薬剤投与と症状出現のタイミング、以前投与した時の症状などから判断する。抗生物質による発疹、肝機能異常、下痢及び、ステロイド剤や高カロリー輸液による肝機能障害などにも注意が必要で、薬剤の減量や中止も考慮してやはり経過の中

で判断する。

③ engraftment syndrome（ES）

移植後2〜3週間にわたって末梢血中の白血球はカウントできないほど低い時期が続きやがて上昇するわけであるが、上昇がみられる前後に発熱がしばしば経験される。この際にみられる病態を生着症候群（engraftment syndrome）と呼ぶ。生着時にみられる高サイトカイン血症によってcapillary leakが起こることがESの原因と考えられている。症状としては①発熱、②皮疹、③低酸素血症、④体液貯留傾向がみられる。下記の診断基準がある。

大基準
敗血症・感染症によらない38.3℃以上の発熱
全身の25%を超える範囲に認められる紅斑様皮疹
非心原性の肺うっ血、肺浸潤影と低酸素血症を伴う。

小基準
肝障害（総ビリルビン2mg/dl以上またはAST/ALTが正常の2倍以上）
腎機能障害（血清クレアチニンがベースラインの2倍以上）
2.5%以上の体重増加
他の原因では説明できない一過性脳症状

大基準が3つともそろうか、大基準が2つで小基準が1つ以上でESと診断するというものである。もちろん、絶対的なものではない。一般にステロイドが著効し、mPSL 1（〜2）mg/kgの投与で速やかな解熱が得られることが多く、典型例では短期間でステロイドを中止することが可能である。しかしながら、GVHDとの区別は必ずしも明確にできるわけではなく、ESで発症してGVHDに移行することもしばしば認められるため、経過に注意が必要である。

④ 感染症

移植後早期の白血球減少時期には感染症はほぼ必発と考えてよいが、白血球が上昇した後も細菌に加え、ウイルスによる感染症がみられる。病原体によってその発症時期には大まかな特徴があり、有名な表を附した（**表1**）。

患者さんが発熱した際には、血液培養を採取し起炎菌同定につとめる。CMV、ADV、HSV、VZV、EBVなどによる肝炎、腸炎などは臨床症状から診断することは事実上不可能である。CMVに関しては定期的な抗原血症やPCRのモニタリングが一般的で、発症の前に治療を開始する。そのほかのウイルスも、発熱そのほかの症状が出現した際に抗原やPCRによって同定につとめるが、腸粘膜など、組織の生検が必要なこともある。いずれにしても、早期から疑って検査を行うことが重要で、重症化してからの治療

表1 IDSA/CDC guidelines

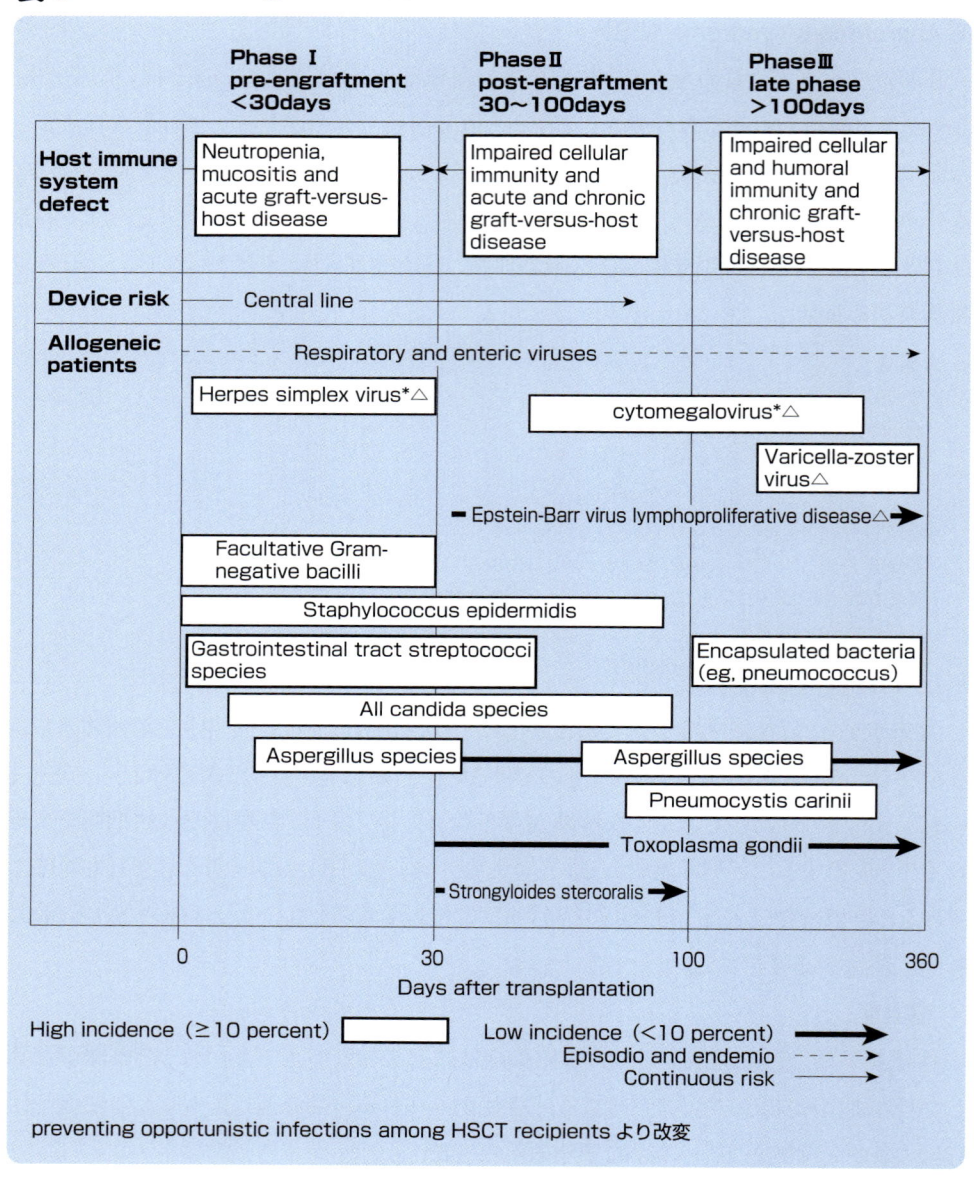

	Phase I pre-engraftment <30days	Phase II post-engraftment 30〜100days	Phase III late phase >100days
Host immune system defect	Neutropenia, mucositis and acute graft-versus-host disease	Impaired cellular immunity and acute and chronic graft-versus-host disease	Impaired cellular and humoral immunity and chronic graft-versus-host disease
Device risk	← Central line →		
Allogeneic patients	← Respiratory and enteric viruses →		

(Phase I) Herpes simplex virus*△
(Phase II) cytomegalovirus*△
(Phase III) Varicella-zoster virus△
Epstein-Barr virus lymphoproliferative disease△ →
Facultative Gram-negative bacilli
Staphylococcus epidermidis
Gastrointestinal tract streptococci species
Encapsulated bacteria (eg, pneumococcus)
All candida species
Aspergillus species
Aspergillus species
Pneumocystis carinii
Toxoplasma gondii
Strongyloides stercoralis

Days after transplantation: 0, 30, 100, 360

High incidence (≧10 percent) □
Low incidence (<10 percent) ──▶
Episodio and endemio ┈┈▶
Continuous risk ───

preventing opportunistic infections among HSCT recipients より改変

では難渋することが多く、早期発見早期治療が必要である。肝臓や肺における感染では、真菌感染など特徴的所見をとるものがあり、特に画像診断が鑑別に役立つ。

⑤ hepatic VOD（veno-occlusive disease）

VODは化学療法による内皮傷害の結果、微小静脈が閉塞することで引き起こされる肝障害を指し、大量化学療法後の合併症として頻度の高いものである。その成因については必ずしも明らかではないが、肝内細静脈や類洞の内皮傷害が局所的な過凝固状

態を引き起こし、肝内静脈のうっ滞からひいては門脈圧亢進を来すとされている。臨床症状としては、移植後2〜3週以内に発症する有痛性肝腫大・体液貯留・輸血不応性血小板減少があげられる。詳細に述べるスペースはないが、移植後早期の肝腫大を伴う肝障害、特に輸血不応性の血小板障害が認められるケースでは、VOD を念頭に置いた検査が必要である。

⑥ TMA（thrombotic microangiopathy）

TMA は微小血管の内皮が障害されることによって過凝固状態となり、凝固因子が浪費されるとともに、微小血栓から微小循環障害が起こり腎臓、腸管そのほかの多臓器に障害をもたらす病態の総称である。臨床所見として MAHA（microangiopathic hemolytic anemia）の所見（破砕赤血球増加を伴った溶血性貧血と血小板減少）と、微小循環障害による臓器症状として腎障害と高血圧、肝障害、虚血性腸炎（下痢、血便）などがあげられる。複数の要因が考えられるが、中でもシクロスポリン A や FK506 が血管内皮障害に絡んでいるとされ、これらの薬剤の適正使用が重要である。移植後にみられる TMA は比較的近年になるまで十分な認識がされなかったので、GVHD の増悪として過度の免疫抑制療法が行われ、さらなる症状の増悪を招いていたと考えられている。GVHD とは治療の方向性が違うため、鑑別として重要な病態である。さらにやっかいなのは、TMA は単独で起こることもあるのだが、GVHD に合併することも少なからずあり、診断、治療に難渋する。GVHD に対して免疫抑制を強化する時は、MAHA の所見が増悪しないか注意が必要である。すなわち、末梢血中の破砕赤血球をモニタリングし、貧血、網赤血球上昇、LDH 上昇、ハプトグロビン低下に注意しなくてはならない。GVHD であっても、過剰な免疫抑制の強化は TMA の合併・増悪を招き、重大な臓器障害に発展しうることを念頭に置く必要がある。

重症度判定

いくつかの分類法があるが本邦では日本造血幹細胞移植学会のガイドラインがよく用いられている（表2）。

経過中、最も症状がひどかった時の stage、grade が記載される。

GVHD 発症頻度

さて、今まで述べてきたような GVHD はいったいどれぐらいの頻度で起こるのであろうか？ GVHD の発症で最も重要な因子は組織適合性である。ヒトの組織適合性を司る遺伝子は HLA（human leukocyte antigen）であるが、そのうち A 座、B 座、DR

表2　GVHDの重症度判定

【臓器障害のstage】

Stage[a]	皮膚 皮疹（%）[b]	肝 総ビリルビン（mg/dl）	消化管 下痢（ml/day）[c]
1	＜25	2.0〜2.9	500〜1,000 または持続する嘔気[d]
2	25〜50	3.0〜5.9	1,000〜1,500
3	＞50	6.0〜14.9	＞1,500
4	全身性紅皮症（水疱形成）	≧15.0	高度の腹痛・出血[e]（腸閉塞）

a) ビリルビン上昇、下痢、皮疹を引き起こすほかの疾患が合併すると考えられる場合はStageを1つ落とし、疾患名を明記する。複数の合併症が存在したり、急性GVHDの関与が低いと考えられる場合は主治医判断でstageを2〜3落としてもよい。
b) 火傷における"rule of nines"（成人）、"rule of fives"（乳幼児・小児）を適応。
c) 3日間の平均下痢量。小児の場合はml/m^{2}とする。
d) 胃・十二指腸の組織学的証明が必要。
e) 消化管GVHDのstage4は、3日間平均下痢量＞1,500mlでかつ、腹痛または出血（visible blood）を伴う場合を指し、腸閉塞の有無は問わないことにする。

【急性GVHDのgrade】

Grade	皮膚 stage		肝 stage		消化管 stage
Ⅰ	1〜2		0		0
Ⅱ	3	or	1	or	1
Ⅲ	―		2〜3		2〜4
Ⅳ	4	or	4	or	―

注1）PSが極端に悪い場合（PS4、またはKarnofsky score＜30%）、臓器障害がstage4に達しなくともgradeⅣとする。GVHD以外の病変が合併し、そのために全身状態が悪化する場合、判定は容易ではないが急性GVHD関連病変によるPSを対象とする。
注2）"or"は、各臓器障害のstageのうち、1つでも満たしていればそのgradeとするという意味である。

ドナー別急性GVHD重症度
（1991年から1999年までの初回移植〜日本造血幹細胞移植学会データ）

GVHD（grade）	0	Ⅰ	Ⅱ	Ⅲ	Ⅳ
同系	78.8%	3.5%	7.1%	2.4%	0.0%
HLA適合同胞	46.8%	26.2%	15.2%	5.1%	3.0%
HLA不適合同胞	33.0%	26.5%	18.7%	10.2%	6.5%
HLA適合非血縁	30.4%	31.4%	20.7%	7.9%	5.2%

座の3カ所の対立遺伝子一対ずつで合計6座が適合していることが造血幹細胞移植において必要とされている。特別なケースでは、完全に適合していなくてもドナーにすることも可能ではあるが、本稿では触れない。また、血縁か非血縁でもGVHDの発症頻度が変わってくる。他の因子として、高年齢、GVHD予防法の簡略化、感染症などがあげられる。では、本邦での発症頻度をみてみたい。ちなみに高年齢、GVHD予防法の簡略化、感染症などもGVHD発症のリスク因子となる。

本邦のデータで注目すべきは、HLA適合非血縁間において重症GVHDの発症頻度がHLA適合同胞と比べても遜色ないほどに低いことである。標準リスクの小児白血病

における欧米のデータを引用すると、HLA適合同胞間では2度以上が19～33%であるのに対し、非血縁ではT細胞除去を行わなければ2度以上で60～78%、3度以上が36～50%と非常に高い頻度を示している。これは、HLA以外の組織適合性抗原が日本人間では一致する可能性が高いが、欧米人非血縁者間では低いためと理解されている。本邦と欧米で、GVHD予防法のみならずドナー選択から移植適応に至るまで考えが異なっているのはそのためである。

予防法

　同種造血幹細胞移植においては、たとえHLAが完全に一致した同胞であってもGVHDを発症しうるので予防が必須である。その予防法については多分に経験に基づくもので統一的なものはないが、以下に述べるような方法が一般的である。後述するが、GVHDは抗腫瘍効果であるgraft-versus-leukemia effectとオーバーラップしていると考えられているため、患者年齢や疾患と病期、移植細胞ソースなどとのかねあいで、どの予防法をとるかを決めることになる。

① short-MTX+CSP（cyclosporine）

MTX： 15 mg/m² (i.v.) day 1
　　　10 mg/m² (i.v.) day 3, 6, (11)
　　　日本では10 mg/m² (day 1) 及び7 mg/m² (day 3,6,11) や、さらにday 11を省略する方法もよく採用されている。
CSP： 1.5 mg/kg (d.i.v) 12時間毎 day -1 ～
　　　6.25 mg/kg (p.o.) 12時間毎経口投与可能になった時点より day 50まで
　　　（移植後2～3カ月後まで血中濃度（トラフ値）が150～250 ng/mlとなるよう調節）
　　　以降、週に5%ずつ減量し、慢性GVHDが発症していなければ6カ月で中止。

　CSPの主たる副作用は腎障害、浮腫、高血圧、肝障害などで血中濃度の上昇とも起こりやすくなる。適宜、血中濃度を測定し、有効域に入っていることを確認しなければいけない。そのほか、注意すべきものとして脳症、TMAの合併などがある。これらは必ずしも血中濃度が高い時に起こるとは限らず、これらの副作用を頭に浮かべていることが診断に必須である。CSPの減量・中止が必要となる。

② short-MTX+FK506

MTX： 　　15 mg/m² (i.v.) day 1
　　　　　10 mg/m² (i.v.) day 3、6、11
FK506： 0.03 mg/kg (cont. i.v.)　day -1 ～
　　　　　0.15 mg/kg (p.o.)
　　　　　経口投与可能になった時点より day 50まで（血中濃度（トラフ値）を day 50までは15～20 ng/ml に保つ）
　　　　　以降、週に5%ずつ減量し、慢性GVHDが発症していなければ6カ月で中止。

主たる副作用は腎機能障害、膵ラ氏島障害による血糖上昇、高血圧症などがあげられる。やはり、血中濃度のモニタリングが必要である。また、CSPと同様に血中濃度に関係なく脳症、TMAの合併がありうるので、使用中は注意が必要である。

③ mPSL+cyclosporine

mPSL :	0.5 mg/kg（2分割）	day 7 〜 day 14
	1.0 mg/kg（2分割）	day 14 〜 day 28
	0.5 mg/kg（内服）	day 29 〜 day 42
	0.3 mg/kg（内服）	day 43 〜 day 56
	0.2 mg/kg（内服）	day 57 〜 day 72
CSP :	5 mg/kg（cont. i.v.）	day-1 〜 day 3
	3 mg/kg（div）	day 4 〜 day 14
	3.75 mg/kg（div）	day 15 〜 day 35
	10 mg/kg（内服）	day 36 〜 day 83
	8 mg/kg（内服）	day 84 〜 day 97
	6 mg/kg（内服）	day 98 〜 day 119
	4 mg/kg（内服）	day 120 〜 day 180

　欧米で多く用いられている方法である。真菌感染やウイルス感染、糖尿、高血圧など、ステロイドによる副作用に十分注意する必要がある。

治療

① primary treatment（初回治療）

　一般には急性GVHD grade Ⅱ以上で治療的介入を行う。しかし、高リスク群や、早期発症もしくは急速悪化例、発熱が強い例などでは早期に治療を開始する。初期治療薬としては、mPSLあるいはPSL 1〜2 mg/kg/dayを1日2分割で開始するのが一般的である。教科書的には2週間投与して5日ごとに0.2 mg/kgずつ減量するとされているが、もちろん絶対的なものではなく、経過をみながら減量のスピードを加減する。primary treatmentで不十分と考えられるのは、①治療開始3日目以降の病状の悪化、②治療開始7日目の時点で不変（特に肝と腸管のstage 3以上の臓器障害）、③治療開始14日目の時点で効果不十分（特に肝と腸管のstage 2以上の臓器障害）のケースで、以下のsecondary treatmentに移る。ステロイド剤減量中の場合は、それぞれ3、7、14日間の観察期間をもって判定する。

② secondary treatment（二次治療）

　　ステロイドパルス療法
　10〜20 mg/kgのmPSLを3〜5日間投与し、以後漸減する方法で、本邦での第1

選択となっている。TMAや重症感染症を招くおそれが強く、開始にあたっては鑑別診断が必要である。欧米ではパルス量ではなくmPSL 2〜4 mg/kg/dayを行われることが多いようである。primary treatmentとしてのステロイド漸減中の再燃に対しては効果が期待できるが、ステロイドに最初から不応の例では無効例が多く、治療に難渋する確率が高いことを覚悟せねばならない。

③ ATG

欧米ではステロイド抵抗例に用いられることが多い。ウマATG（リンフォグロブリン®）10〜15 mg/kgあるいはウサギATG（サイモグロブリン®）1.25〜2.5 mg/kg 5〜6日間連日あるいは隔日投与。奏効率は30%程度とされている。高度のリンパ球減少を来し、EBウイルスの再活性化を含め感染症合併率が高い点で注意が必要である。

④ その他の薬剤

・mycophenolate mofetil（MMF）

腎移植で使用されてきた免疫抑制剤である。骨髄非破壊的な前処置による移植で、生着促進を目的にむしろよく使用されている。シクロスポリン、FK506と副作用がオーバーラップしない点で併用しやすい薬剤だが、GVHDに対する効果は様々である。主な副作用は消化器症状と骨髄抑制である。

・抗体療法

T細胞に対する抗体である抗CD3抗体が先駆的なものであるが、再燃・増悪に加え、リンパ増殖性疾患の合併などが報告され、現在、本邦ではあまり一般的ではない。そのほか、GVHDに関与するサイトカインであるTNF-αや、IL-1、IL-2などに対する抗体、さらにB細胞に対する抗体の臨床応用が試されている。

・PUVA

紫外線に対する増感剤である8-methoxypsoralenを内服後、紫外線A波を照射するPUVA療法は尋常性乾癬などに用いられているが、GVHDにも応用されている。一般に皮膚症状に対しての効果が報告されている。近年、アフェレーシスで末梢血単核球にUVA照射する方法が一部の施設で行われ、皮膚のみならず肝GVHDにも効果があったとする報告もある。

(2) 慢性GVHD

定義上、同種骨髄移植後、100日以後に発症する自己免疫疾患様の病態を指す。単に発症時期だけでなく、病状も若干異なり、慢性GVHDは膠原病との類似点が多く、晩期のQOLや生命予後にも影響を及ぼす重要な合併症である。生着した造血幹細胞

から新たに分化してきたリンパ球によって引き起こされると考えられているが、適切な動物モデルが存在しないせいもあって、病態生理には未だ不明な点が多く存在する。

臨床症状

多彩な症状を呈しうる。主な臓器別症状を列記する。

① 皮膚

慢性GVHDで最も高頻度にみられるのが皮膚の扁平苔癬様皮疹である。カサカサとして鱗屑を有するような疹が顔面、手掌、足底などに出る。しばしば、かゆみを伴う。進行すると、毛細血管拡張や色素沈着あるいは色素脱失を伴って皮膚は萎縮状になっていく。皮膚付属器にも病変が及び、爪の変形や萎縮、脱毛、発汗障害を伴うこともある。現在では少なくなったが、重症例では強皮症様変化を来し、関節拘縮に至ることもある。扁平苔癬様疹の病理学的所見としては角質の増生、表皮の肥厚、表皮突起の鋸歯状延長、基底膜の液状変性、基底・基底上層のアポトーシス、表皮真皮接合部のリンパ球浸潤がみられるとされる。

② 口腔粘膜

口腔粘膜病変も慢性GVHDで頻度が高いものである。唾液分泌障害による口腔乾燥、疼痛を伴う扁平苔癬様病変はカンジダ症類似の所見を呈することがある。進行すると粘膜の萎縮、潰瘍や乾燥により齲歯を生じる。

③ 消化管

主として上部消化管に障害をもたらし、食欲不振、嚥下障害や疼痛がみられるが、頻度的には高くない。内視鏡にて剥離性食道炎の所見を認める。

④ 肝臓

胆汁鬱帯型の肝障害を示す。胆管系酵素、ビリルビン、肝トランスアミナーゼの上昇を特徴とするが、急性GVHDに比べて胆管系酵素がより高い傾向がある。肝臓単独の慢性GVHDも稀で、皮膚、粘膜病変に伴っていることがほとんどである。病理学的には原発性胆汁性肝硬変と類似の所見を呈するとされ、胆管上皮の変性、胆汁鬱帯を示す慢性肝炎の像を示し、重症例ではportal triadでの小胆管の消失を認めるとされている。

⑤ 呼吸器症状

閉塞性細気管支炎（bronchiolitis obliterans：BO）が代表的である。慢性GVHDに感染、放射線などの複数の要因でもたらされる肺障害の終末期像と考えられている。臨床像としては進行性の乾性咳嗽と労作時呼吸困難がみられる。CT上air trappingや

bronchiolectasis、hypoattenuation などの所見があり、組織学的には細気管支の破壊と線維化による閉塞がみられる。膠原病や心移植、肺移植においても同様の所見が知られている。一般に気管支拡張剤は無効でステロイドや免疫抑制剤の増量が試されるが、奏効するのは 20% 以内といわれている。治療に抵抗性のものは徐々に進行し、予後不良である。

BOOP（bronchiolitis obliterans organizing pneumonia）は移植中後期にみられる病態で、抗がん剤使用や膠原病に合併することが知られ、何らかの免疫異常が関与していると考えられる病態である。咳嗽、呼吸困難を主徴とするが、発熱を伴うことが多い点で BO とは異なる。CT 上、consolidation や small nodule を認めるが、BAL を施行しても感染症の証拠は得られず、抗生剤にも不応性である。BO と異なりステロイドによく反応するので、高率に治癒が望める疾患である。

IPS（idiopathic pneumonia syndrome）は移植後 1〜2 カ月の早期に発熱、咳嗽、労作時呼吸困難などの症状で急性に発生する予後不良の肺障害の一群である。画像所見としては、間質性肺炎様の像を呈する。全身放射線照射が発症のリスクとされているが、原因はよくわかっていない。

⑥ 造血器障害

骨髄機能不全によって血球減少や免疫不全状態に陥ることがある。実際、慢性 GVHD における死亡原因の多くが感染症によるものである。

⑦ その他

稀ではあるが、漿膜炎によって胸水、腹水や心嚢水の貯留を来す例や、筋膜炎、筋炎、末梢神経炎、自己抗体の出現など膠原病類似の様々な症状を来しえる。

病型

① 発症様式から

　progressive type：活動性の急性 GVHD から移行する
　quiescent type：急性 GVHD が一旦、軽快したのちに発症する
　de novo type：先行する急性 GVHD を伴わないもの
に分けられるが、progressive type が最も予後不良で、de novo type は治療に反応しやすく予後良好とされている。

② 病変の広がりから

　limited type（限局型）
　限局性皮膚病変 and/or 肝機能障害（生検による）

extensive type（全身型）
　①広範な皮膚病変が存在する場合
　②限局性皮膚病変 and/or 肝機能障害の場合、以下の少なくとも1つ以上が存在
　　a.肝生検：chronic aggressive hepatitis、bridging necrosis または肝硬変
　　b.眼病変：Schirmer's test にて 5mm 以下
　　c.口腔・口唇粘膜生検：GVHD の所見
　　d.GVHD による多臓器病変：鼻腔病変、消化器症状（食道病変、慢性下痢、
　　　進行性るい痩など）、呼吸器症状（閉塞性肺疾患、bronchiolitis obliterans）、
　　　血小板減少、自己抗体産生、自己免疫疾患、生殖器慢性炎症
　一般的に限局型は治療に反応しやすく、予後良好群である。

頻度

　本邦のデータによるとHLA適合同胞間骨髄移植では約40%の頻度で、うち限局型43%、全身型57%、de novo 40%、quiescent 43%、progressive 16%となっている。欧米に比して全身型やprogressive typeが少ない傾向が認められる。HLA適合非血縁者間骨髄移植における慢性GVHDの発症については、HLAのDNAレベルでの完全一致移植例では45%、AもしくはB座のDNA型不一致例で60%、AあるいはBの他、C、DRあるいはDQのDNA不一致例では77%との報告がありHLAの不適合と相関が認められている。しかし、非血縁者間移植における慢性GVHDの発症率は欧米に比べて低頻度ではあるものの、急性GVHDほど大きな差にはなっていないことからHLA以外の要因が大きく関連していると考えられる。

治療

　限局性の慢性GVHDは通常予後良好で、ステロイド軟膏塗布などの局所療法で治療が可能である。限局型でも症状が強く、増悪していくケースや全身型では免疫抑制療法を開始する。慢性GVHDでは年余にわたって症状が持続し、免疫抑制剤を中止できないこともしばしばある。通常、PSL ± CSP（or FK506）から開始し、1月程度を目安に可能であればゆっくりと減量に入る。投薬が長期に及びやすいため、ステロイドによる副作用やCSPによる腎障害などの副作用に注意が必要である。PSL ± CSP 不応例にはFK506への切り替え、ステロイドパルス、mycophenolate mofetil（MMF）、PUVAなどが行われている。近年、サリドマイドが有効な治療薬として評価を受けているが、当初考えられたほど効果は高くはないようである。

2）GVHD の基礎

GVHD の臨床について記述してきたが、基礎的な研究が進んできたのは比較的近年になってからのことである。

急性 GVHD に関しては動物実験により、すでに 1960 年代には以下にあげる条件が必要であるということがわかっていた。

・移植片に免疫担当細胞が含まれていること。
・宿主にはドナーに含まれない移植関連抗原が発現していること。
・宿主が免疫学的に不全状態にあること。

現在では「免疫担当細胞」の主たるものは T 細胞で、「移植関連抗原」の最も重要なものが主要組織関連抗原（major histocompatibility complex：MHC）であることがわかっており、急性 GVHD に関しては以下のようなシナリオが提唱されている。

(1) 第一段階（前処置による組織障害）

化学療法や放射線療法などの前処置によりレシピエントの腸管粘膜、肝臓、皮膚な

図1　GVHDの3つの相

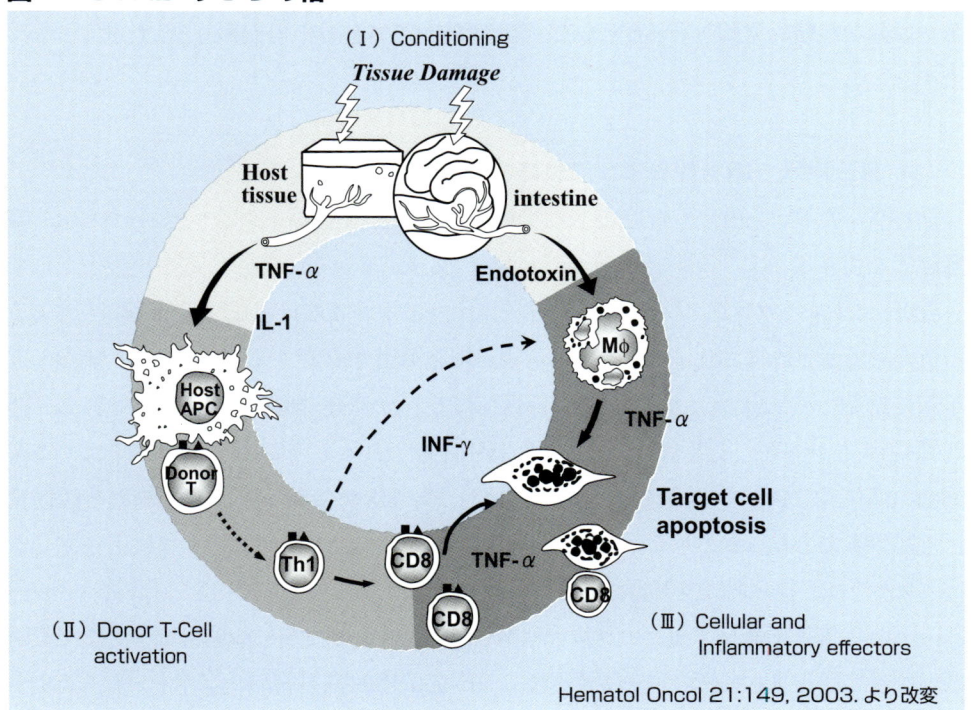

Hematol Oncol 21:149, 2003. より改変

どが組織障害を起こす。これにより活性化されたレシピエント由来の細胞から炎症性サイトカインが分泌されるが、中でも TNF-α や IL-1 が GVHD の引き金を引く重要なサイトカインとされている。そのほか、血中では上昇がみられない多くのサイトカインが局所でどのような働きをしているのかよくわかっていない。前処置によって傷ついた腸管からは腸内細菌由来の LPS が血中に流出し、炎症性サイトカインとともにレシピエント側の抗原提示細胞を活性化する。活性化された抗原提示細胞は ICAM-1 や VCAM-1、MHC class Ⅱなどの発現を増強させ、抗原提示能が高まった状態になる。

(2) 第二段階（ドナーリンパ球の活性化）

レシピエント側の抗原提示細胞が活性化された状況下でドナー由来のリンパ球が大量に輸注されることになる。造血幹細胞移植時には大量のドナー由来の T 細胞が同時に輸注され、アロ抗原（HLA 一致移植であれば主として minor 抗原、HLA 不一致であればそれに HLA 抗原が加わることになる）を認識しうる T 細胞の活性化が起こる。一般に、ある抗原に特異的な T 細胞受容体を持つ T 細胞の存在頻度はきわめて低いのだが、アロ抗原特異的な T 細胞の頻度は 1,000 倍にも及ぶとされており、免疫学における 1 つの謎となっている。ドナー由来の活性化された T 細胞は増殖を始め、IL-2 や IFN-γ などのいわゆる Th1 サイトカインを分泌するヘルパー T 細胞への分化が進む。その結果、第一段階を継続、増強させるとともに、細胞傷害性 T 細胞や NK 細胞を活性化していくことになる。

(3) 第三段階（細胞性および液性臓器障害）

活性化したドナー由来の細胞傷害性 T 細胞及び NK 細胞がレシピエントのさらなる臓器障害を引き起こす。Fas/Fas ligand の系と perforin/granzyme の系が重要とされているが、これらをノックアウトしたマウスをドナーに用いても GVHD を引き起こしうることが実験で示されており、ほかの経路による細胞障害が存在するようである。また、近年 NK 細胞の GVHD における役割が注目されている。NK 細胞には活性化受容体と抑制性受容体があり、後者は様々な HLA（HLA-C、HLA-E その他）を認識しての NK 細胞の活性化に歯止めをかけている。したがって、HLA の不一致は NK 細胞を活性化して細胞障害を起こすと考えられるが、マウスモデルでは NK 細胞のアロ反応性がレシピエントの抗原提示細胞を破壊するため GVHD を緩和し、一方で GVL（graft-versus-leukemia）効果を発揮するという報告もあり、NK 細胞の役割についてはまだまだ不明の点が多く存在する。また、先に述べた TNF-α は標的臓器細胞のアポトーシスを引き

起こすことから臓器障害を来し、IL-1は炎症の急性期タンパクの産生を促すなど炎症を助長する方向に働いて第三段階にも作用する。

3) GVHD制御のための新しい戦略

（1）モノクローナル抗体療法

① anti-TNF α（infliximab）

GVHD発症の第一段階に重要なTNF-αに対する抗体。特に腸管GVHDに有効例が多いとされる。

② anti-CD52（alemtuzumab）

リンパ球、単球に発現するCD52に対する抗体で現段階では、GVHD予防としての使用の方が多い。

③ anti-IL2R α（daclizumab）

IL-2受容体α鎖に対する抗体で活性化T細胞を除去する。効果に関する報告は一定しない。免疫を制御する働きのあるregulatory T cellをも破壊するため、好ましくないという意見もある。

④ anti-CD20

GVHDにおける液性免疫の働きはよくわかっていない。しかし慢性GVHDでは関与が大きいことが疑われており、皮膚病変などを中心に有効であるという報告がある。

（2）免疫抑制剤

① mycophenolate mofetil

guanosine nucleotide blockerで腎移植など、臓器移植の拒絶防止に導入された薬剤である。現在は生着促進を目的にシクロスポリンやFK506とともに使用されることが多い。

② sirolimus

造血細胞の増殖抑制効果を持ち、腎移植など、臓器移植の拒絶防止に導入された。GVHDにも有効とする報告がある。

（3）その他

① extracoproreal photopheresis

紫外線のリンパ球に対する毒性を利用してアフェレーシスした末梢血単核球にUV-Aを照射する方法で、一部の施設で有望な結果が得られている。

② **mesenchymal stem cell**

　機序はよくわかっていないものの、間葉系幹細胞にリンパ球の活性化を抑える作用が報告されている。実際、GVHD患者に投与して有効であったとする報告があり、現在もヨーロッパで治験が進行中である。

③ **サリドマイド**

　慢性GVHDに効果を認める報告がある。機序としてサイトカイン産生の抑制や血管新生の抑制が知られているが、GVHDにおいては詳細はよくわかっていない。

4) GVHDと移植成績

　しばしば引用される図を提示する（図2）。図は骨髄移植を施行された造血器悪性腫瘍患者の再発率を移植細胞ソース別及びGVHDの発症別にみたものである。一見して明らかなように、双生児やT細胞除去を行った群では高い再発率がみられている。これらの群ではGVHDは低頻度でしか起こらない。また、GVHDのなかった群ではGVHDのあった群と比べ、高い再発率が観察された。このことから、GVHDは再発防止効果（GVL効果）を持っていることがわかる。しかしながら、GVHD発症者の中には重症GVHDで死亡する例が含まれるため、再発防止効果は重症GVHDに相殺され、生存率の向上につながらない。現在、GVHDとGVLを分離すべく精力的な研究が行われている。いつの日にか、GVL効果だけを思い通りに得られる技術が手に入るのかもしれない。

図2

Blood 75, 1990 より抜粋、改変

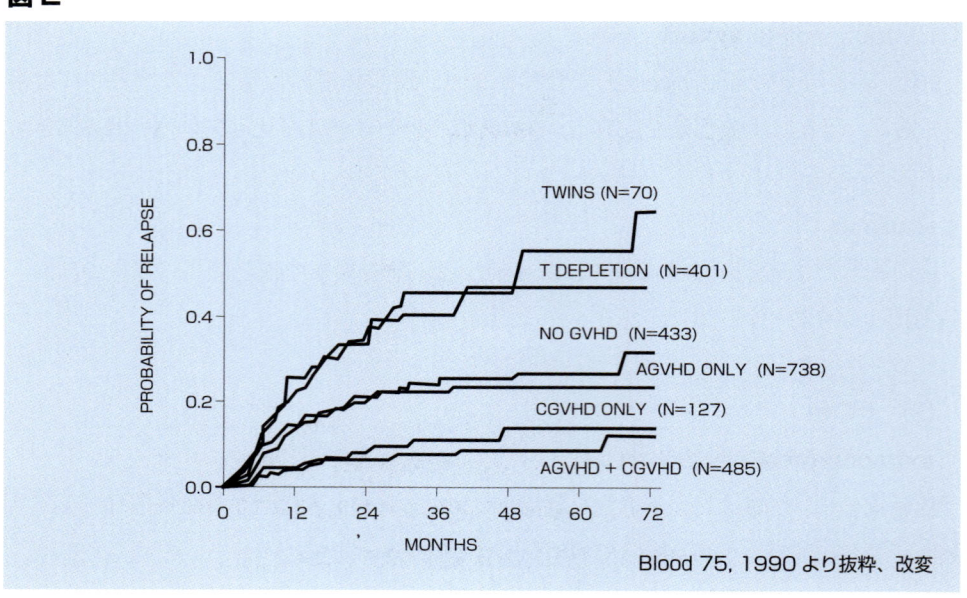

まとめ

　GVHDの臨床症状と鑑別、治療さらには病態生理について概説してきた。なかなかすぐに頭の中に入れるのは大変かもしれないが、GVHDを俯瞰して理解する一助となれば幸いである。

　さて、最後に冒頭に掲げた問いを考えてみたい。なぜ臍帯血ではGVHDが少ないのか？　現在の考えではGVHDを起こす主たる細胞であるT細胞の質的差違がその原因とされている。臍帯血中のT細胞はそのほとんどすべてがナイーブTと呼ばれるT細胞からなる。T細胞は抗原の刺激を一度も受けたことのないナイーブT細胞と、かつて受けたことのあるメモリーT細胞に分類でき、ナイーブT細胞を活性化するには強い活性化シグナルが必要である。したがって、臍帯血移植ではGVHDの第二段階が進みにくいからというのが答となるが、本当にそれだけであろうか？　T細胞が極端に減った時、生体では成熟T細胞が分裂してT細胞の数を増やす homeostatic proliferation というメカニズムが働き、T細胞を増やす。メモリーT細胞の homeostatic な増殖は免疫の寛容を成立させにくいという報告がある。臍帯血に含まれるたくさんのナイーブT細胞は、GVHDにどのように絡んでいるのであろうか？　また、臍帯血中のNK細胞は成人に比べると活性が低いとされている。これらのNK細胞はGVHDや移植成績においてどう影響するのだろうか？　これらは今後の研究と臨床データにより明らかにされるであろう。臨床的にはすでに確立された治療法である造血幹細胞移植においても、まだまだ未知とされるメカニズムがたくさん存在する。血液学は細胞を取り出して直接調べられる利点から、基礎研究と臨床が近いところにあってお互いに急速に発展してきた分野である。今後も臨床と研究が両輪となって、患者さんに還元できる成果が次々に得られることを願いつつ、稿を終えたいと思う。

第Ⅳ章 多発性骨髄腫

1. 多発性骨髄腫の病態

2. 骨髄腫の画像診断

3. 骨髄腫の染色体異常

4. 造血幹細胞移植を用いた多発性骨髄腫の治療

5. 多発性骨髄腫に対する化学療法

はじめに

　この"BLOOD MASTER"は多くの研究会とは異なり、症例を中心にして、症状、検査、診断から治療まで、いろいろな角度から勉強しようとするものである。しかも、研修医から血液学に興味を持ち、このきわめてエキサイティングな領域に足を踏み入れてみようとしている若い臨床医を主な対象としている。私も研修医のころ、将来消化器病を自分の専門領域にしようと考えていた。しかし、自分の目でみて診断し、治療方針を決定し、実施するまで主体的にかかわることができ、しかも外科のでる幕のない血液疾患に次第に魅せられるようになり、この道を歩んできた。

　本章は多発性骨髄腫（multiple myeloma：MM）をとりあげた。MMほど多彩な臨床症状を呈する血液疾患はほかにない。臨床経過が長く、放射線科や整形外科、神経内科などいろいろな診療科による集学的な診療が必要な代表選手ともいえる。すなわち、1人の骨髄腫の患者さんを担当することにより、臨床医はきわめて多くのことを学ぶことができる。

　MMの治療はこの数年の間に大きく進歩した。VAD療法を中心にした化学療法や造血幹細胞移植、そしてボルテゾミブやサリドマイド、それにレナリドマイドなどによる新しい分子標的治療法など選択肢は広がり、それぞれの治療法の位置づけも変わってきた。しかし、患者さんの立場からは、かえって治療方針やその選択方法が理解しにくくなったかも知れない。したがって、医師には、解明された病態と最新の治療法を充分理解して、患者さんに分かりやすく説明することが求められている。

　本章では2つの症例をとりあげた。担当医になったつもりでMMの多彩な病態をつかんでいただければと思う。特別講演では、MMの診断と治療に造詣の深い清水一之先生に診断のトピックスと最新の治療法をお話しいただく予定である。今日一日、MM漬けになって、明日からの診療に生かしていただければ幸いである。

　最後に参考資料として後で利用できるような素晴らしい小冊子を執筆していただいた諸先生方、それにこの"BLOOD MASTER"というユニークなプログラムを支援していただいた大日本住友製薬株式会社に厚く御礼を申し上げる。

京都大学医学部附属病院　輸血細胞治療部
教授　前川　平

第Ⅳ章　症例提示

●症例 1

症　　例：55 歳、女性、多発性骨髄腫（Bence Jones 蛋白 - κ 型 Stage ⅢA）
家 族 歴：乳癌（姉）、高血圧（父、母）、心疾患（父）
既 往 歴：特記すべきことなし
現 病 歴：平成 16 年 9 月に腰痛のため近医を受診、腰椎の圧迫骨折を指摘された。
　　　　　翌 17 年 1 月に B 病院を受診し、骨髄腫が疑われ、精査中に、急速に腎機能が悪化。3 月 8 日に C 病院へ緊急入院した。
　　　　　ビスホスフォネート製剤の投与及び VAD 療法を 3 月 9 日、4 月 17 日、5 月 10 日より開始した。同院入院時の BUN 42.3 mg/dl、Cre 4.7 mg/dl、Ca 15.6 mg/dl、尿蛋白 3.1 g/day であったが、同院退院時には、BUN 34.3mg/dl、Cre 1.9 mg/dl、Ca 9.5 mg /dl、尿蛋白 1.2 g/day まで改善した。
　　　　　自己末梢血幹細胞移植を施行するため、5 月 17 日に当科へ転院した。
身体所見：身長 145 cm、体重 46.5 kg。血圧 102/80 mmHg、脈拍 102/ 分、整。結膜に貧血あり、黄疸は認めず。表在リンパ節触知せず。
　　　　　胸部聴診上異常なし。腹部平坦、軟、両下腿浮腫を認めず。

●入院時検査所見 (2005.3.8)

\<peripheral blood\>		\<biochemical test\>			
WBC	7730 /μl	LDH	352 IU/l	TP	7.3 g/dl
Neut.	78 %	AST	23 IU/l	Alb	4.2 g/dl
Lym.	11 %	ALT	18 IU/l	A/G	1.36
Mon.	5 %	ALP	310 IU/l	Alb	57.6 %
Eos.	3 %	T-Bil.	0.4 mg/dl	α1	3.6 %
Bas.	3 %	BUN	42.3 mg/dl	α2	13.2 %
RBC	257 × 10⁴ /μl	Cr	4.7 mg/dl	β	9.9 %
Hb	8.7 g/dl	UA	9.7 mg/dl	γ	15.7 %
Ht	25.7 %	β₂MG	29.5 mg/l		
Plt.	30.2 × 10⁴ /μl	CRP	1.41 mg/dl		
		Ca	15.6 mg/dl		
		FBS	103 mg/dl		
		IgA	88 mg/dl		
		IgG	935 mg/dl		
		IgM	24 mg/dl		

\<Urine\>
pH 7.0, glucose (±), protein (2+) (3.1 g/day), BJP (+), RBC (3+), urobilinogen (±)

\<24hr CCr\>
5.6 ml/min

●第Ⅳ章 多発性骨髄腫

●骨髄検査所見（2005.2.17）

nucleated cell		$17.7 \times 10^4/\mu l$		
megakaryocytes		$55/\mu l$		
blast	0.4 %	lymph	18.4 %	
pro	1.2 %	mono	2.2 %	
myelo	2.2 %	plasma cell	11.8 %	
meta	9.0 %			
band	14.4 %	erythroid	9.0 %	
seg	29.8 %			
eosin	1.4 %	M/E 比	6.58	
baso	0.2 %			

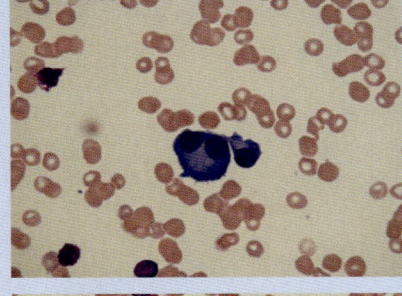

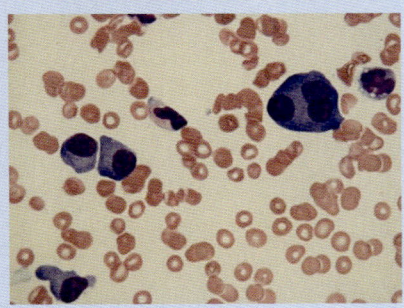

G-band　46, XX

●Greipp 分類

mature myeloma cells
　核網粗剛 (dense clumping)
　核 <8 μm、核小体 <1 μm
　細胞質発達良好、核偏在、核周明庭発達

immature myeloma cells
　核網繊細 (diffuse)
　核 >10 μm、核小体 >2 μm、かつ細胞質豊富
　核偏在、核周明庭あり

intermediate myeloma cells
　いずれの型にも属さないもの

plasmablastic myeloma cells
　Immature と同様であるが、細胞質がより乏しい
　核中央位、核周明庭少ないかもしくは欠く

●予後の予測

国際病期分類（International Staging System：ISS）

血清アルブミン(mg/dl)		
3.5以上	stage Ⅱ	stage Ⅲ
3.5未満	stage Ⅰ	stage Ⅱ
	<3.5	≥3.5

β₂ ミクログロブリン（μg/dl）

生存期間の中央値
stage Ⅰ　　62 カ月
stage Ⅱ　　44 カ月
stage Ⅲ　　29 カ月

その他
　血小板数が低い場合
　LDH や CRP、カルシウムが高い場合
　骨髄腫細胞の型が「芽球型」である場合

染色体異常
　del13
　t(4;14)

●骨 X-ray 像

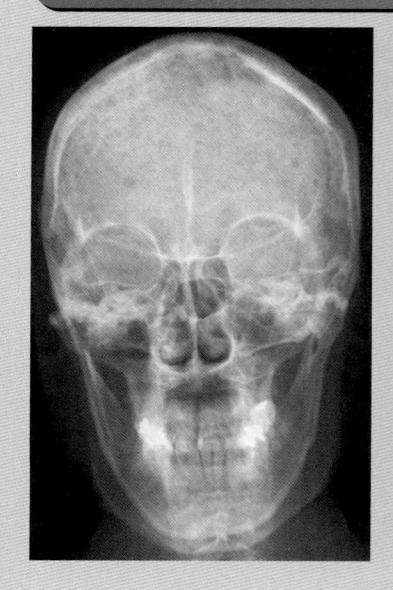

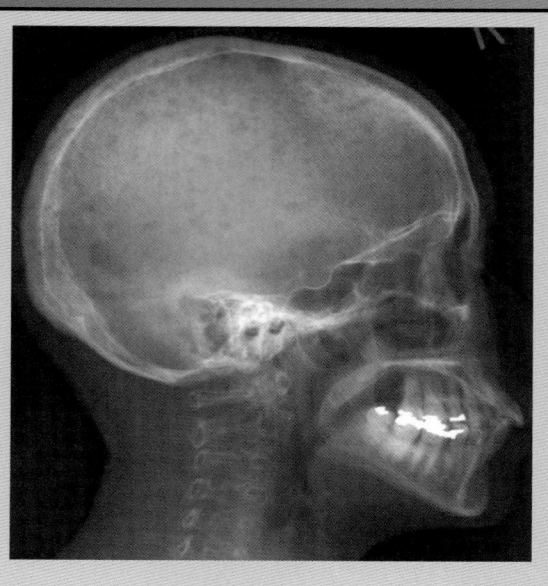

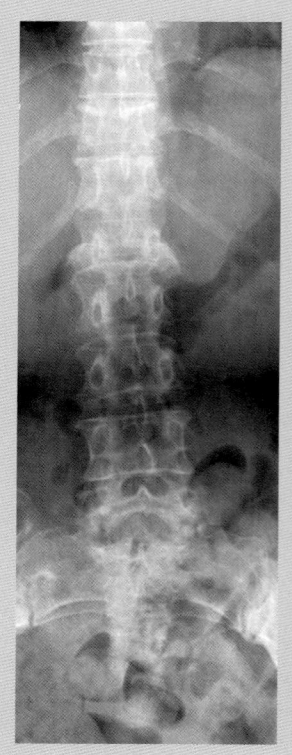

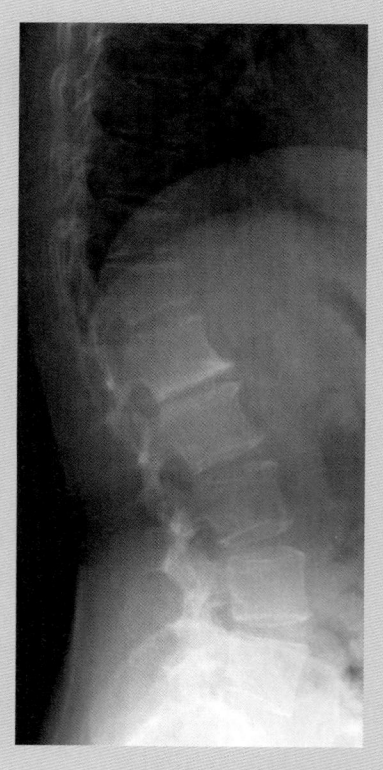

210　●第Ⅳ章 多発性骨髄腫

●第Ⅳ章 多発性骨髄腫

●免疫電気泳動検査（血清）

抗ヒト全血清		正常
		患者

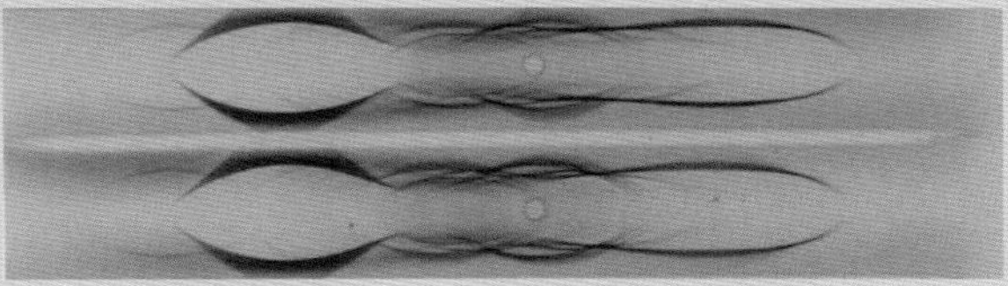

抗特異血清	抗ヒト血清	正常
		患者
	抗 IgG 血清	正常
	抗 IgA 血清	患者
	抗 IgM 血清	正常
	抗 L-κ 血清	患者
	抗 L-λ 血清	正常

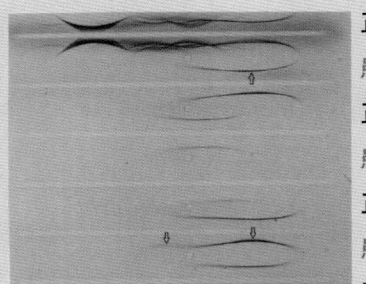

●免疫電気泳動検査（尿）

抗ヒト全血清		正常
		患者

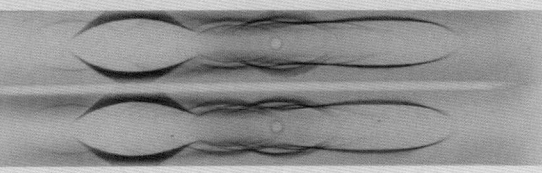

抗特異血清	抗ヒト血清	正常
		患者
	抗 L-κ 血清	正常
	抗 L-λ 血清	患者
	抗 immuno globulin 血清	正常

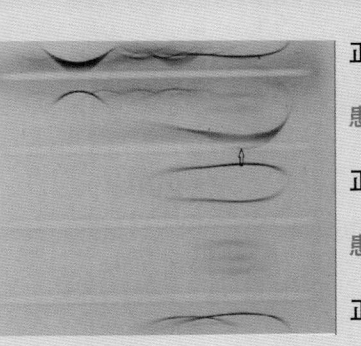

● VAD 療法経過表

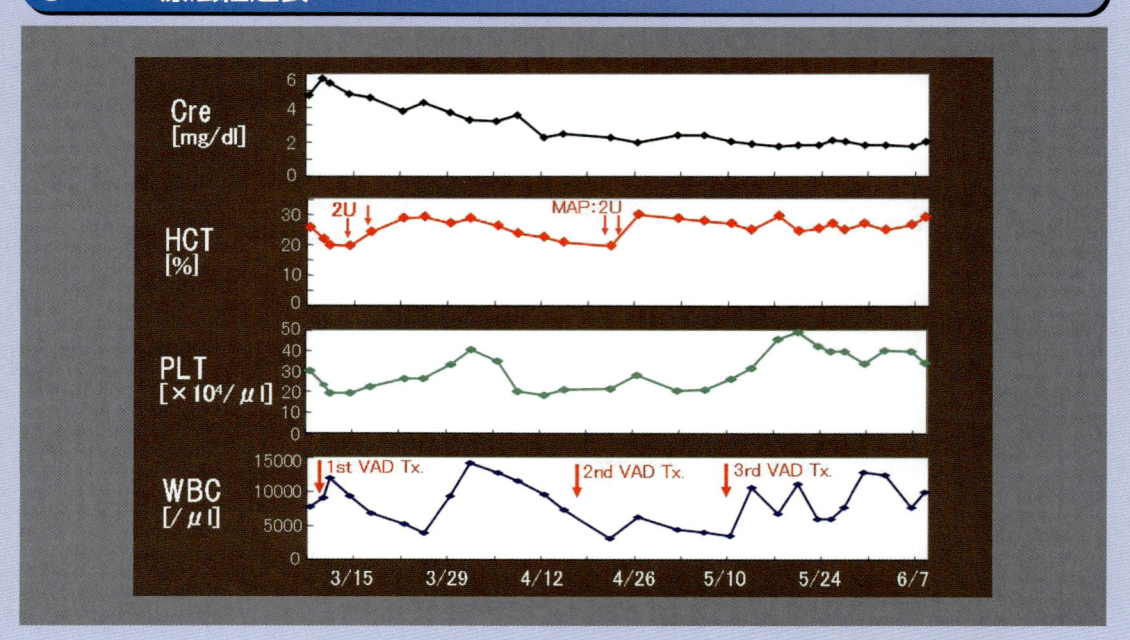

● PBSCH 経過表

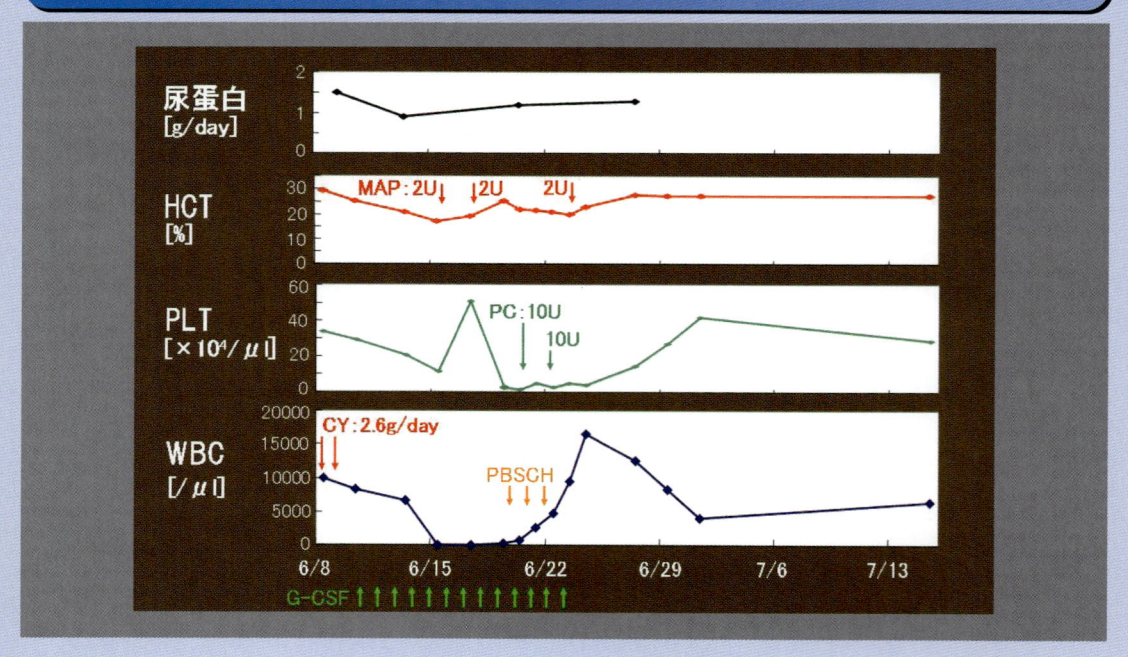

●第IV章 多発性骨髄腫

● 1st PBSCT 経過表

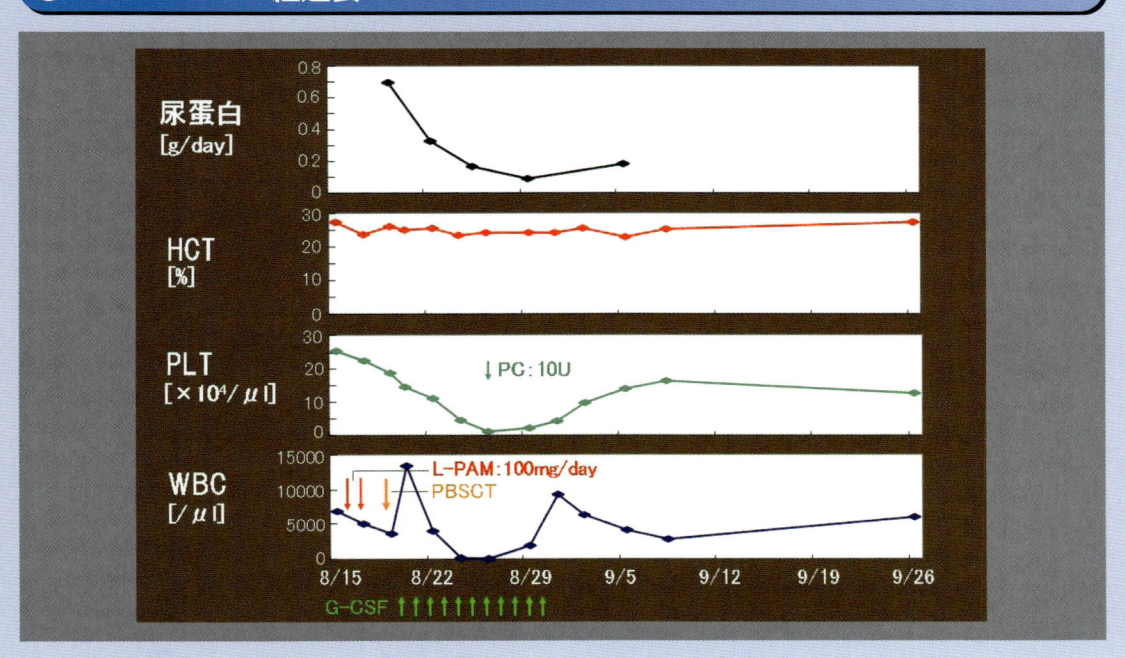

● 2nd PBSCT 経過表

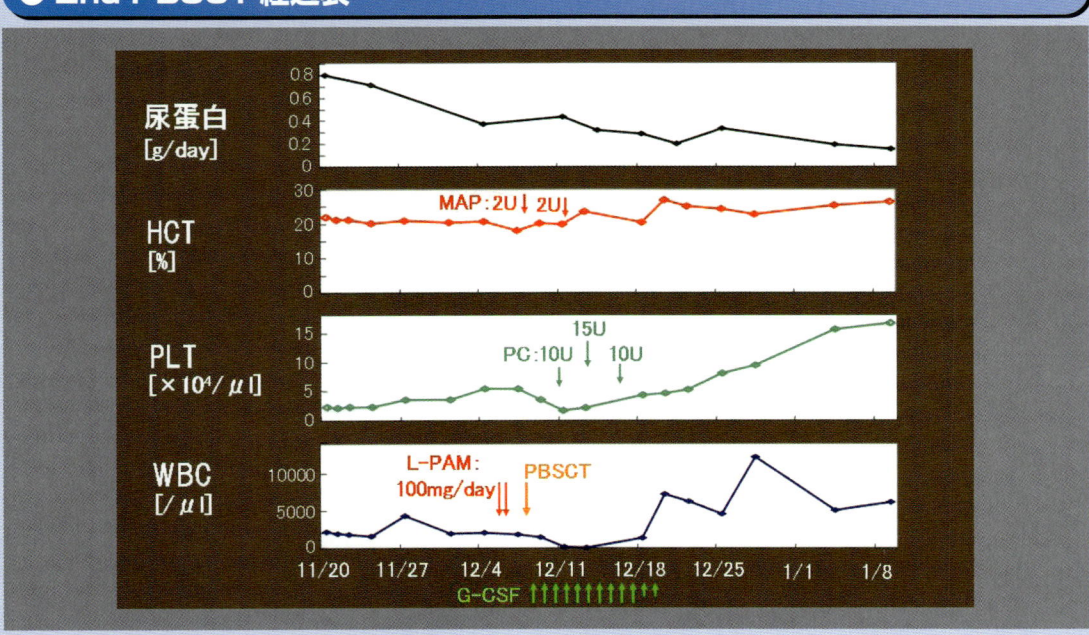

●症例2

発症時 57 歳、男性
主　　　訴：尿蛋白
既往・合併症：胃癌（昭和 63 年）
現 病 歴：平成 12 年 10 月の検診にて尿蛋白（3+）を指摘され、同年 12 月近医受診。ネフローゼ症候
　　　　　群として入院となった。入院以前より難治性下痢と体重減少がみられていた。
身 体 所 見：身長 173 cm、体重 63.4 kg、血圧 148/88 mmHg

●前医入院時検査所見

WBC	8,900 /μl	AST	21 IU/l	TP	5.6 g/dl		
Neut	71 %	ALT	19 IU/l	Alb	2.5 g/dl		
Lymph	24 %	LDH	302 IU/l	IgG	565 mg/dl		
Mono	3 %	γ-GTP	29 IU/l	IgA	2310 mg/dl		
Eos	1 %	T-Bil	0.3 mg/dl	IgM	53 mg/dl		
Bas	1 %	BUN	13.3 mg/dl	β_2MG	1.5 μg/ml		
RBC	425 万 /l	CRE	0.9 mg/dl				
Hb	13.4 g/dl	UA	5.9 mg/dl	尿蛋白	(4+)		
Ht	40.1 %	Na	142 mEq/l		一日量 4.6 g		
Plt	21.4 万 /l	K	3.8 mEq/l	潜血	(−)		
		Cl	105 mEq/l				
		Ca	8.1 mg/dl				

●免疫電気泳動（血清）

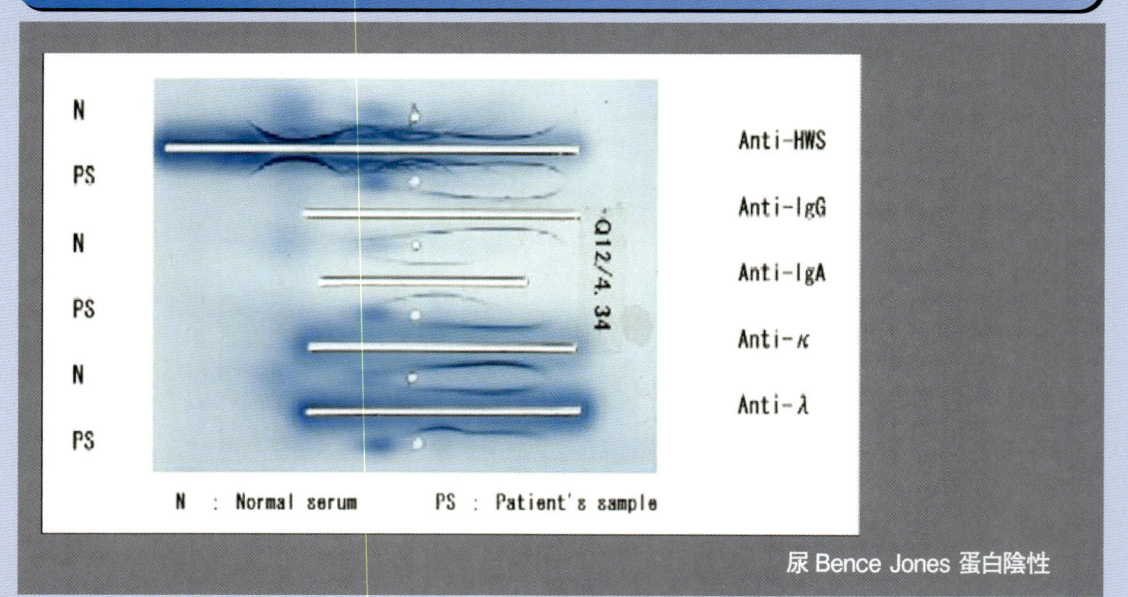

N : Normal serum　　PS : Patient's sample

Anti-HWS
Anti-IgG
Anti-IgA
Anti-κ
Anti-λ

尿 Bence Jones 蛋白陰性

●第Ⅳ章 多発性骨髄腫

●血清蛋白分画

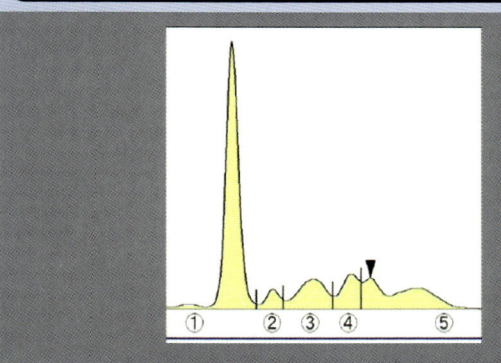

骨髄検査：正形成髄、M/E 比 1.7、形質細胞 2.7%

X線：溶骨性病変なし。

●消化管粘膜生検病理所見

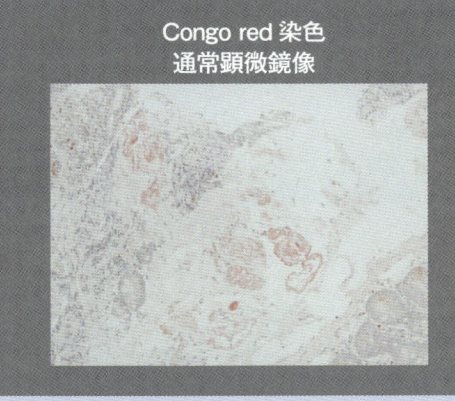

Congo red 染色
通常顕微鏡像

Congo red 染色
偏光顕微鏡像

●腎生検病理所見

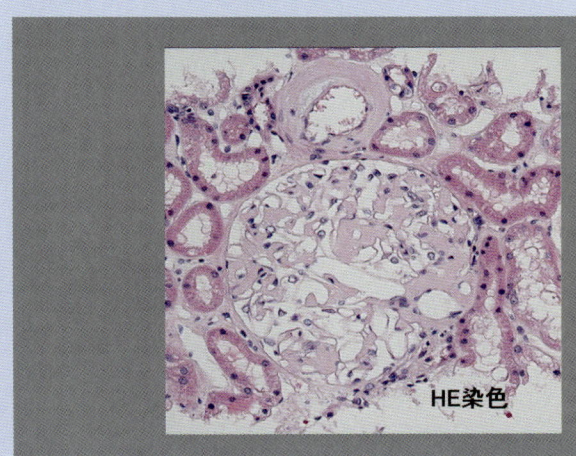

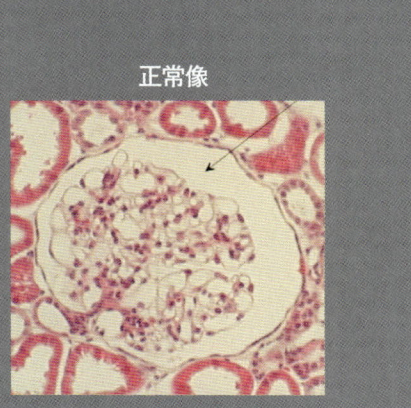

正常像

HE染色

215

●診断

● M 蛋白血症（IgA）
SWOG の診断基準に従えば骨髄腫
　　　IgA>2 g/dl かつ IgG<600 mg/dl
IMWG の国際基準では MGUS
　　　M 蛋白 3g/dl もしくは骨髄形質細胞比率 >10% の骨髄腫診断基準を満たさない

●アミロイド沈着
消化管、腎臓にアミロイド沈着認め、難治性下痢、ネフローゼ症候群の原因と考えられた

骨髄腫に伴うアミロイドーシス、もしくは原発性アミロイドーシス（+MGUS）

●治療方針

貧血や溶骨性骨病変の欠如などより、M 蛋白血症の見地からは治療適応なし。
アミロイド沈着による臓器障害の進行を抑制する目的からは治療適応あり。

アミロイド沈着による臓器障害の進展抑制には、M 蛋白産生の減少が必要。
高齢でないこと、心臓病変がないことから、骨髄腫に準じて化学療法さらに自家末梢血幹細胞移植を併用した大量メルファラン療法を行うこととした。

● VAD 療法経過表

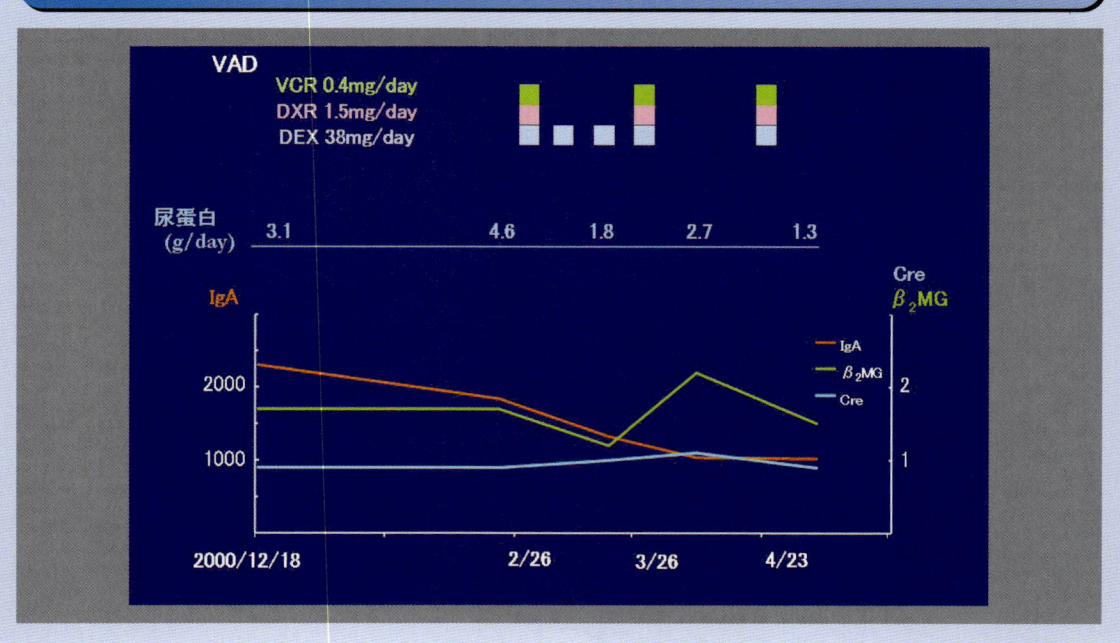

VAD
VCR 0.4mg/day
DXR 1.5mg/day
DEX 38mg/day

尿蛋白 (g/day): 3.1　4.6　1.8　2.7　1.3

IgA, β_2MG, Cre

2000/12/18　2/26　3/26　4/23

●第Ⅳ章 多発性骨髄腫

●当院入院時現症

身長：173cm、体重：56kg、脈拍：80/min　整、血圧：110/70 mmHg
眼瞼結膜貧血なし、眼球結膜黄疸なし。
呼吸音・心音：異常なし。
腹部：平坦、軟。肝・脾触知せず。
表在リンパ節触知せず。
下腿浮腫なし。

●当院入院時検査所見（2001.5.8）

血算		生化学			
WBC	8,800 /μl	AST	21 IU/l	TP	6.6 g/dl
seg	86 %	ALT	38 IU/l	ALB	3.0 g/dl
lymph	13 %	LDH	233 IU/l	ALB	54 %
baso	1 %	ALP	351 IU/l	α1	4.4 %
Hb	10.8 g/dl	T-Bil	0.3 mg/dl	α2	14 %
Plt	16.9×10^4 /μl	BUN	11 mg/dl	β	9.3 %
尿検査		CRE	0.6 mg/dl	γ	18.3 %
比重	1.003	UA	5.9 mg/dl	A/G	1.17
pH	6.0	Ca	8.3 mg/dl		
蛋白	(1+)	CRP	0.0 mg/dl	骨髄	
	(1.5g/day)	IgA	1,235.5 mg/dl	形質細胞	0.6 %
潜血	(−)	IgG	422.7 mg/dl	染色体分析	正常
Uro	(−)	IgM	38.4 mg/dl		
Ccr	87 ml/min				

●auto PBSCT 経過表

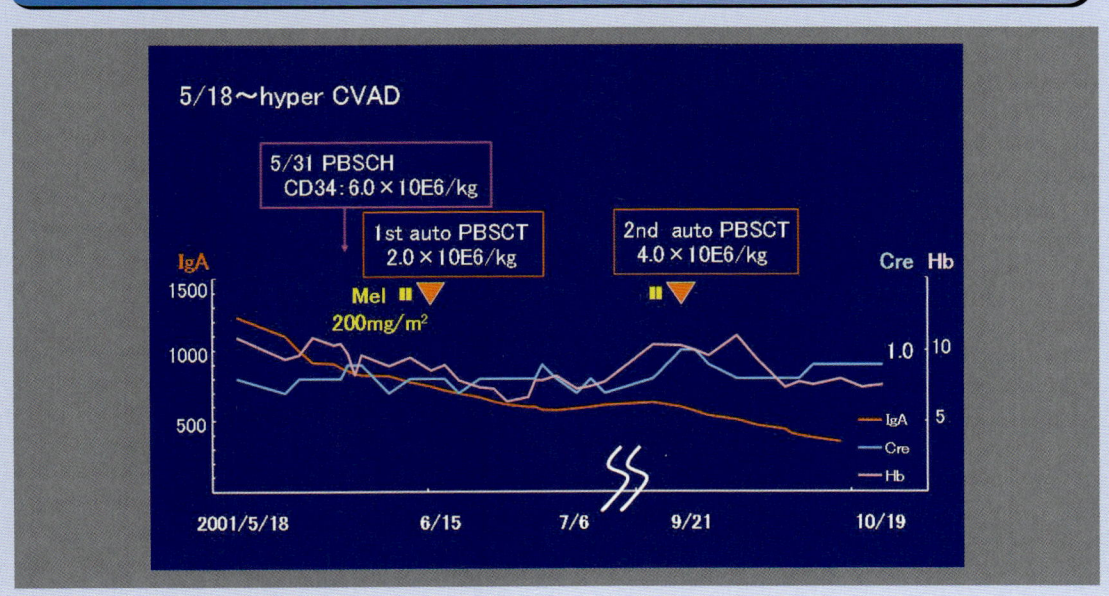

5/18～hyper CVAD
5/31 PBSCH CD34：$6.0 \times 10E6$/kg
1st auto PBSCT $2.0 \times 10E6$/kg
2nd auto PBSCT $4.0 \times 10E6$/kg
Mel 200mg/m²

IgA / Cre / Hb
2001/5/18　6/15　7/6　9/21　10/19

● auto PBSCT 後 経過表①

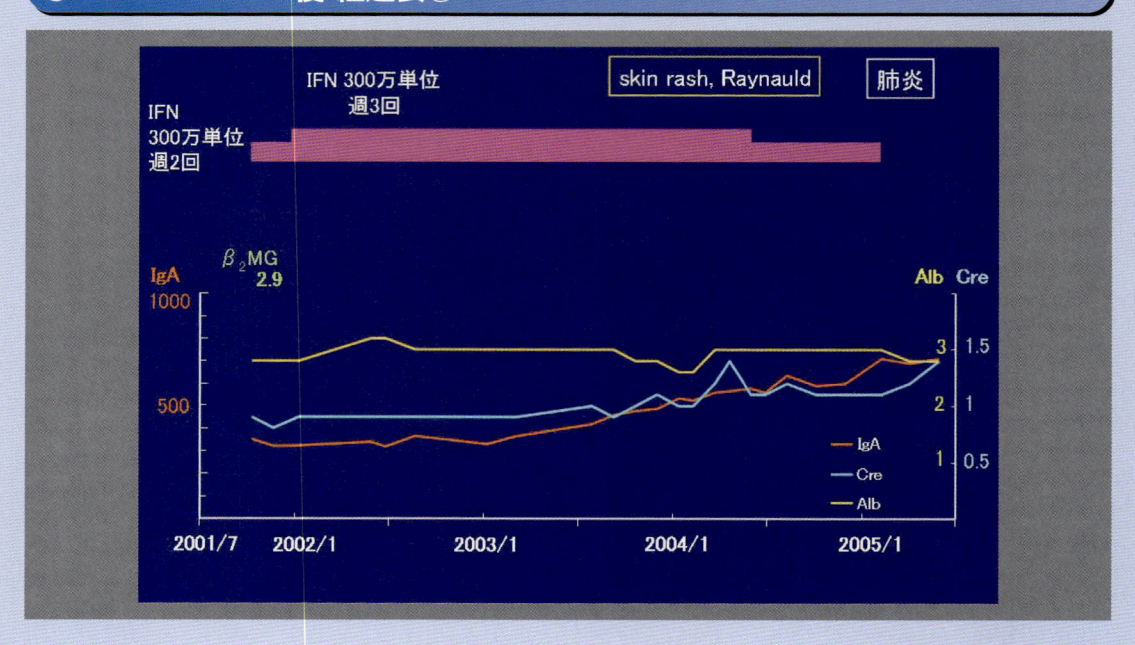

● auto PBSCT 後 経過表②

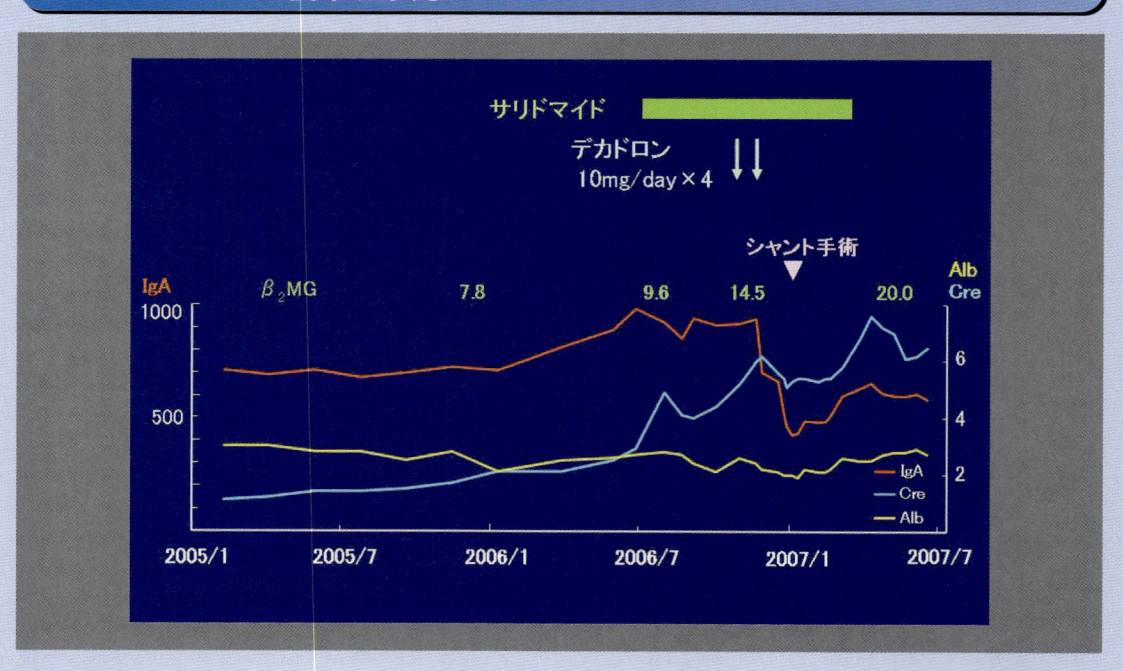

●本患者のまとめ

1. 原発性アミロイドーシスもしくはアミロイドーシスを併発した indolent myeloma と診断した。
2. 自家末梢血幹細胞移植を併用した大量化学療法と IFN の維持投与により、M 蛋白量は著しく減少し、腎機能はその後 2 年ほど良好に維持された。アミロイドーシスに伴う腎機能障害の進行が妨げられたものと思われた。
3. M 蛋白の増加とともに腎機能の悪化を認め、近い将来の透析導入を余儀なくされている。今後は消化管、肝臓、心臓病変の進行に注意を要する。

1. 多発性骨髄腫の病態

京都府立医科大学大学院医学研究科　血液・腫瘍内科学

島崎　千尋

　多発性骨髄腫（multiple myeloma：MM）は、Bリンパ球系列の最終分化段階にある形質細胞が単クローン性（腫瘍性）に増殖する疾患であり、その産物である単クローン性免疫グロブリン（M蛋白）及び骨髄腫細胞と骨髄間質細胞の細胞接着分子を介する細胞間相互作用によって産生される種々のサイトカイン・ケモカインによる多彩な臨床症状を呈する疾患である。したがって、その臨床像は骨髄機能不全による症状を主体とする急性白血病と異なり、貧血を主とする造血障害、易感染性、腎障害、溶骨性病変、過粘稠症候群、アミロイドーシスなど多彩である（図1）。本稿ではMMでみられる多様な病変とその病態について概説する。

1）骨髄腫細胞の起源

　骨髄中のBリンパ球系の幹細胞は免疫グロブリン（Ig）遺伝子VDJ領域の再構成を経てpre-B細胞となり、その後細胞表面にIgMを発現し成熟Bリンパ球として骨髄から末梢のリンパ節へと移動する。リンパ節ではBリンパ球は濾胞に移動し、ここで対

図1　多発性骨髄腫の病態

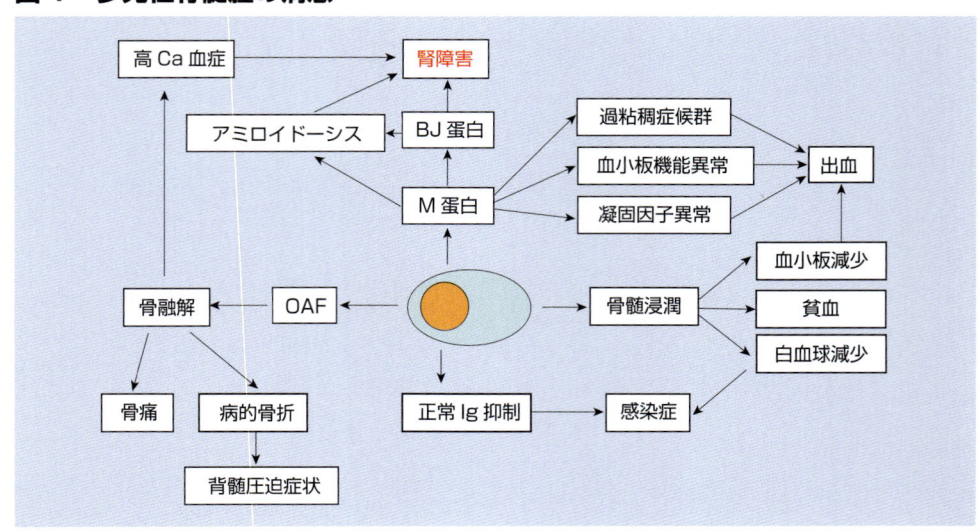

応する抗原に遭遇する。こうして活性化されたBリンパ球は芽球化し胚中心を形成し、体細胞変異、クラススイッチを起こして形質細胞へ分化する。形質細胞の一部はリンパ節にとどまる（short-lived plasma cell）が、一部は骨髄へホーミングする。骨髄へ向かった細胞は形質芽細胞として認識され、骨髄で最終的な分化をとげ長寿命の long-lived plasma cell となる。

骨髄腫細胞の Ig 遺伝子可変領域は体細胞変異を有し、かつクラススイッチ再構成後でIgG やIgA を産生していることから、その起源は post-germinal center B 細胞由来の形質芽細胞（plasmablast／long-lived plasma cell）と考えられる。この形質芽細胞に何らかの遺伝子異常が起こり、MM を発症する。

MM では 10〜30% の症例で MGUS（monoclonal gammopathy of undetermined significance）やくすぶり型骨髄腫が先行するが、MGUS の段階ですでに半数の症例でIg 重鎖（IgH）遺伝子の異常や 13 番染色体の異常が認められる。病気の進展に伴いさらに付加的な染色体転座や遺伝子の増幅、N/K-RAS がん遺伝子の活性化やがん抑制遺伝子の不活化により、増殖動態は骨髄間質細胞依存性から非依存性へと変化し髄外性形質細胞腫や形質細胞白血病、劇症型 MM へと進展していく。

2）骨髄腫細胞の増殖機構

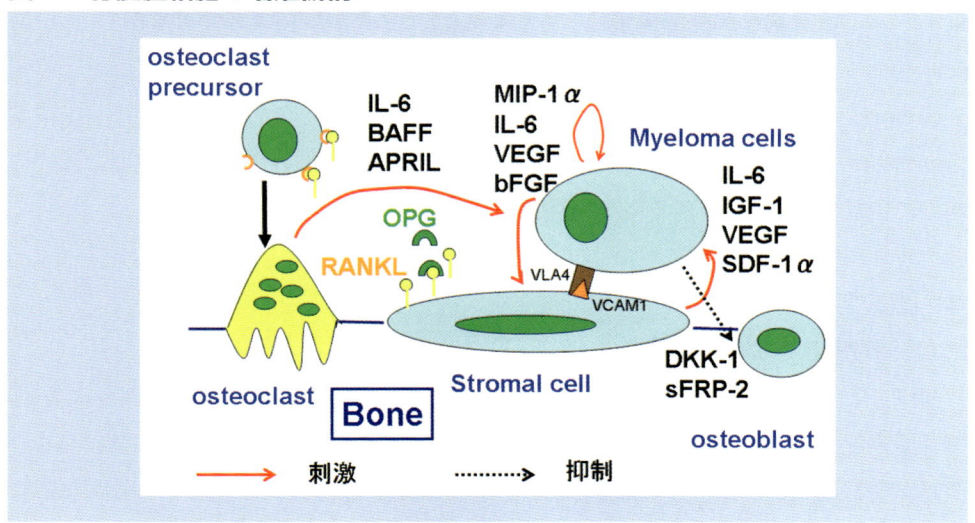

骨髄腫細胞は骨髄微小環境と密接に関連しながら増殖している（図2）。骨髄腫細胞は VLA-4 や LFA-1 などの接着因子を発現し、骨髄間質細胞（ストローマ細胞）上に発現する VCAM-1、Fibronectin、ICAM-1 などの接着因子を介して結合する。こ

図2　骨髄腫細胞の増殖機構

の細胞どうしの接着を介して骨髄腫細胞、骨髄間質細胞内のシグナル伝達が活性化され、その結果双方からサイトカイン・ケモカインが分泌される。骨髄間質細胞からは interleukin-6 (IL-6)、insulin-like growth factor (IGF)-1、vascular endotherial growth factor (VEGF)、stromal cell-derived factor (SDF)-1αが、骨髄腫細胞からは VEGF、basic fibroblast growth factor (bFGF) などが分泌される。これらのサイトカイン・ケモカインは nuclear factor (NF)-κB の活性化を介して骨髄間質細胞上の接着因子の発現を増強させ両者間の相互作用はさらに増強する。

　一方、骨髄腫細胞と破骨細胞との相互作用も明らかにされている。後述するように骨髄腫細胞は MIP (macrophage inflammatory protein)-1αや receptor activator of nuclear factor-κB (RANK) ligand を介して破骨細胞を活性化させるが、活性化された破骨細胞は IL-6、B cell activating factor (BAFF)、a proliferation-inducing ligand (APRIL) を介して骨髄腫細胞の増殖を刺激する。このように骨髄腫の骨髄微小環境では骨髄腫細胞は骨髄間質細胞、破骨細胞と密接に関連し、骨破壊性病変を伴い進展していく。

3) 骨髄腫細胞の形態

　形質細胞の形態学的特徴として、細胞質はリボソームに富み好塩基性を示し、核は遍在し Golgi 体の発達により核周明庭 (perinuclear hof) を有することがあげられる。核網は粗であり、よくいわれる車軸状の構造は組織像でみられる所見である。骨髄腫細胞は一般に大型で、これら形質細胞の特徴を備えている。二核や多核の細胞もみられ、幼弱なものは核小体が目立ち、細胞質の辺縁が紅く染まる火焔細胞 (flaming cell) や Ig 貯留による空胞、空胞が異常に大きくなりぶどうの房状にみえるぶどう細胞 (grape cell) などもみられる。

　Greipp らは骨髄腫細胞を成熟型 (mature)、中間型 (intermediate)、未熟型 (immature)、形質芽細胞型 (plasmablast) の 4 型に分類し、形質芽細胞型はほかの病型に比較し予後不良としている（図 3）。

4) 臨床症状とその病態

(1) 骨病変

　MM では溶骨性病変による骨痛がしばしばみられ、腰部、背部、胸部、四肢に多い。骨髄腫の骨病変では X 線上辺縁骨硬化を伴わない境界明瞭な円形透亮像（骨打ち抜き像）が特徴的であるが、その病態として骨髄腫細胞による破骨細胞の活性化による骨

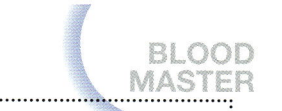

図3　骨髄腫細胞の形態学的分類

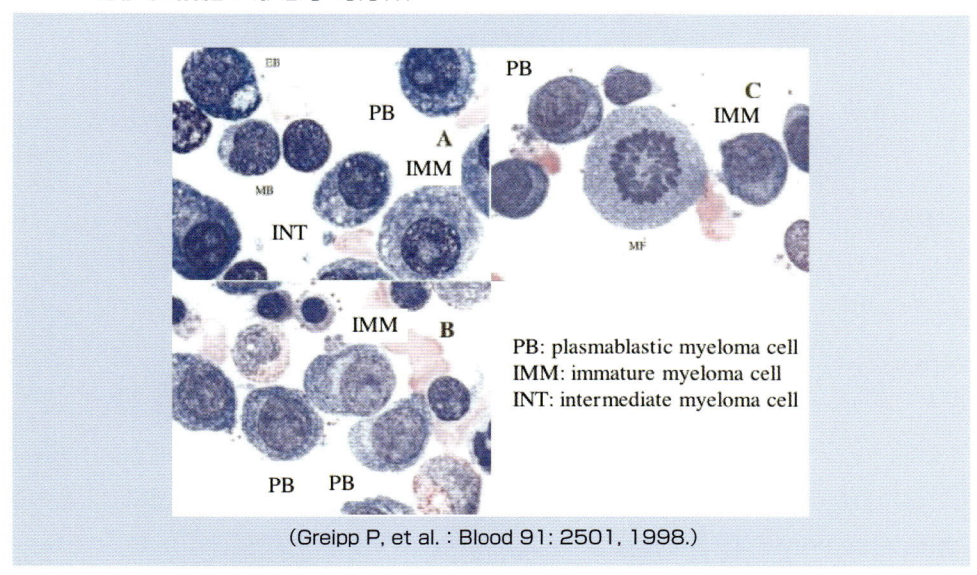

PB: plasmablastic myeloma cell
IMM: immature myeloma cell
INT: intermediate myeloma cell

(Greipp P, et al.: Blood 91: 2501, 1998.)

吸収の亢進と骨芽細胞の分化抑制による骨形成の低下によることが明らかにされている（図2）。

　前破骨細胞はその細胞表面にRANKを発現し、間質細胞／骨芽細胞に発現するRANK ligand（RANKL）により活性化され成熟破骨細胞へ分化し活性化される。RANKLはそのおとり受容体であるosteoprotegerin（OPG）により阻害される。MMでは間質細胞のRANKLの発現が亢進し、OPGの産生が低下しており、RANK/RANKL/OPG系のバランスが破骨細胞活性化へ傾いている。骨髄腫細胞の分泌するMIP-1 α、MIP-1 βは骨髄腫細胞自身に作用しVLA-4を活性化し間質細胞の接着を促進し、両者の接着はさらに骨髄腫細胞からのMIP-1の産生を促進する。MIP-1は間質細胞のRANKLの発現を亢進させるのである。一方、骨髄腫細胞から分泌されるdickkopf（DKK)-1やsecreted Frizzled-related protein（sFRP)-2はcanonical Wnt経路を阻害することにより骨芽細胞の分化を抑制している。

（2）腎障害

　MMではしばしば腎障害がみられ、約半数の症例で腎不全を合併する。

　腎障害の病因・病態は多岐にわたり、BJP（Bence Jones protein）の尿中排泄に起因するcast nephropathyが最も高頻度にみられ、狭義の骨髄腫腎（myeloma kidney）と呼ばれている。また、L鎖沈着症（light chain deposition disease：LCDD）やAL

表1　骨髄腫に伴う腎障害

臨床病態	病因
急性腎不全	cast nephropathy
	高カルシウム血症
	高尿酸血症
	脱水
	骨髄腫細胞の浸潤
慢性腎不全	cast nephropathy
	AL アミロイドーシス
	L 鎖沈着症
ネフローゼ症候群	AL アミロイドーシス
	L 鎖沈着症
尿細管性アシドーシス	cast nephropathy
Fanconi 症候群	AL アミロイドーシス

アミロイドーシスを含めてパラプロテイン腎症と総称される。そのほか、脱水、高カルシウム血症、高尿酸血症も腎障害の誘因となり、形質細胞の浸潤により腎障害が発症することもある（表1）。

尿中 BJP は通常の試験紙法では感度が低く、スルホサリチル酸法が推奨される。免疫電気泳動、免疫固定法で確認するが、free light chain アッセイは感度が優れ有用である（保険未承認）。

① cast nephropathy

糸球体でろ過された BJP が尿細管内で凝集・沈着して cast を形成することにより発症する。

分子量の小さな L 鎖は近位尿細管で再吸収されるが、処理能力を超えた L 鎖は遠位尿細管に達する。L 鎖は Henle 上行脚で産生される Tamm-Horsfall 蛋白（TH 蛋白）と結合・凝集し cast を形成する。cast 形成による尿細管閉塞は尿中物質の間質への漏出を引き起こし、また TH 蛋白は好中球を活性化し腎間質の炎症を惹起する。

病理学的には遠位尿細管から集合管にかけての尿細管腔の無構造なエオジン好性、hyaline 様物質の閉塞像（cast）がみられ、cast は L 鎖及び TH 蛋白から構成される。また cast をとり囲む多核の巨細胞が特徴で診断的意義が高い（図4）。尿細管細胞は萎縮・変性し、間質には炎症性細胞の浸潤や線維化がみられる。

臨床的には高度の腎不全を呈することが多い。50% の症例では急性腎不全で発症し、脱水・感染・高カルシウム血症・造影剤や非ステロイド性鎮痛剤（NSAID）の使用が誘因となる。蛋白尿は全例でみられるが、ネフローゼ症候群を呈する症例は 10% 程度と少ない。尿中 L 鎖の量は腎不全発症頻度とよく相関し、尿中 L 鎖蛋白尿 1 g/ 日以下、1〜10 g/ 日、10 g/ 日以上における腎不全の頻度は 16%、47%、63% である。

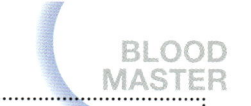

② 免疫グロブリン L 鎖沈着症

　大量のアルブミン尿がみられる場合は LCDD や AL アミロイドーシスを考える。LCDD は L 鎖の全身諸臓器への沈着により発症する。H 鎖沈着症、L 鎖 H 鎖沈着症とあわせて単クローン性免疫グロブリン沈着症（monoclonal immunoglobulin deposition disease：MIDD）とも呼ばれる。

図4　cast nephropathy（PAS 染色）

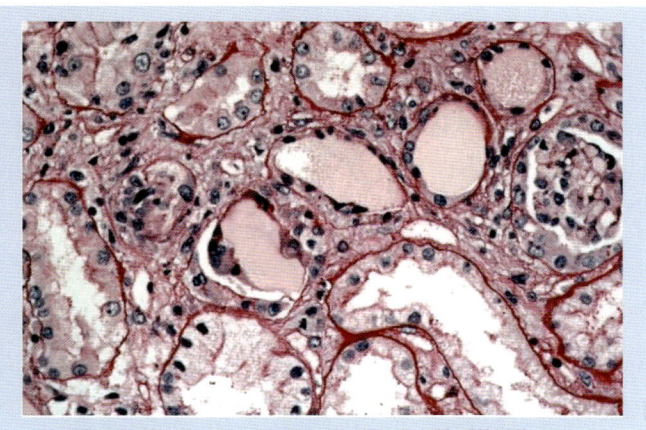

尿細管に沈着する cast とそれをとり囲む巨細胞が特徴的である。

図5　light chain deposition disease（上：PAM 染色、下：免疫蛍光抗体法）

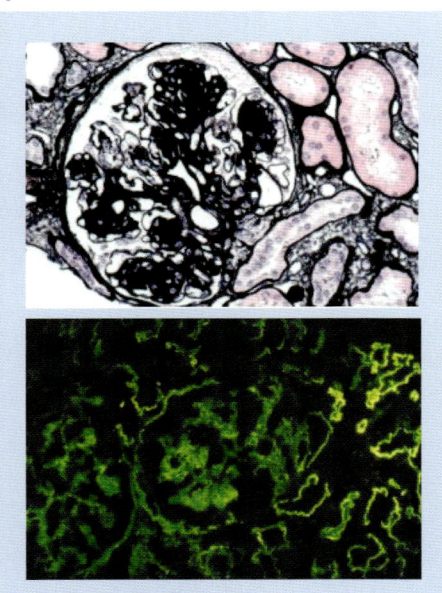

糸球体における結節状の沈着が特徴的である。
免疫蛍光抗体法では、基底膜及びメサンギウム領域に沈着がみられる。

病理学的には腎では糸球体基底膜への結節状の沈着が特徴的であり、糖尿病性腎症との鑑別が困難である（図5）。沈着は抗L鎖抗体による免疫染色により証明される。電顕では糸球体基底膜への顆粒状の沈着がみられ、アミロイドーシスの場合と異なり線維様構造、p-componentを欠き、Congo redによる複屈折像も示さない。

　多くの症例で腎不全を合併し、約半数が急性である。尿蛋白1g/日以上は84％にみられ、40％がネフローゼ症候群を呈する。腎病変以外には、ALアミロイドーシスに比較し心及び肝障害の頻度が高く、神経や消化管は少ない。L鎖は70％以上がκ型である。

③ ALアミロイドーシス

　免疫グロブリンL鎖を前駆物資としたアミロイド蛋白が臓器や組織の細胞外に沈着し臓器障害を来す病態である。アミロイド蛋白はβシート構造を有する不溶性の線維性蛋白である。免疫グロブリンL鎖からアミロイド線維が形成される過程は十分に解明されていない。LCDDと異なり、λ鎖が前駆蛋白となることが多い（80％）。アミロイド線維が組織に沈着するには血清アミロイドP蛋白（SAP）の存在が必須で、両者の結合によりアミロイド線維は分解されにくくなる。脳を除くほとんどすべての臓器に沈着しうるが、腎は最も標的となりやすい。病理学的には糸球体への沈着が多く、大量のアルブミン尿を伴うネフローゼ症候群を呈する。間質の血管壁への沈着が主体である場合、アルブミン尿は目立たない。尿細管へ沈着する場合は尿細管性アシドーシスを呈することもある。アミロイドは光顕上エオジン好性の無構造な沈着物であり、Congo red染色で橙色に染色される（図6）。偏光顕微鏡下では緑色複屈折を示す。電顕では幅7～10mmの細線維が観察される（図7、8）。慢性炎症性疾患に伴うAAアミロイドーシスや遺伝性アミロイドーシスとの鑑別には抗L鎖抗体を用いた免疫染色を行う。AL型は標本を

図6　腎アミロイドーシス（Congo red染色）

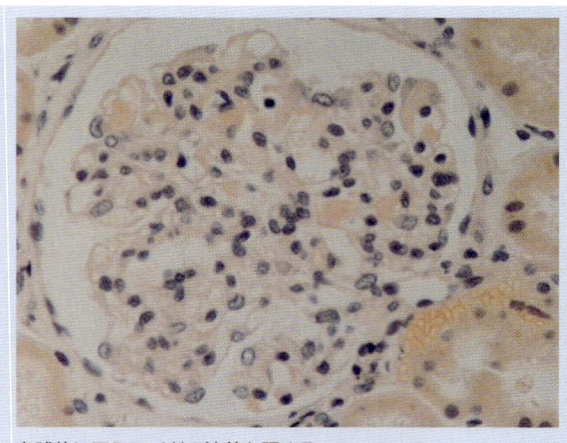

糸球体にアミロイドの沈着を認める。

図7　腎アミロイドーシス電顕像（弱拡大）

（内皮細胞／糸球体基底膜／赤血球）

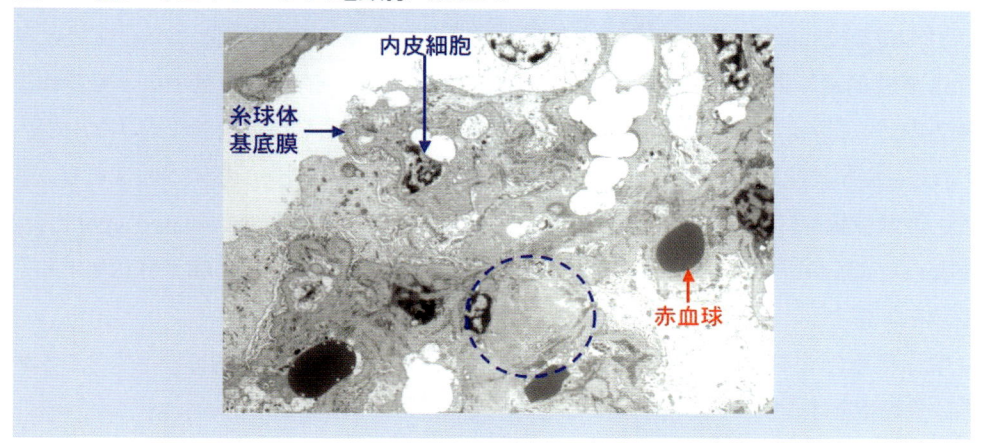

図8　腎アミロイドーシス電顕像（強拡大）

アミロイド細線維を認める。

　過マンガン酸処理してもCongo red染色陽性は変わらないが、AA型では染色性が消失する。

　臨床的にはMMの10〜30％にみられ、逆にALアミロイドーシスの20％にMMを合併する。蛋白尿が最も一般的な症状であり、30〜50％がネフローゼ症候群を呈する。腎不全は慢性型として発症することが多い。診断は組織学的にアミロイドの沈着を証明することである。

　原発性ALアミロイドーシスでは腹壁脂肪吸引生検と骨髄生検で90％の症例が診断可能である。両者が陰性の場合腎生検を行うが、これにより95％以上が診断可能である。

(3) 貧血・汎血球減少

貧血はしばしばみられ、一般に正球性正色素性である。その成因として骨髄腫細胞の占拠性病変による物理的な影響のほか骨髄腫細胞や骨髄間質細胞から分泌される種々のサイトカイン・ケモカインやFasL（Fas-ligand）の関与が推定されている。MIP-1αは造血幹細胞に対する増殖抑制作用を有し、貧血や血小板減少に関与する。また、骨髄腫細胞に発現するFasLやTRAIL（tumor necrosis factor-related apoptosis-inducing ligand）は赤芽球系細胞に発現するFasと結合し直接的に赤芽球にアポトーシスを誘導する。

骨芽細胞分化を阻害するDKK1は造血幹細胞の自己複製に障害的に作用することから、骨髄機能不全の一因になっている可能性がある。

さらに腎障害が存在すれば、エリスロポエチン低下による腎性貧血が合併することになる。また、二次性骨髄線維症の合併による汎血球減少がみられることがある。

(4) 高カルシウム血症

高カルシウム血症は進行したMMでしばしばみられ、急速に進行し、多くは腎障害を伴う。11mg/dl以上の高カルシウム血症は初診時9％にみられ、口渇、嘔気、嘔吐、多飲、多尿、便秘、脱力感、意識障害等の症状がみられる。

悪性腫瘍に伴う高カルシウム血症は腫瘍細胞から産生される副甲状腺ホルモン関連蛋白（PTH-related protein：PTHrP）のPTH様作用により全身性に骨吸収の亢進がもたらされる場合（PTHrP産生腫瘍）と局所でのサイトカイン産生を介してもたらされる骨破壊に起因するもの（local osteolytic hypercalcemia：LOH）に大別されるが、MMの場合は後者に属する。

MMにおける骨破壊性病変は破骨細胞の機能亢進によりもたらされる。MMの主要な骨吸収因子であるMIP-1αは骨髄腫細胞と間質細胞の接着を促進し、間質細胞のRANKLの発現を亢進させ、活性化された破骨細胞は骨吸収を促進し、骨からのカルシウムを遊離する。

そのほかの代謝障害として骨髄腫細胞がアンモニアを産生し、高アンモニア血症を呈する場合やアミラーゼを産生することもある。

(5) 免疫低下

MMではしばしば感染症を合併し、骨髄腫の新分類（International Myeloma Working Group）でも臓器病変の1つに年2回以上の反復する細菌感染症があげられ

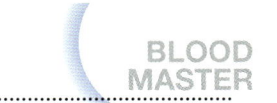

ている。好中球減少、T細胞、B細胞機能不全、正常免疫グロブリンの低下がみられる。免疫抑制作用のあるTGF-βなどのサイトカインや骨髄腫細胞に発現しているFasLはT細胞の機能を抑制する。MIP-1αはpre B細胞の増殖を抑制することから、多クローン性低γグロブリン血症の一因とも考えられる。

まとめ

　骨髄腫細胞の増殖機構と臨床症状の病態について概説した。近年開発されたボルテゾミブやサリドマイド、レナリドマイドなどの新規分子標的薬は従来の抗がん剤と異なり骨髄微小環境に作用する。また、骨病変の病態の解明によりビスフォネート、オステオプロテジェリンなどの新規薬物が開発中である。病態の理解は治療の実践においてもきわめて重要である。

　図4、5はFogo AB, Brujin JA, Cohen AH, Colvin RB, Jennete JC：Fundamentals of Renal Nephropathy. Springer, NY, 2006より引用した。
図6〜8は京都府立医科大学腎臓・高血圧内科、森泰清先生より提供を受けた。ここに深謝する。

2. 骨髄腫の画像診断

京都府立医科大学大学院医学研究科　放射線診断治療学

伊藤　博敏

　悪性腫瘍の診断においての画像診断の役割は、疾患の検出、質的診断、病期診断、治療効果判定、及び疾患のフォローアップと多岐に及ぶ。一般的に悪性腫瘍は、スクリーニング検査として、あるいは有症状患者に何らかの画像診断が施行され病変が検出される。画像診断法としては非侵襲的なものから侵襲度の高い検査、コストの低い検査からきわめて高価な検査まで様々である。まずは非侵襲的でコストの安い検査が施行されるが、この検査が感度、特異度とも優れる訳でなく、いくつかの検査が組み合わされて最終的な画像診断の結果に導かれる。

　血液疾患は血液・生化学データ、血液・骨髄穿刺から得られる細胞の形態学的分類や免疫学的分類、染色体・遺伝子分析が診断の根拠となり、ほかの固形癌に比して、画像診断の役割は相対的に低いと考えられる。しかし、固形癌の形態をとりうる悪性リンパ腫と多発性骨髄腫（形質細胞腫も含め以下骨髄腫と呼ぶ）においては、当然ながら画像診断の役割は大きく、今回とり扱う骨髄腫は腰痛等に対して施行された画像診断から、疾患の発見や診断に至ることもある。

　本稿では骨髄腫の診断における、画像診断の役割とそこから得られる情報をあげて、実際にどのような検査法をどう組み合わせて施行し、その検査結果をどのように読みとっていけばよいかを述べていきたいと思う。

1）単純X線検査

　一般的に骨髄腫の診断は、血清又は尿中に単クローン性タンパクが認められること、及びあるいは又は、骨髄中の形質細胞数が増加しており、画像診断で溶骨性病変が認められることによって確定される。

　溶骨性病変はまず単純X線検査によって検出される[1]。そのために、患者の症状と臨床検査成績により、骨髄腫が疑われた場合は全身骨X線検査が施行される（図1）。この全身骨X線検査は bone survey とも呼ばれ、頭蓋骨、脊椎、肋骨、骨盤、上肢、下肢及びあるいは又はその他特定の症状のある部位の撮像が行われる。この全身骨X線

検査は簡単にオーダーでき、しかも多くは予約無く即日に実施できる。撮像されるX線画像の枚数は胸部単純写真等と比較するとかなり多いが、後述するコンピュータ断層撮像法（CT）と比較すると、その被曝量はきわめて少なくその点では非侵襲的といえ

図1　全身骨X線検査

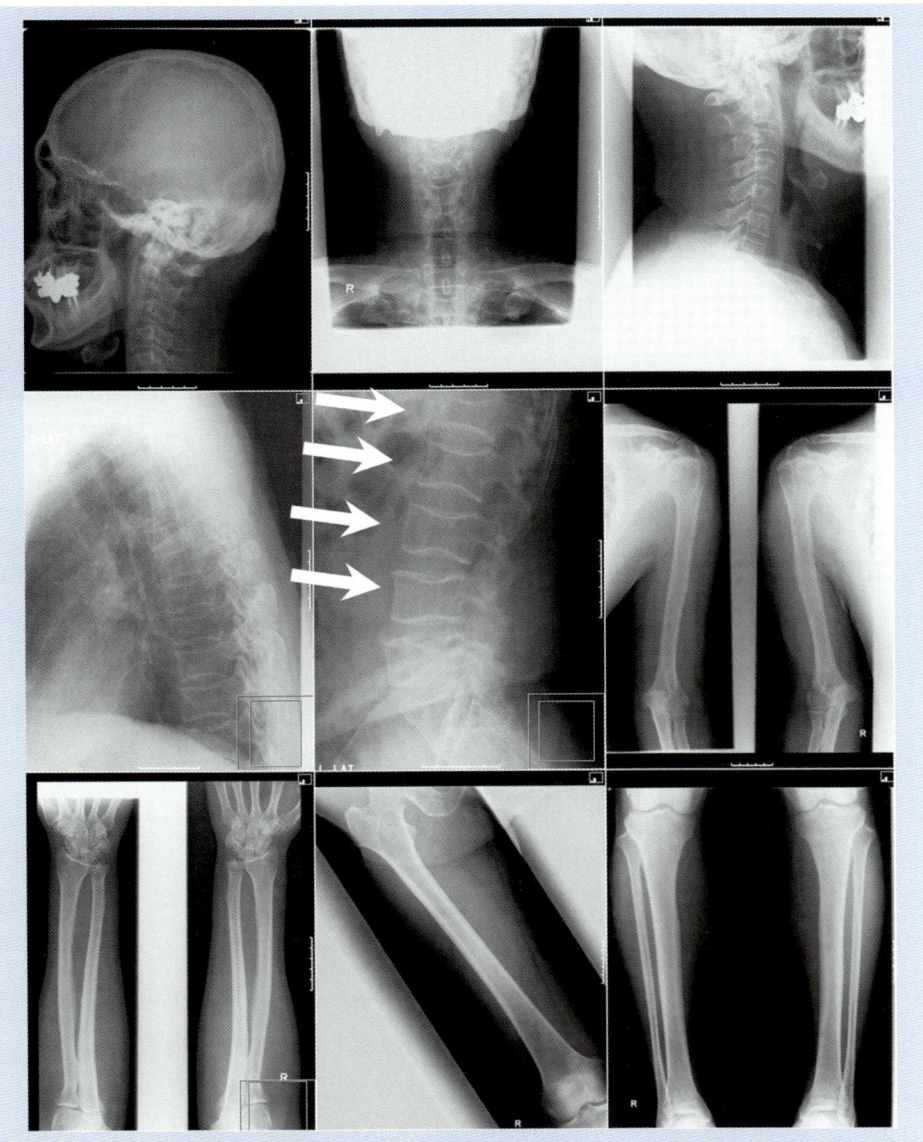

全身骨X線検査は、頭蓋骨（正面側面）、脊椎（正面側面）、骨盤骨、上肢、下肢などの全身の骨撮像より構成される。骨髄腫の画像所見としては、頭蓋骨や長管骨の溶骨性変化（punched-out lesion）や脊椎の圧迫骨折と、著明な全身性の骨粗鬆症が代表的なものである。本症例では溶骨性変化は明らかではないが、椎体中心の骨粗鬆症と軽度の多発圧迫骨折が認められる（→）。撮像される写真が多く、撮像の手間は若干かかる。そのため患者さんにとってはやや苦痛な検査かもしれないが、比較的安価でどこの病院でも簡単にできる検査である。

る。画像所見としては溶骨性変化（図2）だけでなく、全身の著明な骨粗鬆症（図3）として表現される場合もある。また、病的骨折や圧迫骨折（図3）がみられる場合もある。しかしながら溶骨性病変におけるX線検査の感度は低く、約30％もの骨塩量の減少が認められないと、X線検査として溶骨性病変を検出することはできない。つまり、X線写真で溶骨性変化が検出されなかったからといって、溶骨性病変の存在の否定はできないということになる。さらに各骨格の解剖学的な位置関係により画像上複数の骨に重なりが生じたりして、画像上評価が困難な部位も生じる。このようにX線検査は後述するCTや磁気共鳴診断法（MRI）と比較すると、病変の描出能には劣るが、その簡便性と低侵襲性から欠かすことのできない画像診断法といえる。頭蓋骨などのpunched-out lesion（図2）や脊椎の圧迫骨折（図3）などの骨病変を著明に示す例では、予後が不良であり画像所見も予後の判定に重要である。診断時の進行度と腫瘍量の間に明確な関連性が認められている。単純X線検査は、どこの施設でも利用可能であり、広範囲の骨格状態を視覚化し、骨折の危険性があるかどうかについても診断ができる場合がある。

2) CT検査

CT検査は、小さな溶骨性病変の検出という観点からは単純X線検査よりも高感度であり、骨病変以外に周囲軟組織病変の存在や形質細胞腫などの軟部組織のみに病変存在する病変の検出や病変の広がりを正確に描出することができる[2]（図4、5）。また、組織診断のために針生検の部位や、穿刺方向を定めるのにも有用である。多くの場合は単純X線検査上の疑わしい箇所、単純X線検査上には異常が認められない有症状部位、あるいは単純X線検査では正確に視覚化できない肩甲骨、肋骨、及び胸骨などの評価に有用である（図6）。近年のマルチスライスCTの普及に伴い、広範囲（全身）を薄いスライス厚（1mm以下）で高速に撮像できるようになり、横断像だけでなく任意方向からの再構成画像による評価や、3次元画像による評価が可能となった（図4、5、6）。しかしながら、ときに1,000スライス以上にも及ぶ大量の画像をどのように扱い読影するかに関しての方法は発展途上であり、今後の課題である。またX線検査と比較して桁違いに被曝量が多い点もこの検査法の問題である。

日本は世界一CTの設置台数が多いため検査を施行しやすく、世界各国に比較して検査料が安価な点からも、比較的CTが繁用される傾向にある。軟部病変の評価や治療経過中の合併症などの評価においてもCTが繁用されるため、その利用頻度は多いといえるが、骨病変の進行が臨床的に認められるかどうかにかかわらず、病勢進行時に

MEMO 1

単純X線検査の画像所見
・境界が明瞭あるいは比較的明瞭な溶骨性病変
・ときに周囲への腫瘤形成を伴う。
・病的骨折
・びまん性で高度の骨粗鬆症
・椎体の圧迫骨折（骨粗鬆症によるもの、病的圧迫骨折どちらもあり）

全身骨X線検査やCT検査を繰り返すことは必ずしも必要ではない。また、溶解性骨病変は、治療効果があった患者でもX線検査やCT画像上、元の骨にもどることはほとんどない。また、不必要な放射線被曝によって、新たな悪性疾患を発症するリスクを負わないことは重要なことである。

また、軟部組織コントラストは後述するMRI検査と比較して劣るため、軟部腫瘤や骨外病変の評価においては、コントラストを増強させるヨード系造影剤の使用が必要となる。しかしながら、ヨード系造影剤の使用は腎機能低下症例には避けるべきであり、マクログロブリン血症や骨髄腫の患者はhyperviscosity syndromeを引き起こしたり増悪させたりするとして、原則禁忌に該当していることは知っておく必要がある。

図2 溶骨性変化（punched-out lesion）

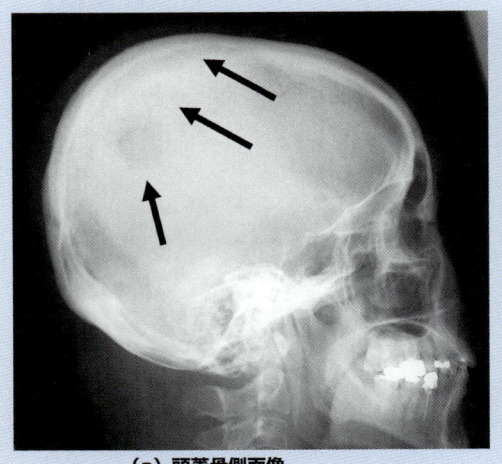

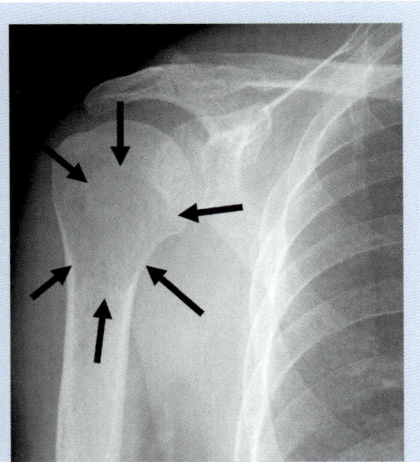

（a）頭蓋骨側面像　　　（b）上腕骨正面像

骨髄腫の典型的な画像所見は、頭蓋骨（a）や長管骨（b）の溶骨性変化である（→）。特に頭蓋骨は多発の境界明瞭からやや不明瞭の円形の溶骨性変化を認め、punched-out lesionと呼ばれる。溶骨性変化が著明な場合で、外力が加わりやすい骨の場合は病的骨折が合併する場合があり注意が必要である。またこの病的骨折から骨髄腫が発見される場合も多くある。

図3　骨粗鬆症と圧迫骨折

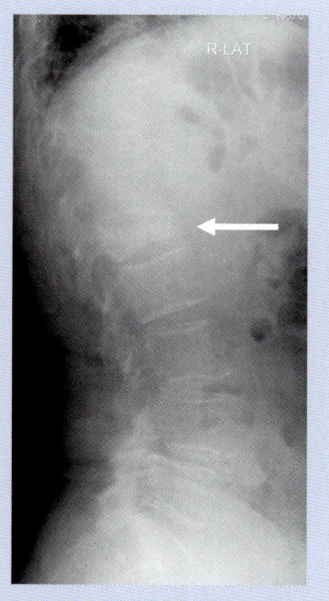

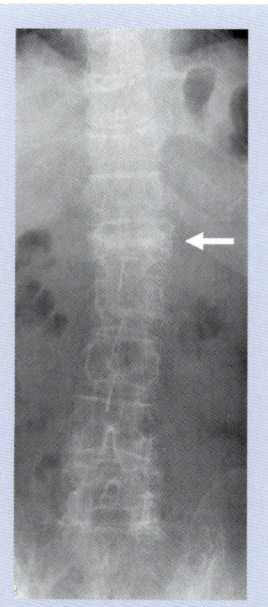

骨髄腫は全身の著明な骨粗鬆症を引き起こすことが多くある。骨粗鬆症は骨塩量の低下として骨の濃度の低下として表現される。ただしX線検査で診断するにはある程度以上の正常の骨濃度をみておかないとわからない。椎体骨で明瞭に描出され、骨梁が粗になり濃度が低下する。加重骨であるため、椎体の骨粗鬆症が進み強度が低下すると圧迫骨折が起こる（→）。圧迫骨折は骨粗鬆症だけでなく、腫瘍そのものが椎体を置換しても起こる。骨髄腫は椎弓を侵しにくいとされ、ほかの転移性骨腫瘍との1つの鑑別点である。

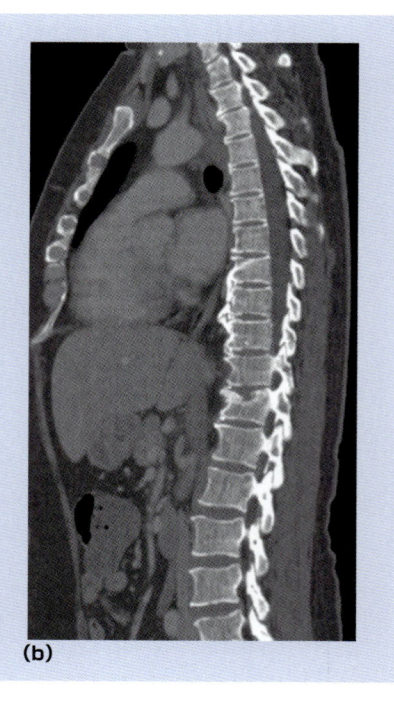

図4　CTによる骨の評価

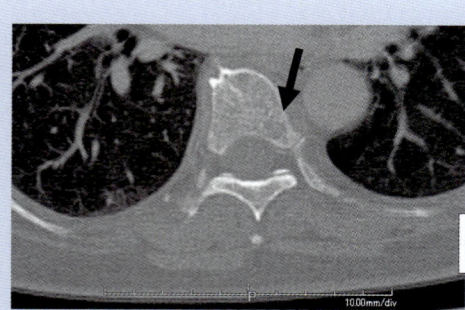

(a)

CTは単純X線写真と比較して面内の空間分解能は劣るが、薄い断層像が撮像でき、より微細な溶骨性変化を評価できる。本症例は単純X線写真は軽度の骨粗鬆症のみであったが、CTでは骨粗鬆症に伴う骨梁の粗造化と多発する小さい溶骨性変化が描出されている（a：→）。また現在ではMPR画像を作成することにより矢状断像などの任意の方向から観察することが可能である（b）。

(b)

図5 CT による骨の評価

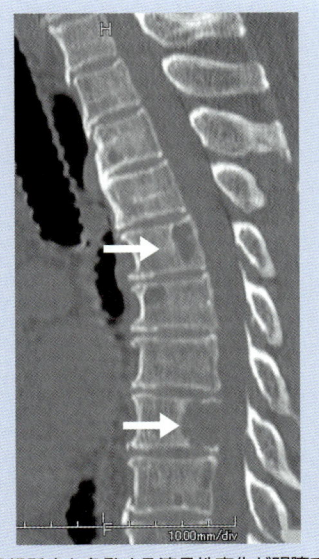

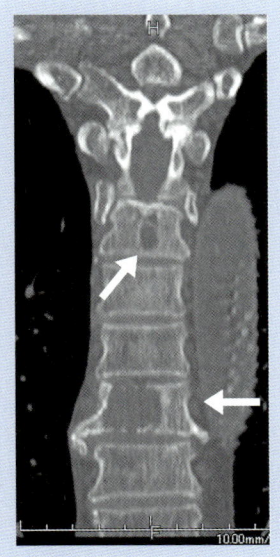

図4と同様に骨粗鬆症と多発する溶骨性変化が明瞭である（→）。

図6 CT による骨の評価

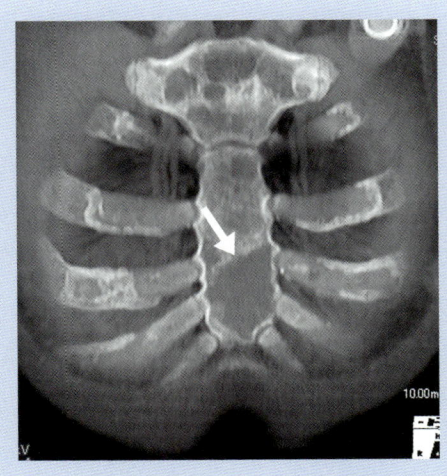

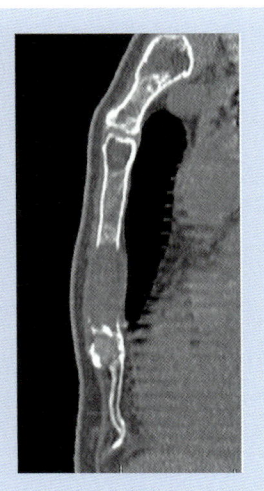

マルチスライス CT による薄いスライス厚での撮像と、画像処理（この場合は MPR 処理）により、単純 X 線写真では不明瞭な胸骨病変が明瞭に描出されている（→）。

MEMO 2

CT 検査の画像所見（基本的には単純 X 線検査と同様の所見で検出感度が高い）
・境界が明瞭あるいは比較的明瞭な溶骨性病変
・ときに周囲への腫瘤形成を伴う。CT ではより軟部組織病変の評価に優れる。
・病的骨折
・びまん性で高度の骨粗鬆症
・椎体の圧迫骨折（骨粗鬆症によるもの、病的圧迫骨折どちらもあり）

3）MRI 検査

　一般的にMRI検査が単純X線検査やCTに比して有用な点は骨軟部病変に対する優れたコントラスト分解能である（図7）。上述したようにCTは骨の描出には優れているが、軟部組織の濃度分解能は十分ではない。そのため、例えば脊髄圧迫症状を有する患者に、腫瘍等により実際どのように脊髄圧迫が生じているかを評価するには、CTよりもMRIが第一の選択になる。

　MRIは骨を直接描出する訳ではないが、骨髄を占拠する病変の描出感度は高く、単純X線検査やCT検査で検出できる溶骨性病変となる前の小さな病変から描出が可能である[3]。そのために孤立性骨形質細胞腫か多発性骨髄腫かの鑑別には、椎骨と骨盤骨などのMRI検査の追加によりときに可能となる。髄外形質細胞腫と孤立性骨形質細胞腫は局所の放射線治療の適応となるため、この検査は重要な意味を持つ。

　通常のX線検査が正常でも脊椎のMRIがオーダーされることがある。それはMRIの病変検出の感度が高いため、脊椎骨の異常をきわめて早期に描出することができるからである（図8）。また、MGUS（monoclonal gammopathy of unknown significance）の状態は画像所見に異常がなく、くすぶり型骨髄腫の場合は限局性の軽度の異常にとどまるという画像所見の違いから、後述するが画像検査により病期分類が変わる可能性がある。

　MRIはT1強調像（T1W）、T2強調像（T2W）などの基本的撮像シーケンスだけでなく、脂肪抑制法などを組み合わせ、造影剤を使用しないで病変のコントラストを高めることができるのも特徴の1つである。骨髄脂肪の信号を抑制し病変部位を高信号に描出するSTIR法は、病変の視認性を容易にする。またこれら信号強度の変化により、十分ではないが治療効果を評価することもある程度は可能である（図7、9）。

　MRIの欠点はその高いコストと撮像範囲が限られる点である。しかし、CTと同様に日本では比較的安価に検査が可能である。また、近年の機器の発達によって一度に広範囲に撮像が可能になりつつあり、いまや全身MRIを1回の検査で施行することが可能となってきた。そのため骨髄腫の評価におけるMRIは、ますます利用されることになるだろう（CT及びMRIの大量の画像情報を解釈する画像診断医の負荷という点を除いてはということであるが……）。

　治療効果判定においても、MRIは比較的有用と考えられている。それは、単純X線検査やCT検査で溶骨性変化の改善として治療効果ととらえるのは困難であるのに対して、MRIでは形態や信号強度の変化により治療効果を画像所見としてより反映させやすいことによる。また、必要に応じて造影MRIを追加することにより、腫瘍や病変の治療

図7　MRI による骨病変の評価（図2（b）と同一症例）

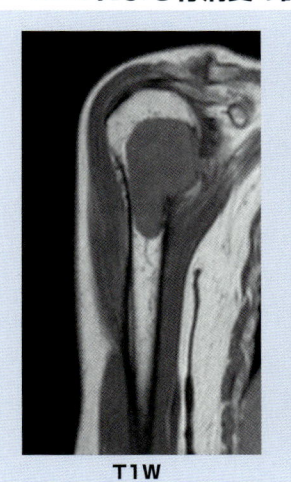

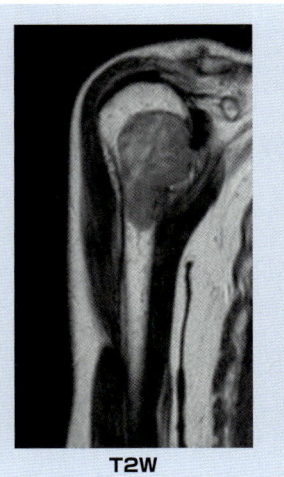

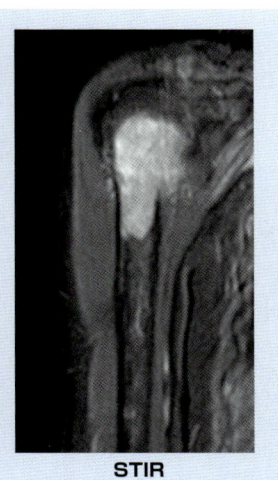

T1W　　　　　T2W　　　　　STIR

単純 X 線写真ではやや境界不明瞭であった溶骨性骨病変は MRI では明瞭な腫瘤として描出される。T1W は均一な低信号、T2 強調像は淡い高信号、STIR は高信号として描出されている。一部は骨皮質から外への軟部組織進展も明らかである。このように MRI は骨そのものを描出する訳ではないが、病変をコントラスト高くきわめて明瞭に描出し、軟部組織等への進展も明瞭である。

図8　MRI による脊椎病変の評価

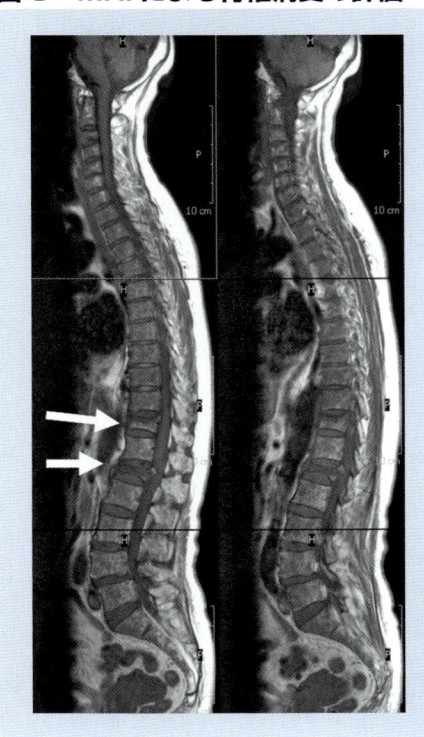

テーブル移動を組み合わせ複数部位を一度に撮像し全脊椎を一度に検査した MRI である。椎体骨髄にはびまん性の T1W 低信号の病変を認める。また所々には比較的大きな溶骨性変化が存在する。下記胸椎と腰椎には圧迫骨折を認め（→）、それに伴い脊柱管狭窄症を認める。骨髄腫における全脊椎 MRI の役目は大きく、多発病変の有無とその程度、圧迫骨折及び脊柱管狭窄症の評価を行うことができる。

効果をさらに明瞭とすることができる場合がある。ただし、骨髄病変の描出が敏感すぎて、正常の骨髄組織や骨粗鬆症などによる骨髄の不均一さと骨髄腫病変の鑑別が困難である場合があり、治療効果の評価が十分行えないことがある。

図9　骨髄腫病変のMRI撮像シーケンスによる描出の違い

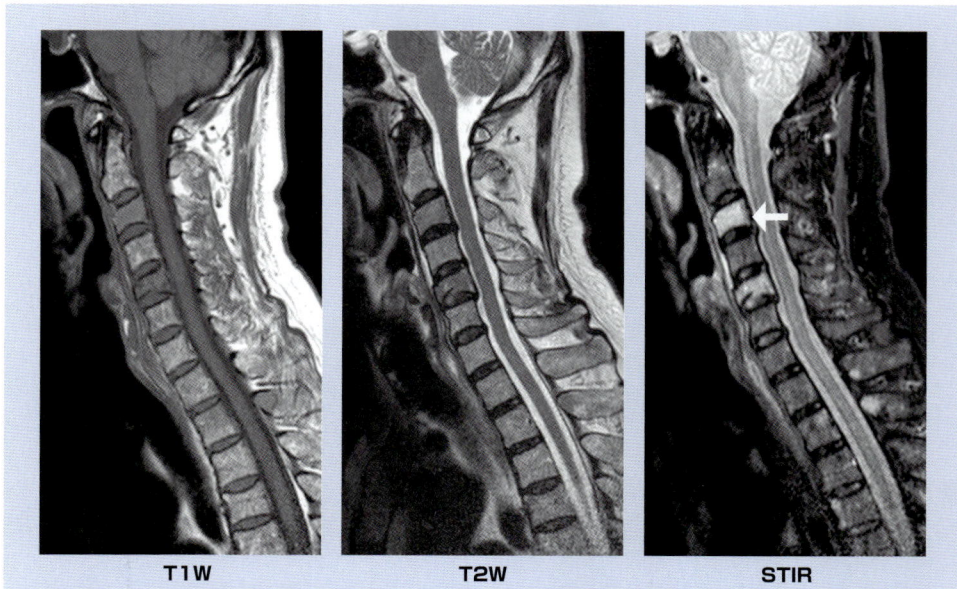

T1W　　　T2W　　　STIR

骨髄病変は一般に病変描出能が高いとされるT2Wで描出されにくい場合があり、T1Wでの評価が優れる。脂肪信号を抑制したSTIR法では病変部位を高信号に描出し明瞭に評価可能である（→）。

MEMO 3

MRIの画像所見
- 多発骨髄病変あるいはびまん性骨髄病変
- ときに周囲に腫瘤形成あり
- 病変は比較的均一で筋肉と比較しT1強調像で低信号、T2強調像で淡い高信号
- STIRでも明瞭な高信号として描出され、造影効果を受ける
- 脊椎の圧迫骨折や腫瘤形成に伴う脊柱管狭窄症や脊髄圧迫を描出
- 治療効果の評価に使用できるが、治療効果が画像所見に反映されるのに9〜12カ月もかかる

4）核医学検査

　多くの骨病変の検出、骨転移の検出に使用される骨シンチグラフィは、骨髄腫の診断においてあまり有用ではない。それは骨シンチグラフィが、骨代謝の亢進つまり骨芽細胞の活動亢進により、病変部にトレーサーが集積するという描出機序のためである。骨髄腫は破骨細胞が優位に働き、骨芽細胞の活動が低下するために、純粋な溶骨性病変が形成される。そのため骨シンチグラフィでは骨髄腫病変はcold spotとして描出され、

ある程度の病変の大きさがないと十分に検出ができないからである。そのため骨髄腫の病変の評価に骨シンチグラフィを施行することはほとんど意味がない（図10）。ほかの腫瘍シンチグラフィとして知られる Ga シンチグラフィと Tl シンチグラフィも共に骨髄

図10 核医学検査による骨髄腫の評価

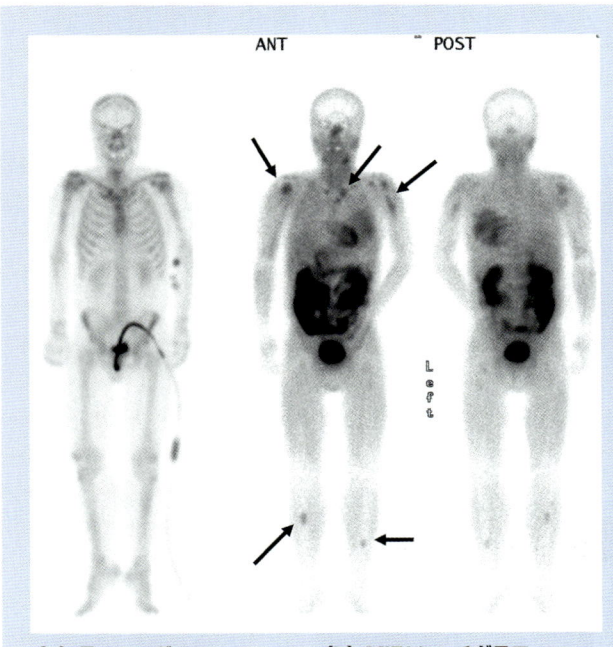

(a) 骨シンチグラフィ　　(b) MIBI シンチグラフィ

症例はほぼ同時期に撮像された骨髄腫患者の骨シンチグラフィ（a）と MIBI シンチグラフィ（b）である。(a) ではほとんど異常集積は指摘できないが、(b) では上腕骨や下腿、胸骨等に多数の異常集積が認められ（→）、骨髄腫の評価として利用可能である。骨病変の評価に優れるとされる、骨シンチグラフィであるが、完全な溶骨性変化を示す骨髄腫の診断においては有用ではない。ただし、残念ながら MIBI シンチグラフィは現在保険適応ではない。

図11 MIBI シンチグラフィによる治療効果判定・経過観察

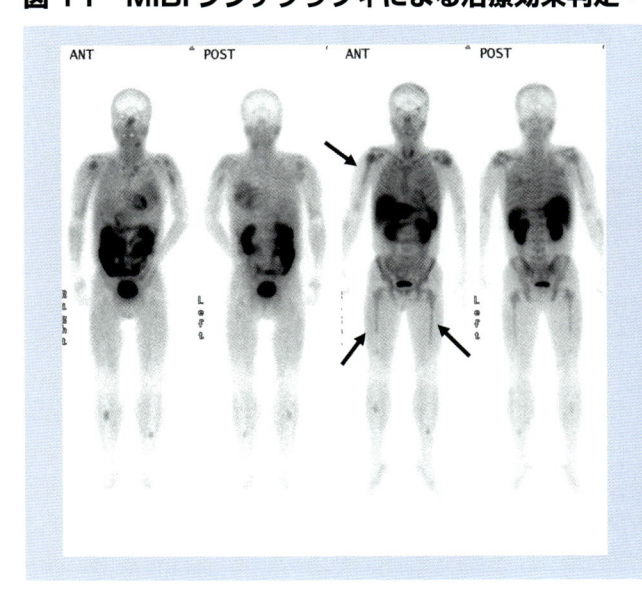

単純X線検査やCTでの骨髄腫の治療効果判定は困難であり、MRI においても形態や信号強度の変化をとらえるのには時間がかかる。それに比較し、MIBI シンチグラフィや FDG-PET は腫瘍の量や viability に対応して集積が認められ、かつ全身が一度に撮像可能なため、治療効果判定・経過観察における有用性は、ほかの形態画像と比較して高いと考えられる。本症例は、8カ月の間隔で施行された MIBI シンチグラフィであるが、病勢は進行し上腕骨や肋骨、大腿骨に異常集積が出現しているのがわかる。

腫病変の描出は不良であり一般的には使用されない。

^{99m}Tc-sestamibi シンチグラフィ（以下 MIBI シンチグラフィ）は、ここ 10 年くらいの間に骨髄腫に対し利用されるようになった検査法である。MIBI シンチグラフィは骨髄腫病変に集積する。ほかのシンチグラフィと同様に全身像を撮像可能であり、病変の広がり診断や経過観察に有用ではないかと期待されている[4]（図 10、11）。しかしながら、現在日本においては保険適用としては認められず、研究的に大学病院等でわずかに施行されているのみである。

核医学検査が CT/MRI などの形態画像検査と比較して大きな優位性は、機能画像としての側面である。腫瘍の viability の有無や活動性の評価、治療効果判定等に用いられる。その中心的存在が組織のブドウ糖代謝を反映する FDG-PET であるといえる。

図 12　骨髄腫の FDG-PET および PET/CT

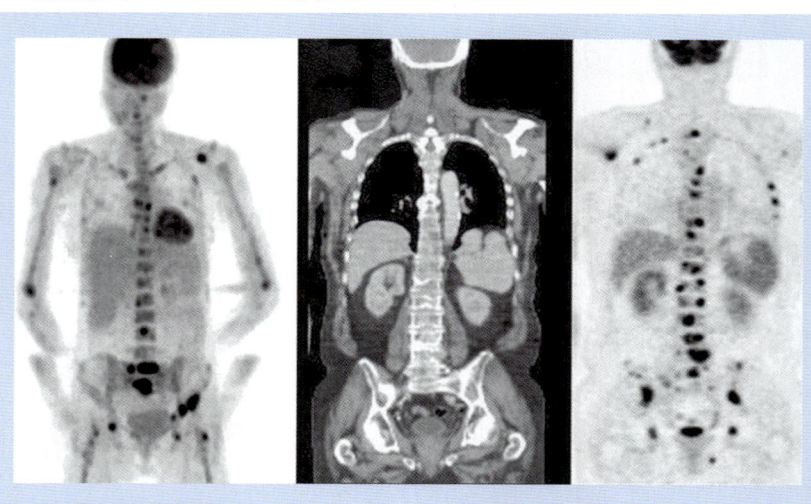

(a) FDG-PET　　　　　　　　**(b) FDG-PET/CT**

現在日本では保険適応とされていないが、FDG-PET は骨髄腫においてもスタンダードな画像診断法となりつつある。活動性の高い骨髄腫病変は高集積に描出され PET/CT では圧迫骨折や骨破壊等の骨病変との対比がきわめて容易となる。そのため病期診断及び治療効果判定にはきわめて有効である。日本でも早期の認可が期待される。(a) は AJR Am J Roentgenol 184:1199, 2005.、(b) は Skeletal Radiol 35: 632, 2006. からの引用。

MEMO 4

核医学検査の画像所見
- 活動性の高い骨髄腫病変は FDG-PET 及び MIBI シンチグラフィで集積を認める
- MGUS やくすぶり型骨髄腫は FDG-PET では陰性となる
- 治療効果に伴い FDG-PET の集積は数日から 3〜4 週間の間に急速に低下する
- 治療により集積の低下しない骨髄腫は治療抵抗性である
- PET/CT 装置により活動性の高い骨髄腫病変と、骨破壊像を同時に評価可能である

FDG-PETの悪性リンパ腫での有用性はいうまでもないが、骨髄腫の診断、治療効果判定、経過観察においてもその有用性が多数報告されている。低悪性度の骨髄腫と高悪性度の骨髄腫を鑑別することは重要で、FDG-PETとの集積の程度と、骨髄腫の悪性度の程度が相関することも知られている[5]。MGUSや低悪性度のくすぶり型骨髄腫には通常集積はみられない。一方でFDG-PETで描出されにくい低悪性度のくすぶり型骨髄腫や無症候性骨髄腫が、MIBIシンチグラフィで描出されるという報告もある。

　CTとのハイブリッドマシンであるPET/CT装置では、FDG-PETでは評価が困難な病変の位置の同定や、溶骨性変化の程度も同時に評価することが可能である。しかしながら、骨髄腫の診断におけるFDG-PETも保険適用されていないため、現段階では広く利用されるには至っていない。しかし、今後骨髄腫の病期分類としては必要不可欠な画像診断法として使用されるものと思う。

5）画像診断を加味した病期分類

　骨髄腫の国際病期分類法は、β_2-ミクログロブリン濃度とアルブミン濃度の臨床検査所見のみに基づいているが、骨変化を評価する画像検査が重要であることは述べた通りである。単純X線検査を加えた病期分類としては、1975年にDurieとSalmonらが提唱したDurie/Salmon病期分類法が用いられてきたが、近年の画像診断法の進歩に伴い、単純X線検査に加えてMRIとPET（あるいはPET/CT）から得た画像所見を付加した、新しいDurie/Salmon plus病期分類法が2003年に発表された[6]（表1）。これによるstage Iとは、限局性骨病変が4箇所以下であること、あるいはMRIやPETで脊椎に軽度のびまん性病変が認められることを意味している。stage IIとは、限局性骨病変が5〜20箇所であること、脊椎に中等度のびまん性病変、stage IIIとは、限局性骨病変が20箇所を超えていること、脊椎に重度のびまん性病変が認められることを意味している。

表1　Durie/Salmon plus myeloma staging system
Eur J Cancer 42（11）:1539-1543, 2006.から引用

anatomic/functional staging		
Durie/Salmon Plus myeloma staging system		integration of imaging
Durie/Salmon stage	plus upstage	MRI/PET number of lesions
I B		I 0〜4
II A or B		II 5〜20
III A or B		III ＞20
		B:creatinine ＞ 2 and/or EMD on PET or MRI

表2　画像診断を組み合わせた病期分類実施のフローチャート
Eur J Cancer 42（11）:1539-1543, 2006. から引用

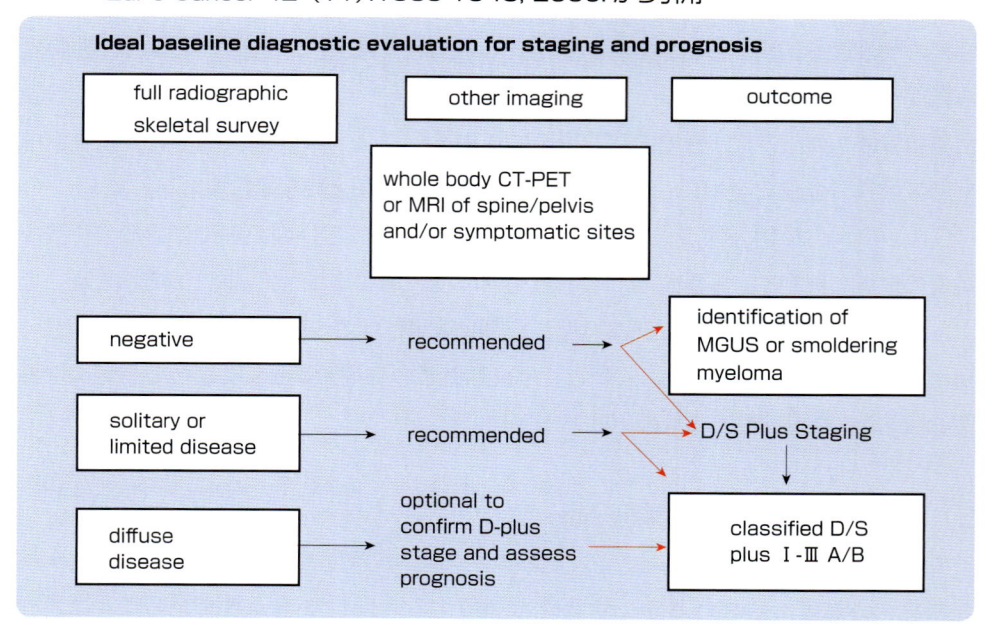

```
Ideal baseline diagnostic evaluation for staging and prognosis

  [full radiographic      [other imaging]         [outcome]
   skeletal survey]
                      [whole body CT-PET
                       or MRI of spine/pelvis
                       and/or symptomatic sites]

  [negative]       →  recommended  →  [identification of
                                       MGUS or smoldering
                                       myeloma]
  [solitary or     →  recommended  →  [D/S Plus Staging]
   limited disease]                              ↓
  [diffuse]        →  optional to    →  [classified D/S
   disease]            confirm D-plus      plus I-Ⅲ A/B]
                       stage and assess
                       prognosis
```

　このように MRI と PET（あるいは PET/CT）は、活動性腫瘍細胞の性質を利用して骨病変に活動性腫瘍細胞が存在しているかどうかを確認することができるので、病期診断を決定するうえで単純X線検査にくわえて推奨される理想的なモダリティーとして考えられつつある（表2）。一刻も早い FDG-PET の保険適応が認可されることを期待する。

6）特殊な骨髄腫の画像所見
（1）骨硬化性骨髄腫とクロウ・深瀬症候群（POEMS 症候群）

　骨髄腫では溶骨性変化、あるいはびまん性骨粗鬆症を示すと述べたが、骨硬化性変化を来す骨髄腫の存在が報告されている（図13）。その特徴的所見としては病期の進展によっても溶骨性変化に進展することはなく、多くの場合脱髄性多発性ニューロパチーを合併することが知られている。このような症例の最初の発見者である英国のクロウ及び、わが国の最初の報告者の深瀬の名を冠してクロウ・深瀬症候群と呼ばれている[7]が、症候の頭文字を使用した POEMS 症候群という病名も提唱されている。POEMS 症候群は polyneuropathy（P）、organomegaly（O）、endocrinology（E）、M protein（M）、skin lesion（S）を意味している。

図 13　クロウ・深瀬（POEMS）症候群

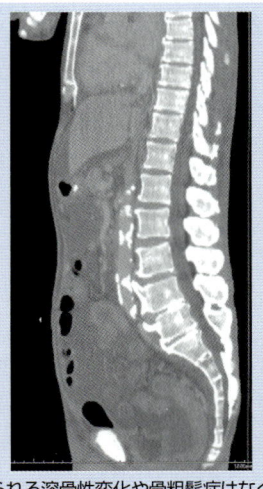

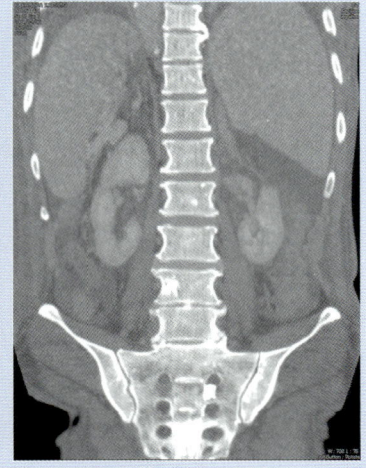

骨髄腫で通常認められる溶骨性変化や骨粗鬆症はなく、びまん性の硬化性変化が認められる。また所々にさらに強い硬化性変化を伴っている。本症例はポリニューロパチー及び高マクログロブリン血症で発症した、クロウ・深瀬（POEMS）症候群である。全骨髄腫の数％程度とわずかだが、硬化性変化を来す骨髄腫の存在は知っておく必要がある。

（2）孤立性骨形質細胞腫　solitary plasmacytoma of bone（SPB）

　形質細胞悪性腫瘍のうち5％以下を占める稀な疾患で、多発性骨髄腫に移行する危険が大きい病変と考えられている。実際には孤発性と考えられても、MRI 検査を行うと25％は多発性の骨病変を有するとする報告もある。SPB は脊椎に多く発生し局所疼痛を生じる。画像上は非特異的な溶骨性病変で硬化縁を伴わず内部が均一な腫瘤として描出される。

　SPB の診断基準は 1) 骨生検で悪性形質細胞の増殖を認めること、2) 骨髄像では形質細胞は 10％ 以下であること、3) 臨床的検査及び骨画像検査でほかの部位に病変が認められず単発であることとされる[8]。本症の標準的治療は放射線療法とされ、孤立性形質細胞腫か多発性骨髄腫かの鑑別は治療法の選択にとって重要であり、MRI あるいは PET 検査により孤立性病変の確認を行うことが重要である。

（3）髄外形質細胞腫　extramedullary plasmacytoma

　髄外形質細胞腫は骨髄外に発生する稀な形質細胞腫である[9]。通常は無症候性であり、多発性骨髄腫への移行は少ないとされている。鼻腔等に発生すると骨破壊を伴って発育することがあるが、肺や消化管に発生した場合は画像上非特異的軟部腫瘤として描出されるのみであり、生検での確定診断が必要である。

7）診療ガイドラインにおける骨髄腫における画像診断

　画像診断の技術進歩は著しく、その臨床的有用性や使用の妥当性の評価においては症例対照研究が主なものとなるため、必ずしもエビデンスレベルが高い文献が多く存在する訳ではない。そのために診療ガイドラインにおける画像診断法の推奨では、推奨グレードBからCが大部分を占めてしまう。しかしながら、上述したように画像診断の有用性は高く、診断や治療効果判定には欠かせないものであることを理解する必要があるだろう。また、使用され始められたばかりのFDG-PETやPET/CTも、骨髄腫の診断、病期診断、経過観察に大きな役割を示すものと考えるが、まだガイドライン上にはほとんど記載されていない。しかしながら、現段階での診療ガイドラインの中での画像診断の役割や、現在のコンセンサス、推奨について知っておくことはきわめて重要である。ここでは、英国及び北欧から出された診断と治療ガイドラインにおける画像診断の推奨グレードについて紹介する[10]。皆さんも診療の中でガイドラインを参考にしつつ画像検査を実施し、まだエビデンスがでていない新しい画像診断法の評価も行っていただきたい。そうして先生方とともにエビデンスを作っていき、次世代のガイドラインに反映させていきたい。

注：下記は日本骨髄腫患者の会HPに掲載の日本語訳を参考に、原版から筆者が翻訳（一部省略を含む）したものであり、誤訳などがある可能性があるが了承いただきたい。

(1) 骨髄腫の診断における画像診断の推奨

・全身骨X線検査は、新たに骨髄腫の診断を受けた患者の病期判定の一部とするべきであり、胸部、脊椎、上腕骨、大腿骨、頭蓋骨、骨盤を含み、さらに症状を有する部位は、適切な方向より画像化すべきである（推奨グレードC：エビデンスレベルIV）。
・CT検査は、単純X線検査で溶骨性変化が不明瞭な部分の確定のために使用されるべきであり、特に単純X線検査では視覚化しにくい肋骨、胸骨、肩甲骨などについて使用すべきである（推奨グレードB：エビデンスレベルIII）。
・CT検査は、症状を有するが骨X線検査で病変が描出されない場合に使用すべきである（推奨グレードB：エビデンスレベルIII）。
・CT検査又はMRI検査は、軟部組織病変の特徴と進行度を評価するために利用され、これらの2つの画像診断技術は補足的な情報をもたらす（推奨グレードG：エビデンスレベルIII）。

- CT 検査によって組織生検の適切な場所をガイドしてもよいと考えられる（推奨グレードB：エビデンスレベルⅢ）。
- MRI 検査は、脊髄圧迫を疑う神経症状がある患者の検査に選択されるべき画像診断法である（推奨グレードB：エビデンスレベルⅡB）。
- 全脊椎 MRI 検査は、発症部位にかかわらず一見して孤立性形質細胞腫と考えられる患者に対して行うべき検査である（推奨グレードC：エビデンスレベルⅣ）。
- 骨シンチグラフィは、骨髄腫にとってルーチン検査として必要ではない（推奨グレードC：エビデンスレベルⅣ）。
- DEXA 検査（骨塩定量検査）は、骨髄腫のマネージメントにおいて必要なルーチン検査ではない（推奨グレードC：エビデンスレベルⅣ）。

(2) 骨髄腫の経過観察における画像診断の推奨

すべての新たに症状が生じた部位に対して、画像検査の再検／経過観察を行うべきである（推奨グレードC：エビデンスレベルⅢ）。

CT 検査又は MRI 検査は、単純X線検査写真では判明しない、有症状部位の評価に使用するべきである（推奨グレードB：エビデンスレベルⅢ）。

MRI 検査及び PET 検査は、個々の患者の病態把握の助けになる場合がある（グレードC：エビデンスレベルⅢ）。

まとめ

骨髄腫の診断では古典的な単純X線検査が現在も第一の検査法として使用されている。マルチスライスCT、高速撮像可能なMRIが急速に普及し、骨髄腫の診断においてもすでに繁用されている検査である。現在はこれらが組み合わされて、存在診断や病期診断のみならず、骨折の評価、治療効果判定、経過観察に広く利用されている。しかし、不要な頻回な検査は患者にとって苦痛であり、被曝などの侵襲を加えることになる。

近い将来には、日本においても FDG-PET や PET/CT が保険適用となると考えられるが、その際にはおそらく FDG-PET や PET/CT に MRI を組み合わせる診断法が骨髄腫の画像診断の主流になっているものと思う。

適切な画像診断の第一歩はその目的をはっきりさせることである。病期診断を行いたいのか、局所症状の原因を突き止めたいのか？　そして、その画像診断の結果によってどのような治療の選択肢があるのか。これらを検査施行の前にしっかりと考え、私たち放射線科医に伝えていただくことが、最も多くの情報を含んだ画像と報告書を提供できる近道である。

参　考　文　献

1) Mulligan ME : Imaging techniques used in the diagnosis, staging, and follow-up of patients with myeloma. Acta Radiol 46 : 716 -724, 2005.
2) Mahnken AH, Wildberger JE, Gehbauer G, et al. : Multi-detector CT of the spine in multiple myeloma: comparison with MR imaging and radiography. AJR Am J Roentgenol 178 : 1429-1436, 2002.
3) Mulligan ME, Badros AZ : PET/CT and MR imaging in myeloma. Skeletal Radiol 36 : 5-16, 2007.
4) Mele A, Offidani M, Visani G, et al. : Technetium-99m sestamibi scintigraphy is sensitive and specific for the staging and the follow-up of patients with multiple myeloma : a multicentre study on 397 scans. Br J Haematol 2007 136 (5) : 729-735, 2007.
5) Nanni C, Zamagni E, Farsad M, et al. : Role of 18F-FDG PET/CT in the assessment of bone involvement in newly diagnosed multiple myeloma: preliminary results. Eur J Nucl Med Mol Imaging 2006 33 (5) : 525-531, 2006.
6) Durie BG : The role of anatomic and functional staging in myeloma : description of Durie/Salmon plus staging system. Eur J Cancer 42 (11) : 1539-1543, 2006.
7) Aggarwal S, Goulatia RK, Sood A, et al. : POEMS syndrome: a rare variety of plasma cell dyscrasia. AJR Am J Roentgenol 155 (2) : 339-341, 1990.
8) Dimopoulos MA, Kiamouris C, Moulopoulos LA : Solitary plasmacytoma of bone and extramedullary plasmacytoma. Hematol Oncol Clin North Am 13 (6) : 1249-1257, 1999.
9) Sulzner SE, Amdur RJ, Weider DJ : Extramedullary plasmacytoma of the head and neck. Am J Otolaryngol 19 (3) : 203-208, 1998.
10) D'Sa S, Abildgaard N, Tighe J, Shaw P, Hall-Craggs M : Guidelines for the use of imaging in the management of myeloma. Br J Haematol 137 (1) : 49-63, 2007.

3. 骨髄腫の染色体異常

京都府立医科大学大学院医学研究科　血液・腫瘍内科学
（現 岩手医科大学 血液・腫瘍内科学）

野村　憲一

　血液腫瘍の染色体異常は、疾患単位、病態と密接な関係がある。白血病は、WHO分類では染色体異常に基づいて診断が規定されている。染色体異常は生物学的悪性度を反映すると考えられるので、予後規定因子となりえる。したがって、造血器腫瘍の診療に際し、染色体異常の検出はきわめて重要であると言える。染色体異常の検出法として、従来、G分染法が多用されてきた。近年、double-color FISHやSKYといった蛍光 in situ 分子雑種法の進歩もあり、より詳細な染色体異常が判明している。本稿では、まず染色体異常の検出法を概観し、つづいて、骨髄腫の染色体異常について述べる。

1）検出法
（1）分染法

　分染法は、ゲノム全体の染色体異常を見わたすことができるという利点がある。しかし、欠点も多い。分裂像が得られなければ分析できず、分裂像があっても腫瘍細胞の染色体は形が不良であることもあり、ときに解析は困難である。また、正常細胞の分裂像が混入していても区別することができない。分染法は煩雑であることから、労働の負担は大きく、現実に技師が分析できる染色体の数も限られる。実際には20個の分裂像を検討する。

① G分染法

臨床での意義：最も一般的とされている分染法

　G分染法は、ギムザ（Giemsa）染色による最も基本的な検査法である。リンパ球の分裂中期細胞を標本上に展開し、蛋白分解酵素であるトリプシンで処理した後、ギムザ染色し、濃淡に染め分けられた一定のバンドパターンから染色体の分析を行う。具体的には、写真を撮影し、ハサミで切り取り、並べるのである（図1）。

　本法は、ほかの分染法に比べ、染色体の濃淡コントラストが明瞭なため識別が容易であり、バンドが多数（400～550バンド）観察できることから詳細な異常が検出できる。また、永久標本が作製でき、光学顕微鏡で観察可能であることから、スクリーニングと

して広く用いられている。短所として、微細欠失（重複）は、診断が困難な場合がある。そのような場合には、FISH（fluorescence *in situ* hybridization）の併用が必要である。

②高精度分染法

　臨床での意義：染色体の構造異常や切断点の同定

　細胞分裂初期（前期～前中期）の、細く長い染色体上で認められる微細なバンドを検出する方法である。本法では850以上のバンドを観察することが可能であることから「高精度」と呼ばれる。しかし、通常の手法で作成された染色体標本では、分裂初期の細胞が含まれる割合は非常に少ないので、解析が困難である。したがって、分裂初期の細胞を積極的に集めるために、様々な工夫がされている。よく用いられているのは、細胞周期の同調培養を利用する方法と、分裂期における染色体凝縮の過程を制御する方法である。前者にはメソトレキセート®や過剰チミジンなどを同調剤として使う。後者は染色体凝縮抑制剤としてエチヂウムブロマイドを用いる。

（2）蛍光 *in situ* 分子雑種法（FISH）

　臨床での意義：特異的な異常を検出すれば、確定診断の補助となる

　以上に述べたように、分染法は、広く用いられている大変有用な検査法であるが、様々な欠点もある。それを補うことができるのがFISHである。FISHは、目的とするDNA配列をプローブとし、蛍光色素により染色体上の対応するDNA配列部位を可視化する技術である。プローブは、商品化されたものを用いるのが便利であるが、BACク

図1　13q- がみられる

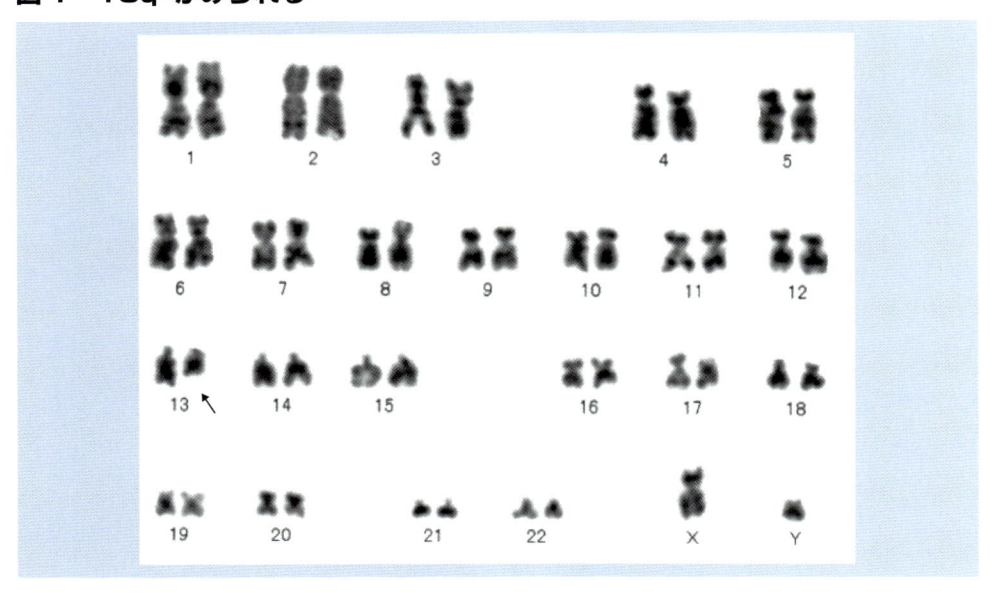

ローンから作成することも可能である。目的とする遺伝子を含んだ bacterial artificial chromosome（BAC）は、インターネットで米国 NCBI が提供する PubMed の Entrez genome にアクセスし、ここで遺伝子名を入れることで検索・購入できる。キメラの存在や、cross-hybridization の問題もあるが、理論的には全ゲノム上のプローブの作成は可能である。

つづいて、標本の DNA とプローブの DNA をともに熱変性させ、一本鎖にした後、混合する。一昼夜で、DNA は徐々に二本鎖に戻っていくが、その際に、プローブ DNA と、配列が相補的な標本の DNA とが対合することにより、特定の部位が標識される（図 2 A、B）。

FISH が PCR などの他の手法より優れているのは、偽陽性が少ないこと、トリソミー

図2　FISHの原理

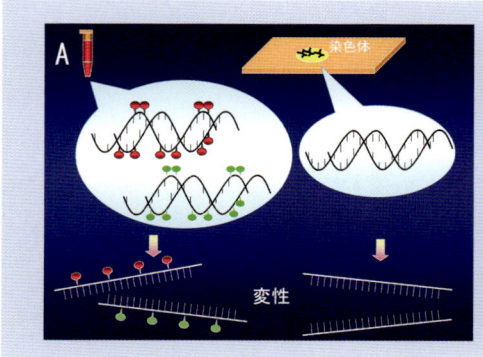

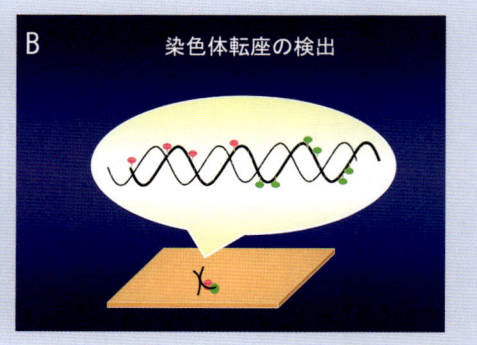

図3　融合シグナルがみられる

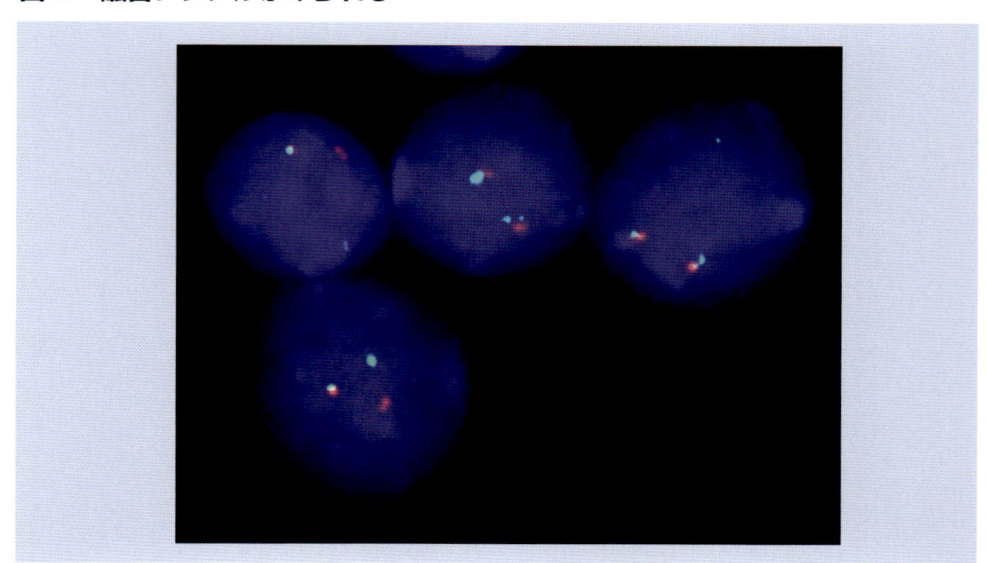

が検出できること、間期核でも判定できることなどである[1]。間期核 FISH は、特定の転座・逆位・欠失・数の異常を検出できるのみならず、比較的多数の細胞（200 細胞）を短時間に分析できる。

相互転座の場合、各々の染色体の切断点に隣接する DNA 領域をプローブとする。異なる 2 色（通常 spectrumGreen（緑）と spectrumOrange（赤））の蛍光色素をもちいてプローブを標識し、転座により 2 つの蛍光が融合して生ずるシグナル（黄色）を検出する（図 3）。

(3) SKY

Spectral karyotyping（SKY）は 22 種類の常染色体と X, Y の性染色体を染め分ける技術である。G 分染法で同定不能な異常も同定できることがある。ただし、あくまでも G 分染法と併用し、その足りない部分を補う方法と考えるべきである。G 分染法のために作った細胞のカルノア固定液を冷蔵保存しておき、SKY に使用することも可能である。

1～5 種の蛍光色素で個々の染色体を染め分け、その蛍光をコンピュータで処理し、人工的に 23 色に変換することで、各々の染色体を識別する（図 4）。同じ染色体を DAPI 対比染色し、フィルターを変換して R-バンドとして認識し、コンピュータ上で像を反転して G-バンドとし、比較することも可能である。

長所

1) 端部の重複、あるいは不均衡型相互転座かの鑑別

G 分染法では、末端部の重複か、不均衡型相互転座かが判別不能である場合、SKY で解決できることがある。

2) 複雑な構造異常

G 分染法では解析しきれない多数の染色体が関係する複雑な構造異常（転座・挿入・欠失・重複、またそれらの組み合わせ）は、SKY で解決できる場合がある。リング、マーカー染色体も同定可能である。

短所

染色体転座により、2 色の蛍光が隣り合うことになるが、色の組み合わせによっては、片方の色が他方の色を覆ってしまう場合がある。また、転座の断片が小さいとその蛍光が検出できないこともある。また、逆位（腕間・腕内）、同じ染色体内での挿入も検出できない。

図4 SKY

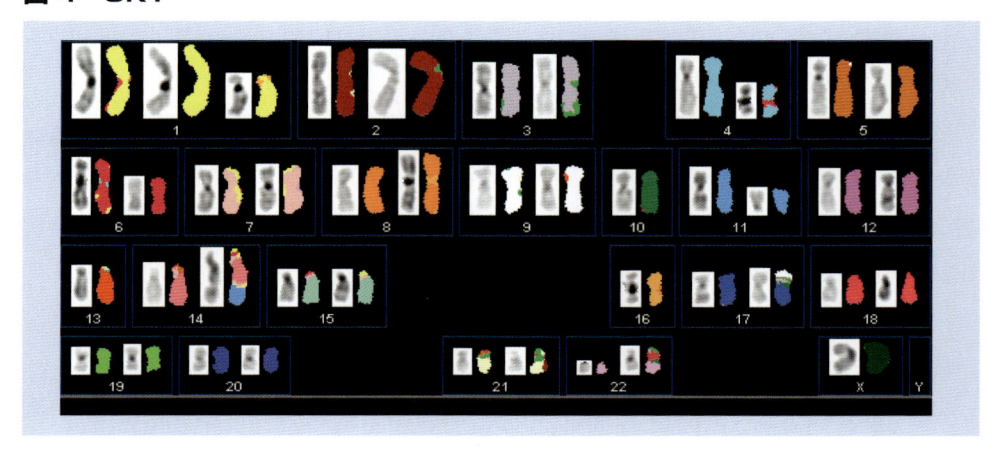

2）多発性骨髄腫の染色体異常

多発性骨髄腫は、Bリンパ球の腫瘍であるが、同じBリンパ球の腫瘍である悪性リンパ腫と比較して染色体異常は複雑である。

この複雑さの原因として、細胞周期チェックポイントの異常が考えられる。チェックポイントの異常は、染色体不安定性を高め、染色体の異数性などの異常を引き起こす。

3）細胞周期に関する遺伝子異常

（1）G1/S

$p16^{ink4a}$/RB 経路による G1/S 制御とがん抑制

哺乳類動物では、G1期は細胞周期の進行を決定する最も重要な時期である。このG1期からS期への移行（G1/S）を制御する鍵が $p16^{ink4a}$/RB 経路である。骨髄腫でも $p16^{ink4a}$ のメチル化が腫瘍発生に関与していることが報告されている[2]。

（2）S期

S期のチェックポイントとして有名なのは、11q上にあるATM遺伝子である。11qの異常は、FISHでは30％程度にみられるとされる[3]。ほかにもChk1遺伝子の異常が細胞株でみられるとする報告もある[4,5]。

（3）G2/M期

BUB1、MAD遺伝子が有名であるが、骨髄腫での報告はまだない。しかしながら lysophosphatidic acid acyltransferase（LPAAT）-beta 阻害薬であるCT-32615は、

cdc25c と cdc2 の down-regulation により、一過性の G2/M 停止を引き起こし、時間依存性、かつ濃度依存性に、ボルテゾミブ耐性骨髄腫細胞株を障害することが知られている[6]。

以上に述べたような各細胞周期のチェックポイントの異常の集積が、多発性骨髄腫の染色体の複雑さを反映している可能性は十分に考えられる。

4）臨床的に重要な染色体異常
（1）第 13 染色体異常
様々な異常がみられる中で、臨床的に重要なのは、第 13 染色体の異常である。G 分染法や SKY で患者の 10 ～ 20％に、間期核 FISH では 30 ～ 55％に検出される。第 13 染色体の欠失は、モノソミー 13 が多いが、15％は 13q14 を含む腕内欠失である。第 13 染色体の欠失は予後不良である。

（2）免疫グロブリン重鎖遺伝子（immunoglobulin heavy chain：*IgH*）（14q32）と他のがん遺伝子との転座
正常リンパ球は、免疫グロブリン遺伝子の再構成を起こすことで、抗体の多様性を得ている。その際のエラーにより染色体転座が生じると考えられる。FISH による報告では、*IgH* 遺伝子転座は、MGUS で 50％、骨髄腫で 55 ～ 73％、形質細胞性白血病の 85％にあるとされる[7]。*IgH* 転座がみられない症例では、同様の機序により免疫グロブリン軽鎖遺伝子（immunoglobulin light chain：*IgL*）（2p11, 22q11）と原がん遺伝子との転座で腫瘍発生するという機序が考えられるが、*IgL*-λ鎖の転座は MGUS の 10％、骨髄腫の約 20％であり、免疫グロブリン遺伝子転座のない骨髄腫もよくみられる。*IgL*-κ鎖の関与は稀である。*IgL*-λ鎖転座はリンパ腫でもよくみられるが、*IgL*-κ鎖の関与は稀である[8]。なぜ、*IgL*-λ転座がよくみられるのかは、わかっていない。*IgH* 遺伝子の転座相手として 11q13（*cyclin D1*）、4p16.3（*FGFR3, MMSET*）、16q23（*c-maf*）、6p21（*cyclin D3*）、20q11（*maf-B*）、8q24（*c-myc*）、6p25（*MUM1/IRF4*）、1q21（*IRTA2*）などがある。

① 11q13（*cyclin D1*）、6p21（*cyclin D3*）
サイクリンはサイクリン依存性キナーゼ（cyclin-dependent kinase：CDK）と結合することによって細胞周期の進行に関与する。CDK は細胞周期依存的に *RB* 遺伝子がコードする蛋白をリン酸化する。この機序により細胞周期が G1 期から S 期へと移行する。したがって、サイクリンの強発現は、G1/S チェックポイントの破綻を来す。t（11;14）骨髄腫は、①大量化学療法に対しては予後良好因子の 1 つである[9]、②リンパ形質細

胞様の形態、CD20陽性であることが多い[10]、③アミロイドーシス、IgM型・IgE型・非分泌型骨髄腫で高率に認められる[11]、といった特徴がある。

② 4p16.3（*FGFR3*）

4p16.3の転座によってエンハンサーEαは*FGFR3*遺伝子の脱制御を、Eμは*MMSET*の脱制御をもたらす[12]。*FGFR3*は受容体型チロシンキナーゼの1つである。正常形質細胞では*FGFR3*の発現はみられないが、患者の74％は*FGFR3*の過剰発現が認められる。*FGFR3*の活性化は細胞増殖とアポトーシスの阻害を誘導する[13]。この転座によって*FGFR3*と同様に*MMSET*の過剰発現が起こるが、転座を欠く骨髄腫症例の25％にも*MMSET*遺伝子の転写活性上昇がみられる。一方、転座陽性症例の32％は*FGFR3*の発現がみられないが、これらの症例でもIgH/MMSET mRNAとMMSET蛋白の発現がみられる[14]。t(4;14)陽性骨髄腫は、①80％以上の症例が13q-をあわせ持つ、②通常量及び大量化学療法で予後不良。アルキル化剤抵抗性、早期再発を来しやすい[15]、という特徴を有する。

● まとめ ●

チェックポイント機構の破綻は発がんの必要条件の1つである。この機構の破綻により、さらなる染色体異常が引き起こされ、最終的にがんが発生するのかもしれない。この仮説は、骨髄腫では、複雑な染色体異常がみられることをよく説明する。そうだとすると、染色体異常は二次的な異常ということになる。実際、現時点では、骨髄腫では、染色体の異常は、診断にも直接は寄与しない。予後に関係する染色体異常も限られている。

したがって、染色体レベルだけではなく、包括的に遺伝子の異常を知る必要がある。それを可能にした技術がマイクロアレイである。ではマイクロアレイがあれば、すべてがわかるのだろうか？　答えは否である。

アレイでは、遺伝子の相互関係までわからない。Aという遺伝子が強発現した場合、BというB伝子とCという遺伝子が影響を受けるとする。Cという遺伝子が、Dという遺伝子に影響を与え、‥‥という連鎖が続いた場合、アレイは、A、B、C、D、すべて強陽性である、という結果しか示さない。Aという遺伝子がすべての原因である、ということを示すことができない。

今後は、アレイと染色体異常の両方の情報をあわせて、研究を進める必要があるだろう。

参　考　文　献

1) Cady FM, Muto DN, Ciabeterri G, Johns A, Gainey Church K, Wolff DJ：Utility of Interphase FISH Panels for Routine Clinical Cytogenetic Evaluation of Chronic Lymphocytic Leukemia and Multiple Myeloma. J Assoc Genet Technol 30：77-81, 2004.
2) Gonzalez-Paz N, Chng WJ, McClure RF, et al.：Tumor suppressor p16 methylation in multiple myeloma：biological and clinical implications. Blood 109：1228-1232, 2007.
3) Gonzalez MB, Hernandez JM, Garcia JL, et al.：The value of fluorescence in situ hybridization for the detection of 11q in multiple myeloma. Haematologica 89：1213-1218, 2004.
4) Pei XY, Li W, Dai Y, Dent P, Grant S：Dissecting the roles of checkpoint kinase 1/CDC2 and mitogen-activated protein kinase kinase 1/2/extracellular signal-regulated kinase 1/2 in relation to 7-hydroxystaurosporine-induced apoptosis in human multiple myeloma cells. Mol Pharmacol 70：1965-1973, 2006.
5) Iguchi T, Miyakawa Y, Yamamoto K, Kizaki M, Ikeda Y：Nitrogen-containing bisphosphonates induce S-phase cell cycle arrest and apoptosis of myeloma cells by activating MAPK pathway and inhibiting mevalonate pathway. Cell Signal 15：719-727, 2003.
6) Hideshima T, Chauhan D, Ishitsuka K, et al.：Molecular characterization of PS-341（bortezomib）resistance：implications for overcoming resistance using lysophosphatidic acid acyltransferase（LPAAT）-beta inhibitors. Oncogene 24：3121-3129, 2005.
7) Taniwaki M, Matsuda F, Jauch A, et al.：Detection of 14q32 translocations in B-cell malignancies by in situ hybridization with yeast artificial chromosome clones containing the human IgH gene locus. Blood 83：2962-2969, 1994.
8) Fujimoto Y, Nomura K, Fukada S, et al.：Immunogloblin light chain gene translocations in non-Hodgkin's lymphoma as assessed by fluorescence in situ hybridization. Eur J Haematol 80：143-150, 2008.
9) Soverini S, Cavo M, Cellini C, et al.：Cyclin D1 overexpression is a favorable prognostic variable for newly diagnosed multiple myeloma patients treated with high-dose chemotherapy and single or double autologous transplantation. Blood 102：1588-1594, 2003.

10) Garand R, Avet-Loiseau H, Accard F, et al.: t (11;14) and t (4;14) translocations correlated with mature lymphoplasmacytoid and immature morphology, respectively, in multiple myeloma. Leukemia 17: 2032-2035, 2003.
11) Hayman SR, Bailey RJ, Jalal SM, et al.: Translocations involving the immunoglobulin heavy-chain locus are possible early genetic events in patients with primary systemic amyloidosis. Blood 98: 2266-2268, 2001.
12) Chesi M, Nardini E, Lim RS, et al.: The t (4;14) Translocation in Myeloma Dysregulates Both FGFR3 and a Novel Gene, MMSET, Resulting in IgH/MMSET Hybrid Transcripts. Blood 92: 3025-3034, 1998.
13) Intini D, Baldini L, Fabris S, et al.: Analysis of FGFR3 gene mutations in multiple myeloma patients with t (4;14). Br J Haematol 114: 362-364, 2001.
14) Cavo M, Terragna C, Renzulli M, et al.: Poor outcome with front-line autologous transplantation in t (4;14) multiple myeloma: low complete remission rate and short duration of remission. J Clin Oncol 24: e4-5, 2006.
15) Jaksic W, Trudel S, Chang H, et al.: Clinical outcomes in t (4;14) multiple myeloma: a chemotherapy-sensitive disease characterized by rapid relapse and alkylating agent resistance. J Clin Oncol 23: 7069-7073, 2005.
16) Perfetti V, Coluccia AM, Intini D, et al.: Translocation T (4;14) (p16.3;q32) is a recurrent genetic lesion in primary amyloidosis. Am J Pathol 158: 1599-1603, 2001.

4. 造血幹細胞移植を用いた多発性骨髄腫の治療

京都大学大学院医学研究科　血液・腫瘍内科学

石川　隆之

1）自家造血幹細胞移植を併用した大量化学療法
（1）治療法の成立まで

　メルファラン＋プレドニゾロン（MP）療法の開発以後、多発性骨髄腫患者の生存期間の延長を目指してVAD療法などの新規治療法が開発されてきたが、治療成績の改善は得られなかった。1980年代に英国のMcElwainらにより報告されたメルファラン大量療法（140mg/m^2）は、3割弱の完全寛解と78%の奏効率という従来にない優れたものであった。しかし、メルファラン大量療法後に長期間持続する血球減少期間が課題となり、広く普及することはなかった。米国のBarlogieらは、MP療法やVAD療法に抵抗性となった多発性骨髄腫患者に、70〜100mg/m^{2}のメルファラン大量療法を試みた。全身状態が比較的保たれているとともに、増殖速度の速くない骨髄腫患者において生存期間の延長がみられたものの、そうでない患者では、大多数が治療効果の欠如もしくは早期の重篤な感染症に見舞われ好成績を得ることはできなかった。

　あらかじめ採取しておいた自家骨髄を大量化学療法後に輸注するという、自家骨髄移植を併用した大量化学療法は、当時すでに固形腫瘍や悪性リンパ腫において行われており、多発性骨髄腫におけるメルファラン大量療法にも自家骨髄移植を応用することが試みられた。その結果、白血球が500/μl以上に回復するまでの期間は、30日から20日へと短縮した。大量化学療法後の早期死亡も減少し、メルファラン大量療法の安全性は大幅に向上した。しかし、再発難治例を対象とした当初の試験では、治療効果は不十分で、治療後の生存期間中央値は1年を超えなかった。

　初回治療に引き続き、自家骨髄移植を併用した大量メルファラン療法を行う臨床試験が1990年に開始され、1996年に報告された。自家骨髄移植を併用した大量メルファラン療法群は、従来の化学療法（VMCP/BVAP）を4〜6サイクル施行したのちに、細胞数として2×10^8/kg以上の骨髄細胞を採取・凍結保存し、メルファラン140mg/m^{2}と8Gyの全身放射線照射を行った後、解凍して患者に輸注するというものである。大量メルファラン療法群のコントロール群には1年間のVMCP/BVAP療法が行われた。自家骨髄移植を併用した大量化学療法群では奏効率81%（うち完全寛解22%）、5年無

病生存率28%、5年生存率52%と、いずれの指標においても化学療法群を凌駕した（図1）。この報告ならびに類似の臨床試験の結果により、自家造血幹細胞移植を併用した大量化学療法は多発性骨髄腫の標準的治療法と認められるに至った。

(2) 自家骨髄移植から自家末梢血幹細胞移植へ

自家骨髄移植を併用することで、血球減少期間の短縮が得られるようになったとはいえ、好中球が十分回復するまでには3～4週間を要する。そのため、本治療法は移植療法に対する経験の深い施設において、無菌室を用いて行われるのが通常であり、日本ではあまり普及しなかった。

1980年代後半になって、G-CSFを用いることで末梢血中に造血幹細胞を動員することができ、それを採取、保存することで移植治療の幹細胞源として利用可能であることが示された。末梢血幹細胞採取では、患者に全身麻酔をかける必要がないこと、また骨髄採取に比べより多量の造血幹細胞数が採取可能で、移植後の好中球減少期間も10～14日と大幅に短縮されることが示された。幹細胞採取の容易さ、大量化学療法後に血球減少期間が短縮することでの安全性の向上は明白であり、大量化学療法後の自家骨髄は速やかに自家末梢血幹細胞移植に置換された。また、厳密な無菌環境も不要なことから、本邦における移植の施行件数は大幅に増加した。このような経緯から、多発性骨髄腫の大量化学療法後の幹細胞補充法として骨髄と末梢血幹細胞のどちらが優れているか比較した前方視試験はない。しかし、後方視的解析によれば、生存期間、

図1　メルファラン大量療法もしくは通常治療をうけた骨髄腫患者群の生存曲線の比較

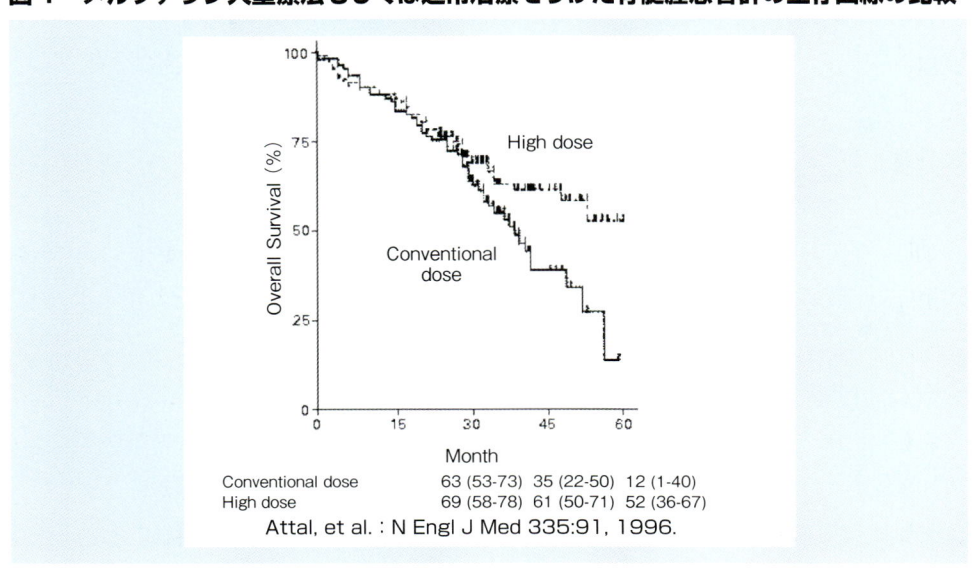

Conventional dose	63 (53-73)	35 (22-50)	12 (1-40)	
High dose	69 (58-78)	61 (50-71)	52 (36-67)	

Attal, et al.: N Engl J Med 335:91, 1996.

無病生存期間といった治療効果においては両者に差を認めなかった。

自家造血幹細胞移植が非高齢多発性骨髄腫患者の標準的治療とみなされた結果、十分量の自家末梢血幹細胞採取を容易に行うため、初回治療として、造血幹細胞に及ぼす影響が少ない VAD 療法が好まれるようになった。Barlogie らの始めた、VAD 療法により腫瘍量の減少をはかったのちに、造血幹細胞動員効果の高いエンドキサン®大量療法＋G-CSF 投与を行い、十分量の造血幹細胞が採取できれば、メルファラン 200mg/m^2 を前処置とした自家末梢血幹細胞移植を行うという治療の流れは、次第に全世界的に受け入れられていった（表1）。

表1　Total therapy I の治療レジメ

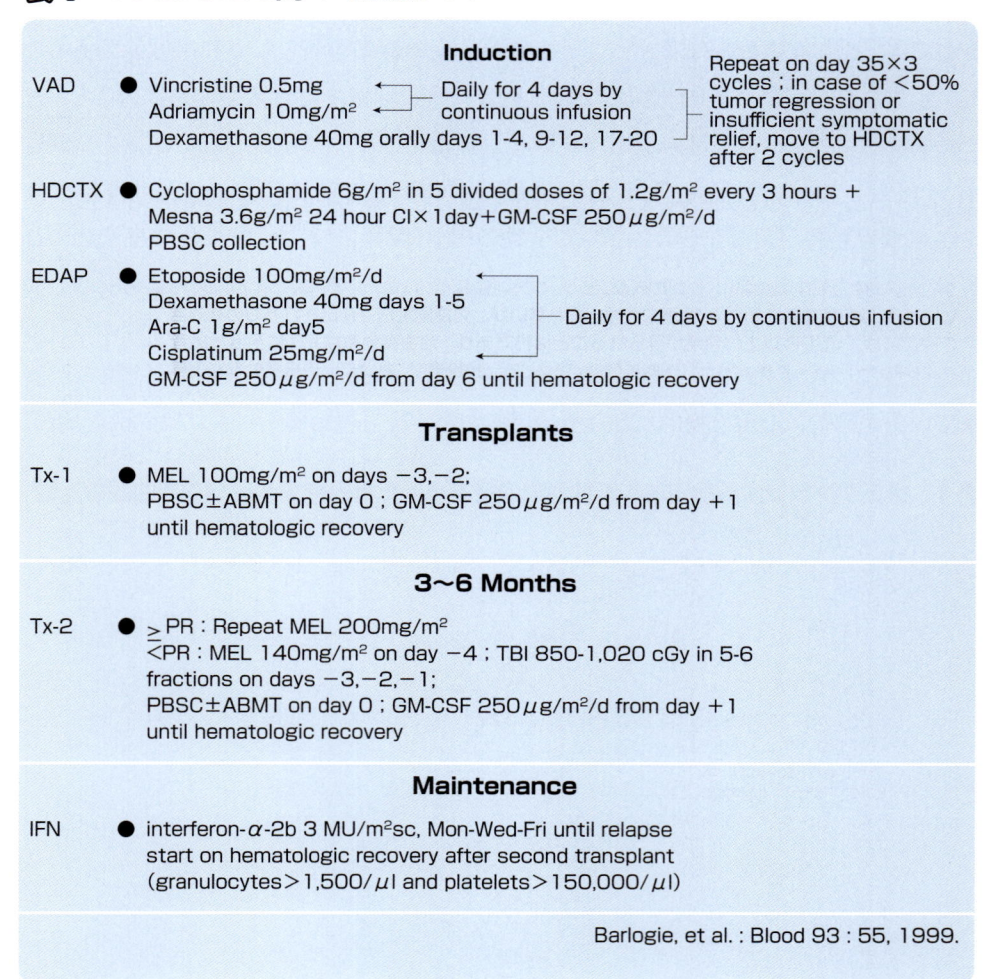

Induction

VAD
- Vincristine 0.5mg ← Daily for 4 days by continuous infusion
  Adriamycin 10mg/m^2 ←
  Dexamethasone 40mg orally days 1-4, 9-12, 17-20

Repeat on day 35×3 cycles ; in case of <50% tumor regression or insufficient symptomatic relief, move to HDCTX after 2 cycles

HDCTX
- Cyclophosphamide 6g/m^2 in 5 divided doses of 1.2g/m^2 every 3 hours ＋ Mesna 3.6g/m^2 24 hour CI×1day＋GM-CSF 250μg/m^2/d
  PBSC collection

EDAP
- Etoposide 100mg/m^2/d
  Dexamethasone 40mg days 1-5
  Ara-C 1g/m^2 day5
  Cisplatinum 25mg/m^2/d
  GM-CSF 250μg/m^2/d from day 6 until hematologic recovery

— Daily for 4 days by continuous infusion

Transplants

Tx-1
- MEL 100mg/m^2 on days －3, －2 ;
  PBSC±ABMT on day 0 ; GM-CSF 250μg/m^2/d from day ＋1 until hematologic recovery

3〜6 Months

Tx-2
- ≧PR : Repeat MEL 200mg/m^2
  <PR : MEL 140mg/m^2 on day －4 ; TBI 850-1,020 cGy in 5-6 fractions on days －3, －2, －1 ;
  PBSC±ABMT on day 0 ; GM-CSF 250μg/m^2/d from day ＋1 until hematologic recovery

Maintenance

IFN
- interferon-α-2b 3 MU/m^{2}sc, Mon-Wed-Fri until relapse start on hematologic recovery after second transplant (granulocytes＞1,500/μl and platelets＞150,000/μl)

Barlogie, et al. : Blood 93 : 55, 1999.

POINT 1　腫瘍の混入は問題か

　多発性骨髄腫の腫瘍細胞は主に骨髄中に存在するが、流血中にも存在する。採取自家骨髄においてはもちろんであるが、G-CSFを用いて動員、採取した末梢血幹細胞中にも、腫瘍細胞の混入は避けられない。急性白血病における自家造血幹細胞移植において、採取細胞中の白血病細胞を除去することで、移植後の再発率が低下することを示唆する報告がある。また、多発性骨髄腫に対する一卵性双生児間の移植（同系移植）においては、自家造血幹細胞移植に比べて再発率が低いことを示唆する報告もみられていた。これらの報告から、多発性骨髄腫においても、腫瘍細胞の混入が少ない造血幹細胞を輸注することで、治療成績の向上が期待された。骨髄腫細胞を選択的に除去することは技術的に困難であったため、造血幹細胞を選択的に濃縮することが試みられた。造血幹細胞にはCD34抗原が発現するが、骨髄腫細胞には認められない。そこで、抗CD34抗体を用いて採取末梢血幹細胞よりCD34抗原陽性細胞のみを濃縮する技術が開発された。1990年代後半に行われた、約200名の患者が参加した大規模な前方視的試験において、末梢血幹細胞をそのまま輸注するか、濃縮したCD34陽性細胞を輸注するかに割り振られ、その後の経過が追跡された。濃縮CD34陽性細胞輸注群において、混入骨髄腫細胞は中央値で1/1,000まで減らすことができたが、生存期間や再発までの期間は両者に有意差がみられなかった。この結果は、骨髄腫における大量化学療法後の再発を低下させるためには、輸注細胞に含まれる腫瘍細胞量の減少ではなく、大量化学療法後に依然として患者の体内に残存する骨髄腫細胞を減少させることが必要であることを示している。

POINT 2　免疫固定法陰性化の意義

　一般に普及している血清中・尿中M蛋白測定法のうち、最も感度の高いものが免疫固定法（Immunofixation：IF）である。多発性骨髄腫の治療効果判定は主にM蛋白量でなされ、免疫固定法でM蛋白が検出できないものが完全寛解（CR）である。それ以外の効果判定基準は必ずしも一定していないが、代表的な効果判定基準の1つであるフランスの骨髄腫研究グループ（IFM）によるものを表2に示す。VGPRには免疫電気泳動法でM蛋白が検出されないが、免疫固定法で検出されるものをも含む。MP療法の時代には、VGPR以上の効果が得られることは稀であり、治療奏効率はPRに至った患者比率で定義されていた。PR以上を奏効例とした時の問題点として、治療研究において、治療奏効率を上昇させることが必ずしも生存期間の延長につながらなかったことがある。すなわち、進行の遅い骨髄腫は化学療法に対する反応は不十分なことが多い反面、比較的長期間生存可能である。より病勢の強い骨髄腫は治療によりPRを得やすいが、速やかに再燃・増悪する。その結果、生存期間は治療奏効例においてむしろ短くなることも経験された。

　自家骨髄移植を併用した大量化学療法においては、MP療法ではほとんどみられることのないCRやVGPRの治療効果を得ることができる。PRでなく、VGPR以上の効果によって検討すると、5年生存率は治療効果と強く相関することが示された。最近報告された、大量化学療法を用いない多剤併用療法の臨床試験でも、CRを得ることは生存期間の延長と強く相関することが示されている。このように、多発性骨髄腫に対する治療において、IF陰性を得ることが当面の治療目標とみなされるようになった。

表2　Intergroupe Francophone du Myelome（IFM）の判定基準

Complete remission（CR）
　IF法で血液、尿中にM蛋白が確認されない、かつ骨髄中形質細胞比率5%以下
Very good partial remission（VGPR）
　M蛋白比率が治療前より90%以上低下したもの
Partial remission（PR）
　血清M蛋白は50%、尿中M蛋白は90%以上の減少
Minimal response（MR）
　血清M蛋白は25%、尿中M蛋白は50%以上の減少
Stable disease（SD）
　CR, VGPR, PR, MR, PD以外
Progressive disease（PD）
　M蛋白が25%以上増加

(3) tandem autologous transplantation

　自家造血幹細胞移植を併用した大量化学療法において、メルファラン 200mg/m^2 の大量療法に勝る前処置の開発もまた精力的に行われてきた。メルファランの量を減量し、代わりに total body irradiation（TBI）を併用する、もしくは別の薬剤を追加することが試みられてきた。また、比較的粘膜障害の強いメルファランを避けることで、化学療法の強度を増すことも試みられてきた。しかし、現在まで、メルファラン 200mg/m^2 を上回る有効性を示した大量化学療法は報告されていない。有効性、安全性の点からメルファラン 200mg/m^2 の大量化学療法を上回る治療法がないのであれば、同治療を反復して行うことで、VGPR 以上の治療効果獲得率を高めることが考えられた。1 回の自家移植で CR になった患者においても、さらなる腫瘍量の減少により生存期間が延長することが期待された（図 2）。自家移植を 1 回もしくは短期間に 2 回行う前方視的比較試験の報告が複数なされているが、いずれにおいても、1 回の大量化学療法で VGPR に至らなかった患者にとっては、さらに大量化学療法を追加することで生存期間延長効果が確認された。一方、1 回の大量化学療法で CR に至った患者に、さらに大量化学療法を追加する利点は確認されていない。

(4) 自家造血幹細胞移植を併用した大量化学療法における予後因子

　骨髄細胞に代わり末梢血幹細胞が利用できるようになり安全性が向上したとはいえ、大量化学療法には一定の確率で重篤な有害事象の発生は避け難い。最近報告された多くの研究から、大量化学療法における予後因子が明らかにされてきた。国際骨髄腫作業グループの提唱した International Staging System（ISS）における stage 3（β_2- ミク

図 2　大量化学療法が生存期間を延長させる機序

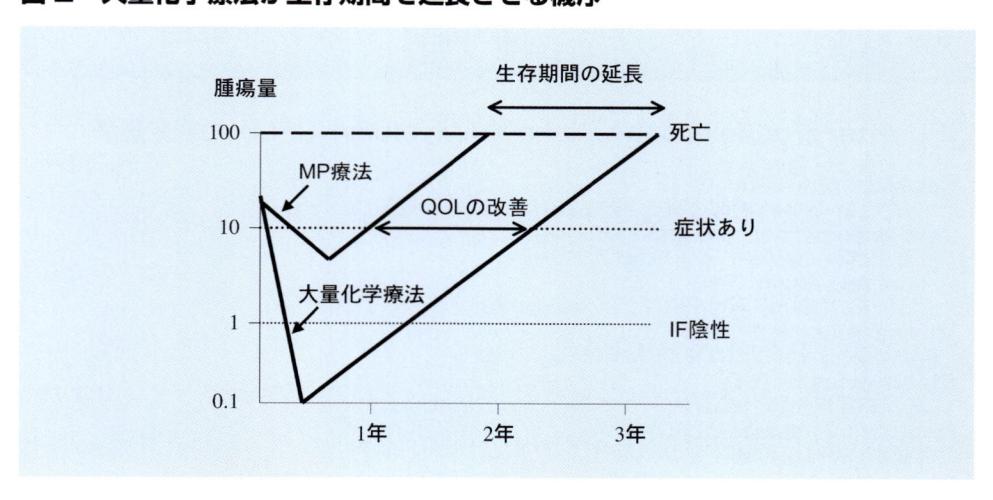

表❸　大量化学療法の予後不良因子

1. FISH 法で t(4;14) 転座を認める
2. FISH 法で 13 番染色体長腕（または Rb 遺伝子）の欠失を認める
3. FISH 法で 17 番染色体短腕（または p53 遺伝子）の欠失を認める
4. ISS ＝ 3（または β_2-ミクログロブリン高値例）
5. 60 歳以上
6. 染色体分析法で異常核型を認める
    複雑核型、hypodiploidy、1 番短腕もしくは長腕の異常、13 番染色体の異常

ログロブリン高値）は多くの報告で独立した予後不良因子と認められた。また、**表3**に示す染色体異常、遺伝子異常と予後の相関が知られるようになった。骨髄腫細胞は高悪性度のもの以外は試験管内で細胞分裂を起こさず、染色体異常を検出できないことが多い。逆に染色体異常が検出されるものは予後不良である。最近の FISH 法を用いた検討で、多発性骨髄腫においても、免疫グロブリン遺伝子を巻き込んだ転座型染色体異常が高頻度に認められることが明らかにされたが、中でも t(4;14) は著しく予後不良であることが示されている。

　予後因子別の解析で明らかになったのは、大量化学療法で生存期間の延長が得られるのは予後不良因子を持たない骨髄腫患者であり、予後不良因子を持つ患者には予後の改善は不十分であった。

(5) 大量化学療法後の維持療法

　大量化学療法を行っても、多発性骨髄腫を治癒させることはできない。大量化学療法で得られた腫瘍量減少効果をより長期間維持させることができれば、生命予後の改善とともに、骨病変、腎機能障害などの臓器障害の進行抑制を介して、QOL の改善に大きく寄与するであろう。従来、インターフェロン、ステロイドがこの目的に用いられ、生存期間の延長に一定の効果をあげてきた。しかし、ともに有害事象発現率が高く、QOL の改善は疑問であることから、最近ではあまり用いられていない。最近、サリドマイドの維持投与により、大量化学療法後の無再発生存率のみならず、生存期間延長効果も得られると報告され、注目されている。サリドマイドをどのように自家移植に組み込んでいくかは今後の重要な検討項目であろう。

2）同種造血幹細胞移植
(1) 移植片対骨髄腫効果は存在するか

　同種造血幹細胞移植後に腫瘍性疾患が治癒に至る過程には、移植片対腫瘍効果が重大な役割を果たす。多発性骨髄腫のように化学療法での治癒が望めない疾患においては、

疾患の治癒を目指して、同種造血幹細胞移植が行われてきた。

1996年にEuropean Group for Blood and Marrow Transplant（EBMT）よりなされた報告で、多発性骨髄腫に対する189名の同種骨髄移植例が、背景因子を一致させた同数の自家骨髄移植患者と比較検討された。移植関連死亡は同種移植群で高かったが、再発までの期間は有意に同種移植群で長く、移植片対骨髄腫効果の存在を強く示唆した。しかし、10年後の推定再発率はほぼ100%であり、移植片対骨髄腫効果は骨髄腫に治癒をもたらすかという点からは悲観的な報告であった（図3A）。

（2）ミニ移植（骨髄非破壊的、もしくは緩和的前処置を用いた同種移植）の導入

多発性骨髄腫患者は腎障害、骨病変などの臓器障害を伴い、また液性免疫機能の低下を認める。そのため、従来行われてきた骨髄破壊的前処置を用いた同種造血幹細胞移植は、多発性骨髄腫患者においては高率の早期の移植関連併発症死亡を伴う危険な治療法であった。また、多発性骨髄腫の発症年齢は高く、そもそも同種移植の適応となる患者は限られていた。1990年代後半にミニ移植の技術が開発され、同種造血幹細胞移植における年齢制限は事実上なくなった。治癒が得られるかは疑問であったが、生存期間の延長への期待から、多発性骨髄腫に対してもミニ移植が積極的に行われた。早期の移植関連死亡は確かに減少し、移植後目覚ましい移植片対骨髄腫効果を認める例も認められたが、移植前の疾患のコントロールが十分でない患者においては、ほとんどが1～2年以内に再発し、長期成績の改善には至らなかった（図3B）。前処置を緩和なものとしても、同種造血幹細胞移植には移植片対宿主病（GVHD）という生命に危険

図3　多発性骨髄腫における同種移植

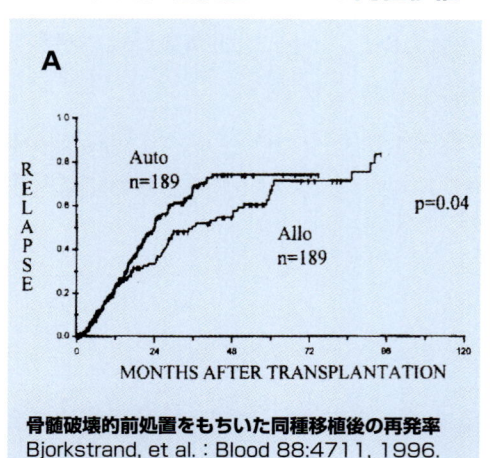

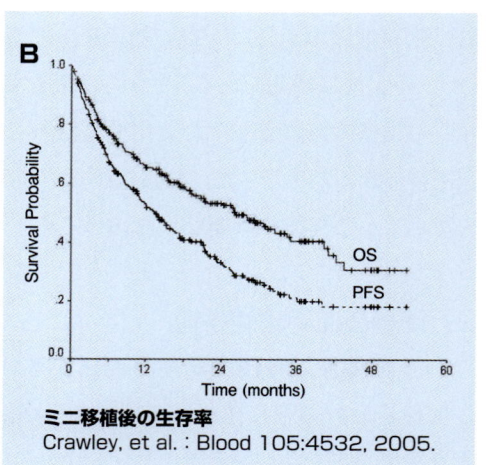

骨髄破壊的前処置をもちいた同種移植後の再発率
Bjorkstrand, et al.：Blood 88:4711, 1996.

ミニ移植後の生存率
Crawley, et al.：Blood 105:4532, 2005.

を生じるとともにQOL低下を来す病態がつきものであり、多少生存期間が延長するだけでは有効な治療とは認められない。その結果、2000年代後半にはミニ移植の施行件数は減少してきている。

(3) 自家移植に引き続いたミニ移植

多発性骨髄腫に対する同種造血幹細胞移植の試みの中で、同種移植後に生存期間の大幅な延長を来すためには、同種移植前に十分な腫瘍量の減少をはかることが不可欠であることが示された。この目的のため、自家移植と同種移植を引き続いて行う（自家同種タンデム移植）ことが考えられた。

フランスとイタリアで、自家タンデム移植と自家同種タンデム移植の比較試験が行われた。対象を予後不良群にしぼったフランスの報告では自家同種タンデム移植の優位性が示されなかった一方で、予後良好群を含めて対象とされたイタリアからの報告では、同種移植を施行しえた患者における4年無再発生存期間は約40%と、自家タンデム移植施行群を大きく上回った。Intention to treatにおいても同種移植群において生存期間の延長効果が得られた（図4）。両者の試験結果の相違の原因は不明であるが、予後不良群においては、同種移植に先立つ自家移植で十分な腫瘍量の減少が得られなかったが、予後非不良群においては、十分な腫瘍量の減少ができ、その結果、移植片対骨髄腫効果による生存期間の延長につながったと考えることも可能であろう。

図4 自家／同種タンデム移植 対 自家／自家タンデム移植

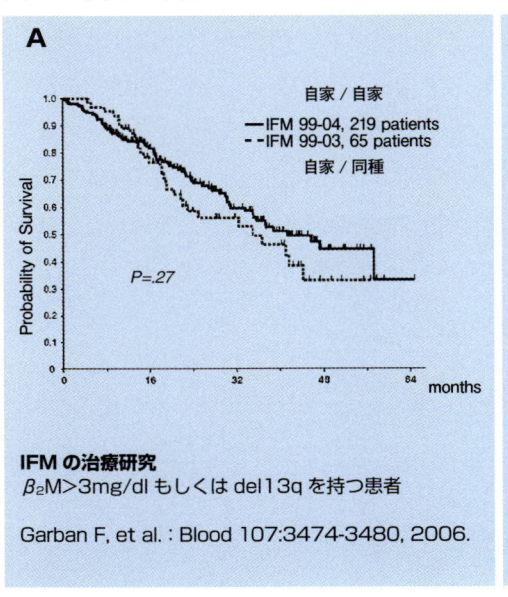

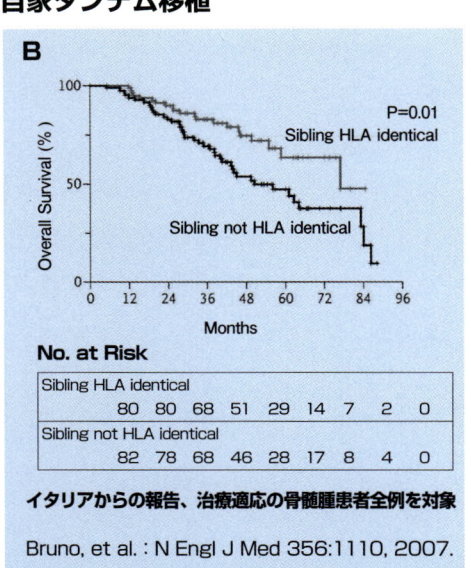

A: IFMの治療研究
$\beta_2M>3mg/dl$ もしくは del13q を持つ患者
Garban F, et al.: Blood 107:3474-3480, 2006.

B: イタリアからの報告、治療適応の骨髄腫患者全例を対象
Bruno, et al.: N Engl J Med 356:1110, 2007.

3）今後の展望

（1）自家移植の位置づけの見直し

　有効な新薬の開発が続き、大量化学療法を併用した自家移植を行うことなくIF陰性が高率に得られるようになってきた。IF陰性が当面の治療目標とすれば、そのような患者における自家造血幹細胞移植の意義は不明である。このような患者に対しては、救援療法として大量化学療法を併用した自家移植を行う、IF陰性の時期に自家移植を行うことなく同種造血幹細胞移植を行うなどの治療戦略が試されるものと思われる。

（2）同種移植の再評価

　ベルケイド®、サリドマイド、レナリドマイドなどの新薬の登場により、多発性骨髄腫に対しても、生存期間の延長ではなく、疾患の治癒を目指した取り組みが加速していくことが期待される。また、従来予後の改善が得られていなかった予後不良群に対しても、積極的なとり組みが可能になるであろう。その中で、移植片対骨髄腫効果を利用することの再評価がなされていくものと思われる。

まとめ

　多発性骨髄腫はMP療法の開発された1960年代以降、30年以上の長きにわたり治療成績の改善が得られない疾患であった。ところが、1990年代の自家末梢血幹細胞移植を併用した大量化学療法の導入を端緒に、2000年前後の同種ミニ移植の応用ならびにサリドマイドの再評価、さらに昨年のボルテゾミブの発売と、骨髄腫治療にパラダイムシフトを促す出来事が相次いでいる。とはいえ、腫瘍量減少における自家移植を併用した大量化学療法の有用性は失われることはなく、移植片対骨髄腫効果が期待できる同種移植も再度その位置づけが模索されていくであろう。

5. 多発性骨髄腫に対する化学療法

京都大学医学部附属病院　輸血細胞治療部

芦原　英司

　多発性骨髄腫（MM）の歴史（**表1**）は1845年に"mollities and fragilitas ossium"（soft and fragile bones）を有する病態として世界で初めて紹介されたことに始まり、その後現在に至るまでその病態の解析は続いている。MMの治療は、1962年にメルファラン（商品名：アルケラン®）の有効性が世界で初めて報告され、その後多くの多剤併用療法が開発され検討された。しかし、いずれもメルファランとプレドニゾロン（商品名：プレドニン®）との併用療法（MP療法）を超える治療成績をもたらすものはなく、現在もMP療法がMM治療の根幹の1つである。

　1900年代後半になってMMに対する造血幹細胞移植の成績が報告され、自家造血幹細胞移植が標準的治療として位置づけられるようになった。しかし、造血幹細胞移植は比較的若年者に行われる治療法であり、高年齢に好発するMMにおいて、化学療法はきわめて重要な治療戦略である。さらに分子生物学の進歩によりMM細胞の生存・増殖にかかわるサイトカインの同定や細胞内シグナル伝達経路の解明、さらに骨髄微小環境とのかかわりなど分子病態が解明され、多くの治療標的候補分子が明らかになり、それらをターゲットにした分子標的薬剤が開発されている。これら新規薬剤もMMの新たな治療戦略の候補となりうる。

　本稿ではMMに対する治療の進め方、及び化学療法、新規薬剤治療を紹介する。また、骨病変、腎障害など多彩な病態、合併症を有することもMMの大きな特徴であり、この合併症のコントロールのための補助療法についても述べていきたい。

1）治療方針のたて方

　MMの診断には、従来はSouthwest Oncology Group（SWOG）の診断基準が使用されてきたが、最近ではInternational Myeloma Working Group（IMWG）によるMM、及び関連疾患の国際基準（**表2**）[2] が用いられる。この中で症候性MMが治療対象となり、Monoclonal Gammopathy of Undetermined Significance（MGUS）やくすぶり型（Smoldering Multiple Myeloma）は治療対象とならない。これらは無治療で、数カ月間隔で経過観察を行い症候性となれば治療を開始する。

次に病期分類を行うが、Durie & Salmon の分類（**表 3**）が長年使用されてきた。病期Ⅰの症例では診断後早期に治療を行っても予後の改善は得られず、治療の対象とはならない。病期Ⅱ期以上の MM が治療対象となり、これは IMWG の国際基準（**表 2**）の症候性骨髄腫（Multiple Myeloma、Symptomatic）に相当する。しかし Durie & Salmon の分類は血清クレアチニン値が 2 mg/dl 以上の腎障害症例においては、各病

表1　多発性骨髄腫の歴史

年	出来事
1845年	"mollities and fragilitas ossium"（soft and fragile bones）を有する病態として世界で初めて紹介された。
1846年	病的な骨に認める細胞は形質細胞であることが明らかにされた。
1848年	尿蛋白の異常を伴うことが Henry Bence Jones により報告された。
1873年	Rustizky がこの病態の骨にみられる多数の形質細胞の病変を multiple myeloma（MM）と定義した。
1900〜1950年代	細胞形態、X線写真、免疫電気泳動法などを駆使して、MM の病態の解析がなされた。
1958年	旧ソ連で sarcolysin が発見（sarcolyisn からメルファランが誘導された）。
1962年	Bergsagel が初めて MM の治療としてメルファラン（商品名：アルケラン®）の有効性を報告した。
1964年	1964年にシクロホスファミド（商品名：エンドキサン®）がメルファランとほぼ同等の効果を有することが報告された。
1969年	メルファランとプレドニゾロン（商品名：プレドニン®）との併用療法（MP 療法）がメルファラン単独療法より治療成績が良好であることが明らかにされた。
1975年	Durie & Salmon の病期分類が紹介され、病期による化学療法の適応が議論されるようになる。
1976〜1992年	VBMCP、VMCP-VBAP、ABCM など多剤併用療法が考案され、行われた。しかしメタ解析によりそれぞれ、MP 療法とほぼ同等の成績であることが明らかにされた。
1983年	β_2-ミクログロブリンが予後因子として用いられた。
1984年	VAD 療法が Barlogie らにより紹介された。 同種骨髄移植が MM に初めて行われた。
1986〜1996年	多数症例に対する自家造血幹細胞（骨髄血、末梢血）を用いた一回移植（single transplantation）、二回移植（double transplantation）の成績が多くの研究者から報告された。
1996年	骨関連病変に対するパミドロネート（商品名：アレディア®）の有効性がランダム化試験で示された。
1998年	13 番染色体欠失が予後不良因子であることが示された。 インターフェロン-α が寛解の延長をもたらすことが示された。
1999年	サリドマイドが難治性病変に有効であることが示された。
2000年〜	長時間作用型アドリアマイシン（商品名：ドキシル®）やレナリドマイド（商品名：レブリミド®）、亜ヒ酸（商品名：トリセノックス®）、ボルテゾミブ（商品名：ベルケイド®）など、分子標的治療薬の臨床試験が行われる。その後も VEGFR 阻害剤、FGFR 阻害剤といった多数の新規分子標的治療薬が開発中。
2003〜2005年	SWOG（Southwest Oncology Group）分類、ISS（International Staging System）分類が発表された。

文献 1）より改変引用

表2 骨髄腫、および関連疾患の新しい国際基準[2]

Monoclonal Gammopathy of Undetermined Significance (MGUS)
- 血清M蛋白 < 3g/dl
- 骨髄におけるクローナルな形質細胞の比率 < 10%
- 他のB細胞増殖性疾患がないこと
- 臓器障害(*)がないこと

Asymptomatic Myeloma (Smoldering Multiple Myeloma)
- 血清M蛋白 ≧ 3g/dl
  and/or
- 骨髄におけるクローナルは形質細胞の比率 ≧ 10%
- 臓器障害(*)がないこと

Multiple Myeloma (Symptomatic)
- 血清 and/or 尿にM蛋白を検出
- 骨髄におけるクローナルな形質細胞の増加、あるいは形質細胞腫

Nonsecretary Myeloma
- 血清及び尿にM蛋白を(免疫固定法により)検出しない
- 骨髄におけるクローナルは形質細胞の比率 ≧ 10% または形質細胞腫
- 臓器障害(*)の存在

Solitary Plasmacytoma of Bone
- 血清及び尿にM蛋白を検出しない(**)
- クローナルな形質細胞の増加によるただ1箇所の骨破壊
- 正常骨髄
- 病変部以外は正常な全身骨所見(X線写真およびMRI)
- 臓器障害(*)がないこと

(*) 少量を検出することがある。

Extramedullary Plasmacytoma
- 血清及び尿にM蛋白を検出しない(**)
- クローナルな形質細胞による髄外腫瘍
- 正常骨髄
- 正常な全身骨所見
- 臓器障害(*)がないこと

(*) 少量を検出することがある。

Plasma Cell Leukemia
- 末梢血中形質細胞 > 2,000/μl
- 白血球分画中形質細胞比率 ≧ 20%

(注) 臓器障害
1. 高カルシウム血症:血清カルシウム > 11mg/dl、または基準値より 1mg/dl を超える上昇
2. 腎不全:血清クレアチニン > 2mg/dl
3. 貧血:Hb値が基準値より 2g/dl 以上の低下、または 10g/dl 未満
4. 骨病変:溶骨病変、または圧迫骨折を伴う骨粗鬆症(MRI、CTで診断)
5. そのほか:過粘稠度症候群、アミロイドーシス、年2回を超える細菌感染

期間に生存期間の差を認めないなどの問題があった。IMWGでは単変量解析及び多変量解析により予後因子を抽出し、最も強力な予後因子である血清Alb値とβ_2-ミクログロブリン値によるInternatiaol Staging System(ISS)を提唱した(**表4**)[3]。ISSは標準化学療法、大量化学療法においても予後の予測に有用である。

表3　Durie & Salmon の病期分類

病期	判定基準
I	下記のすべてに該当する。 1. Hb ＞ 10g/dl 2. 血清 Ca ≦ 12mg/dl 3. 骨 X 線像が正常（scale 0）または孤立性形質細胞腫のみ 4. M 蛋白の産生が少ない 　a. IgG ＜ 5g/dl 　b. IgA ＜ 3g/dl 　c. 尿中 M 蛋白（電気泳動）＜ 4g/24hors
II	病期 I にも III にも該当しないもの。
III	下記の少なくとも 1 つに該当する。 1. Hb ＜ 8.5g/dl 2. 血清 Ca ＞ 12mg/dl 3. 重度の溶骨性病変あり（scale 3） 4. M 蛋白の産生が多い 　a. IgG＞7g/dl 　b. IgA＞5g/dl 　c. 尿中 M 蛋白（電気泳動）＜ 12g/24hors

各病期の亜型
A：腎機能は比較的正常（血清 Cr 値＜ 2.0mg/dl）
B：腎機能は明らかに異常（血清 Cr 値≧ 2.0mg/dl）

表4　International Staging System による病期分類[3]

病期	基準
I	β_2-ミクログロブリン＜ 3.5mg/l かつ、アルブミン≧ 3.5g/dl
II	I でも III でもない
III	β_2-ミクログロブリン＞ 5.5mg/l

2）初期治療としての化学療法

　治療対象となった MM 症例に対し、初期治療として化学療法と造血幹細胞移植併用の大量化学療法の 2 つの選択肢がある。いずれを選択するかを患者の年齢、全身状態（performance status）、合併症の有無、患者や家族の意思などを考慮して決定する（図1）[4]。65 歳以上の高齢者では従来の化学療法が標準的治療法として行われている。

　現在行われている化学療法のレジメン（表5）は、標準療法としての MP 療法、アルキル化剤を中心とした多剤併用療法、造血幹細胞移植を前提として腫瘍量を減らす目的としての VAD 療法、デキサメタゾン（DEX、商品名：デカドロン®）大量療法（HDD）に大別される。

（1）MP 療法

　メルファラン 6 ～ 8 mg/m^2、プレドニゾロン 40 ～ 60 mg/m^2 を経口で 4 日間投与

図1　多発性骨髄腫の治療選択（文献4）より改変引用）

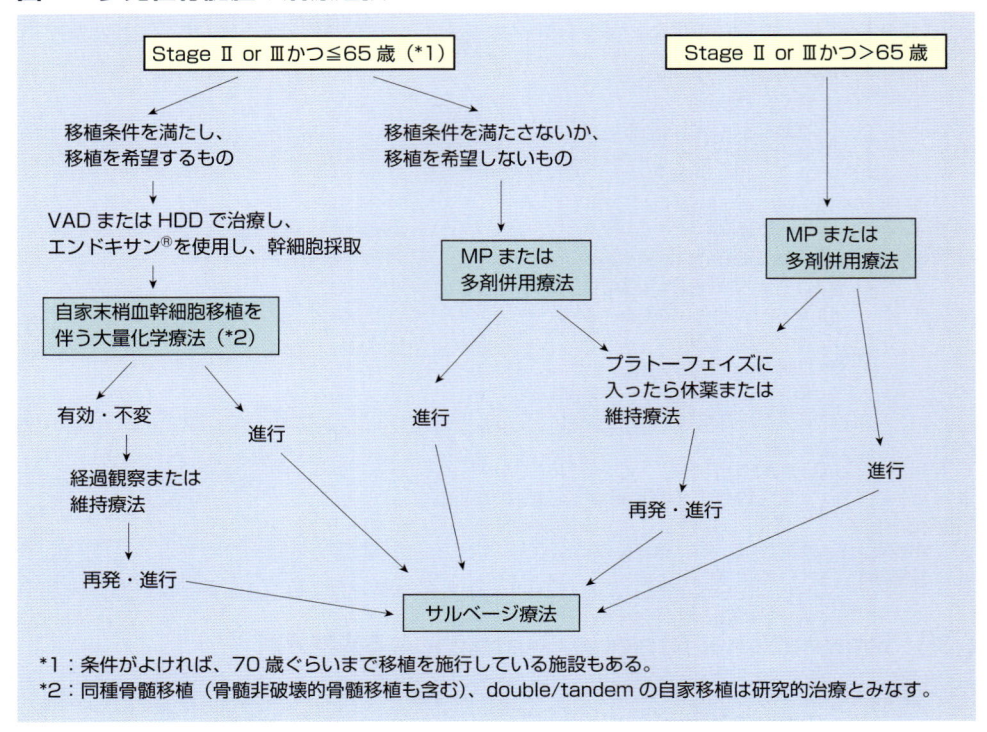

```
                Stage ⅡorⅢかつ≦65歳（*1）                    Stage ⅡorⅢかつ＞65歳

        移植条件を満たし、      移植条件を満たさないか、
        移植を希望するもの       移植を希望しないもの

        VAD または HDD で治療し、
        エンドキサン®を使用し、幹細胞採取        MP または              MP または
                                              多剤併用療法            多剤併用療法
        自家末梢血幹細胞移植を
        伴う大量化学療法（*2）
                                                        プラトーフェイズに
                                                        入ったら休薬または
        有効・不変     進行           進行              維持療法                    進行

        経過観察または
        維持療法                                              再発・進行

        再発・進行
                          → サルベージ療法 ←
```

*1：条件がよければ、70歳ぐらいまで移植を施行している施設もある。
*2：同種骨髄移植（骨髄非破壊的骨髄移植も含む）、double/tandem の自家移植は研究的治療とみなす。

し、4〜6週ごとに繰り返すというもので、外来での投与も可能である。約半数の患者に50％以上のM蛋白の減少効果が得られ、生存期間中央値は約3年間である[5) 6)]。

メルファランは吸収が悪く、食事やH_2ブロッカーと一緒に服用すると吸収率はさらに悪くなるので、食前投与が一般的である。また、腎排泄性薬剤であるため、投与量は腎機能や年齢により調節する必要がある。クレアチニンクリアランス（Ccr）が10〜50 ml/min では75％、Ccr が 10 ml/min 未満なら50％の減量を目安とする。

MP療法によりプラトーフェイズに達したことが確認された場合、治療はいったん中止する[7)]。メルファランは総投与量が600 mgを超えると二次性白血病や骨髄異形成症候群を発症する危険があるので注意を要する。

MP療法中止後、再びM蛋白の増加や臓器障害の進行を認めた場合、MP療法の再開、あるいはサルベージ（salvage：救援）療法の施行を検討する。また自家造血幹細

MEMO 1

プラトーフェイズ（plateau phase）：M蛋白の減少が止まり、貧血や骨病変などの臓器障害が3カ月以上進行しない状態をいう[8)]。この状態はMMが沈静化した状態と考えられる（治療に抵抗性を示せば、M蛋白は増加する）。

表5　化学療法レジメン

併用療法	薬剤	投与量		投与法
MP	l-PAM	6〜8mg/m²	po	day1〜4
	PSL	40〜60mg/m²	po	day1〜4
				4〜6週ごと
CP	CPM	100mg/m²	po	day1〜4
	PSL	40〜60mg/m²	po	day1〜4
				3週ごと
C-weekly	CPM	200〜400mg/m²	div	毎週
MMCP	MCNU	33.3mg/m²	div	day1
	l-PAM	4mg/m²	po	day1〜4
	CPM	66.7mg/m²	po	day1〜4
	PSL	30mg/m²	po	day1〜4
				3週ごと
VMCP	VCR	1mg/m²	iv	day1
	l-PAM	4mg/m²	po	day1〜4
	CPM	100mg/m²	po	day1〜4
	PSL	30mg/m²	po	day1〜4
				3〜4週ごと
VMCP/VBAP	VMCP			
	VCR	1mg/body	iv	day1
	l-PAM	6mg/m²	po	day1〜4
	CPM	25mg/m²	po	day1〜4
	PSL	60mg/m²（max:100mg）	po	day1〜4
	VBAP			
	VCR	1mg/body	iv	day22
	BCNU	30mg/m²	iv	day22
	DXR	30mg/m²	iv	day22
	PSL	100mg/body	po	day22〜25
				6週ごと
MCNU-VMP	MCNU	70mg/m²	iv	day1
	VDS	2mg/m²	iv	day1、22
	l-PAM	6.5mg/m²	po	day1〜4、22〜25
	PSL	40〜60mg/m²	po	day1〜4、22〜25
				6週ごと
ROAD-IN	VCR	1.2mg/m²（max:2mg）	iv	day1
	MCNU	40mg/m²	iv (30min)	day1
	l-PAM	8mg/m²	po	day1〜6
	DEX	40mg/body	poまたはiv (30min)	day1〜4、9〜12、17〜20
	IFN			
	HLBI	2M単位/m²（max:3M単位/body）	sc	day22〜25、29〜32
	または	または		6週ごと
	rIFNα	6M単位/m²（max:9M単位/body）		
ABCM	DXR	30mg/m²	iv	day1
	BCNU*	30mg/m²	iv	day1、22
	CPM	100mg/m²	po	day1〜4
	l-PAM	6mg/m²	po	day1〜4
				4週ごと
VAD	VCR	0.4mg/body	cont.iv	day1〜4
	DXR	9mg/m²	cont.iv	day1〜4
	DEX	40mg/body	po	day1〜4
				day1〜4、9〜12、17〜20
				4週ごと

胞移植を予定している症例においては、正常造血幹細胞へのダメージが懸念されるため、第一選択としては推奨されない。

(2) アルキル化剤を中心とした多剤併用療法

1970年代より多くの多剤併用化学療法が考案され、MP療法の治療成績との比較検討が報告されてきた（表5）。その組み合わせはきわめて多彩であるが、アルケラン®、シクロホスファミド（CPM、商品名：エンドキサン®）、ビンクリスチン（VCR、商品名：オンコビン®）、ドキソルビシン（DXR、商品名：アドリアシン®）、プレドニゾロン、ラニムスチン（MCNU、商品名：サイメリン®）、ビンデシン（VDS、商品名：フィルデシン®）を加えたものが多い。しかしながら、英国のMedical Research Council（MRC）のメタ解析により、生存期間の延長効果には差はないことが示されている[9]。

シクロホスファミドはメルファラン耐性の患者にも有効であり[10]、シクロホスファミドの経口投与はメルファランと同等の効果を有する[11]。また静注用のシクロホスファミドはメルファラン耐性、かつ経口シクロホスファミド不応性の患者の半数に奏効し、かつ4週ごとに投与よりも毎週投与が優れている[12]。静注シクロホスファミドの投与量は$200 \sim 400$ mg/m^{2}が用いられている。

本邦では日本骨髄腫研究会のMCNU-VMP療法やROAD-IN療法がよく用いられている。MCNU-VMP療法は対照としたVMP療法より奏効率、寛解期間の延長、ともに有意に良好な結果を得ており、65歳以上の患者やIII期の患者においても寛解期間の延長を認めている[13]。また、ROAD-IN療法はビンクリスチン、ラニムスチン、メルファラン、デキサメタゾン併用（ROAD）療法にインターフェロンを併用したもので、維持療法におけるインターフェロンの有効性が明らかにされた[14]。しかし、後でも述べるように、インターフェロンの使用について2001年以降多くのガイドラインが公表されているが、メタ解析の結果をもとに検討したすべてのガイドラインにおいて、寛解導入療法における適応はないと判断している。また維持療法についても一定の効果はあるとしながらも、副作用や医療経済学的見地から積極的には推奨していない。

アルキル化剤を中心とした併用化学療法も、プラトーフェイズの到達が治療の目標であり、プラトーフェイズに達したら治療を中止すること、アルキル化剤も腎排泄性の薬剤であることから、腎機能障害患者には投与量に注意を払うことはMP療法と同じである。

(3) VAD療法

VAD療法は当初、再発あるいは治療抵抗性となったMMに対するサルベージ療法

として用いるのが一般的であった[15]。しかし初期治療として用いた場合、完全効果が28％、全奏効率が84％と高く、骨髄機能の回復が早いこと[16]から、VAD療法は造血幹細胞移植を伴う大量療法の適応となる患者の幹細胞採取前の初期治療となっている[17]。効果発現期間が短いため、過粘稠度症候群等の患者で急速にM蛋白を減少させることが必要な患者や、さらに肝排泄性薬剤の組み合わせであるため、腎不全を合併した患者にも至適な治療法である。しかし、VAD療法は効果持続時間が短く、多剤併用療法と比較して生存期間の有意な延長は認められない[18]。

原則的に中心静脈ラインを確保して行うことが望ましい。また、day 9、day 17以降のデキサメタゾン投与において、敗血症や耐糖能異常を認めることもあり、十分に注意し患者管理を行う。

(4) デキサメタゾン大量（HDD）療法

一般的にデキサメタゾン40 mg/日を4日間、2週間ごとに効果発現まで投与し、それ以降は4週ごとに投与する。HDD療法の利点として、骨髄抑制がなく、効果発現が早く、腎不全患者にも投与可能であることがあげられる。汎血球減少が著明な症例、形質細胞腫などに対して放射線療法の併用が必要な症例では、VAD療法などに比べて副作用（特に骨髄抑制）の軽減が期待される。

3）インターフェロン療法

インターフェロン（以下、IFN）の in vitro におけるMM細胞の増殖抑制効果が報告されて以来、MMを対象とした多数の臨床試験が行われてきた。IFNは免疫調節剤であることから、IFN単剤での効果は抗がん剤に比べ弱い。したがって抗がん剤との併用療法としての寛解導入療法の効果、または寛解導入成功例における維持療法としての効果が検討されてきた。エビデンスレベルの高い報告として、2つのメタ解析がある[19)20)]。寛解導入療法の効果の検討においては、ともにIFNの併用により寛解導入率の上昇、無再発生存期間、全生存期間の延長を認めると報告しており、また寛解導入後の維持療法としてのIFNの有効性についても、無再発生存期間、全生存期間がともにわずかながらも延長を認めるとし、IFNのMM治療の有効性を報告している。しかしながら、これらのメタ解析では副作用については検討していない。IFNは高価であり、かつ、うつ状態や不眠、などの精神症状といった無視できない副作用がみられることを考慮すると、IFNの使用は推奨されないとするのが一般的である。

4）放射線療法

　MM患者における放射線療法は、溶骨性変化による骨痛のコントロール、及び孤立性腫瘤に対して行われる。新しい国際基準（**表2**）の骨の孤立性形質細胞腫（Solitary Plasmacytoma of Bone：SPB）と髄外性形質細胞腫（Extramedullary Plasmacytoma）で40～50 Gyの放射線照射が推奨されている。SPB患者の10年生存率は50％であり、約半数の患者はMMに進展するが、放射線治療後にM蛋白が1年以上持続する患者[21]、及び腫瘍径が5 cmを超える腫瘍の患者[21]ではそのリスクが高く、そのような患者にはアジュバント化学療法、または新規治療薬による化学療法が考慮される必要がある[22]。溶骨性病変に対する除痛には20～30 Gy程度の照射量で目的は達せられる。

5）効果判定基準

　MMの治療効果判定における主要評価項目は、血清中・尿中のM蛋白、溶骨性病変、骨髄中の形質細胞数（％）、血清カルシウム値、貧血の改善度などがあり、これらの項目の改善度を総合的に判定する。国際的によく用いられている基準として、Leukemia-Myeloma Task Force（MTF）の分類[23]とSWOGの分類[24]が知られている。MTFのものはM蛋白量の減少率をもとにしているのに対し、SWOGのものはM蛋白合成率を基にしており、これは計算により求めるもので、煩雑なためあまり使われることはなかった。

　MP療法、多剤併用療法も含め化学療法では、完全にM蛋白が消失する、いわゆる完全効果（complete response：CR）となる症例はほとんどなく、部分効果にとどまることが多かった。さらに、治療効果判定基準で得られる奏効率と生存期間の延長との間に相関関係が認められないことや造血幹細胞移植のMM治療への導入により完全寛解がかなりの頻度で認められるようになったため、新たな効果判定基準が必要となった。European Group for Blood and Marrow Transplant（EBMT）は少ない評価項目に絞り、免疫電気泳動法より測定感度の優れる免疫固定法によるM蛋白の消失を完全寛解の定義に加えた、いわゆるBladéの基準を提案した[25]（**表6**）。この基準が、後述するサリドマイド（商品名：サロミッド®）やボルテゾミブ（商品名：ベルケイド®）といった新規治療薬の臨床治験においても現在は採用されている。しかし、①新規薬剤の登場、②非分泌型やM蛋白産生量の低い（oligo-secretory）MMに対する診断に対する血清フリーライトチェーン分析の登場により、より厳格な診断基準が必要になったため、IMWGは新たな診断基準（International Uniform Response Criteria for Multiple

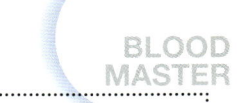

表6 Bladéの基準[25]

完全効果（Complete response：CR）
以下の1〜4のすべてを満たす。
1. 血清M蛋白、尿中M蛋白のいずれもが免疫固定法により消失と判定された状態が6週間以上持続。オリゴクローナルバンドはみられてもよい。通常の電気泳動で陰性であっても免疫固定法が実施されていない場合はCRとはしない（他の3つの条件を満たしていても"PR"とする。ただし、ベンス・ジョーンズ（B-J）型で治療前に免疫固定法で血清M蛋白が陰性の場合は、尿中M蛋白の免疫固定法による消失判定でも可。
2. 骨髄穿刺にて（骨髄生検を行った場合は骨髄生検にて）骨髄細胞中の形質細胞の割合が5％未満。
3. 軟部組織腫瘍（形質細胞腫）が画像上消失。
4. 治療前に比して溶骨性病変の明らかな病変数の増加や径の増大がない。圧迫骨折の有無は問わない。

部分寛解（Partial response：PR）
以下の1〜3のすべてを満たす。
1. 以下のうち、血清M蛋白陽性例では①を、B-J型では②を満たす。
   ①治療前に比しての血清M蛋白濃度の減少割合が50％以上である状態が6週間以上持続。
   ②治療前に比しての24時間尿中M蛋白排泄量の減少割合が90％以上、もしくは24時間尿中M蛋白排泄量が200mg/24h未満に減少した状態が6週間持続。
2. 軟部組織腫瘍（形質細胞腫）の標的病変の長径和が治療前に比して50％以上の縮小（X線検査あるいは理学的所見）。
3. 治療前に比して溶骨性病変の明らかな病変数の増加や径の増大がない。圧迫骨折の有無は問わない。

最小効果（Minimal response：MR）
以下の1〜3のすべてを満たす。
1. 以下のうち、血清M蛋白陽性例では①を、B-J型では②を満たす。
   ①治療前に比しての血清M蛋白濃度の減少割合が25％以上50％未満の状態が6週間以上持続。
   ②治療前に比しての24時間尿中M蛋白排泄量の減少割合が50％以上90％未満、もしくは24時間尿中M蛋白排泄量が200mg/24h以上である状態が6週間持続。
2. 軟部組織腫瘍（形質細胞腫）の標的病変の長径和が治療前に比して25％以上50％未満の縮小（X線検査あるいは理学的所見）。
3. 治療前に比して溶骨性病変の明らかな病変数の増加や径の増大がない。圧迫骨折の有無は問わない。

不変（No change：NC）
CR、PR、MR、PDいずれの基準も満たさない。
安定状態：Plateau phase（Plateau：プラトー）
CR、PR、MR、NCのいずれかに効果が判定された以降、効果判定した際の値から効果判定に用いたすべての検査値と計測値の変化が±25％以内である状態が3カ月継続した場合、"Plateau"とする。

再発：Relapse（CR後の場合）
CRが得られた後に、以下の1〜4のうち1つ以上を満たす。
1. 血清M蛋白もしくは尿中M蛋白が免疫固定法もしくは通常の電気泳動で再出現。
   ただし、同一日でない2度の検査で確認される必要あり。オリゴクローナルバンド再構成の有無は問わない。
2. 骨髄穿刺もしくは骨髄生検にて骨髄細胞中の形質細胞の割合が5％以上。
3. 新たな溶骨性病変の出現、軟部組織腫瘍（形質細胞腫）の出現、明らかな病変数の増大や径の増大（圧迫骨折の有無は問わない）、のいずれか。
4. 他の疾患によらない高カルシウム血症の出現（補正血清カルシウム値＞11.5mg/dl、もしくは2.8mol/l）。

進行（Progressive disease：PD、CR以外の場合）
CRが得られていない患者において、以下の1〜5のうち1つ以上を満たす。
1. 血清M蛋白濃度の最低値に比しての増加割合が25％以上を超えており、かつ絶対値としての増加が5g/dl（500mg/dl）以上であることが、同一日でない2度の検査で確認された場合。
2. 24時間尿中M蛋白排泄量の最低値に比しての増加割合が25％以上を超えており、かつ絶対値としての増加が200mg/24h以上であることが同一日でない2度の検査で確認された場合。
3. 穿刺もしくは骨髄生検にて骨髄細胞中の形質細胞の割合が最低値に比しての増加割合が25％以上を超えており、絶対値としての増加が10％以上の場合。
4. 骨病変や軟部組織の形質細胞腫が最低値に比して明らかな病変数の増大、もしくは径の増大を来した場合。
5. 他の疾患によらない高カルシウム血症の出現（補正血清カルシウム値＞11.5mg/dl、もしくは2.8mol/l）。

Myeloma）を提言した[26]。今後はこの基準が使用されていくであろう。

6）サルベージ療法

いずれの治療法も効を奏しなかった場合、サルベージ療法を行う（図1）。しかし良好な成績を認め確立した治療法はないのが現状である。VAD 療法にシクロホスファミド 1.8 g/m^2 を併用した Hyper CVAD 療法は奏効率 40% と、初期治療に抵抗性を示した MM に有効な治療法であると報告されている[27]。今後は新規治療薬を中心としたサルベージ療法が行われると考える。

7）維持療法

維持療法として有効性が検討された薬剤はインターフェロンとプレドニゾロンである。インターフェロンについては、前項でも述べたが副作用、医療費の点から必ずしも推奨されない。またプレドニゾロンについても、隔日経口投与において無病生存期間、全生存期間の延長がみられたとの報告[28]があるが、ステロイドを含む治療に反応した患者に限られた検討であり、その有用性を普遍化できない。またサリドマイドなど新規薬剤による維持療法は期待される。自家末梢血幹細胞移植後におけるサリドマイドの維持療法としての有用性をみた臨床試験によると、サリドマイド投与により完全寛解（免疫固定法で血清中、尿中に M 蛋白を認めない）と very good partial response（VGPR：M 蛋白レベルが 90% 以上減少）をあわせた奏効率、3 年無増悪生存率が有意に良好であり[29]、サリドマイドは今後の維持療法薬として有効な薬剤と期待できる。

8）新規分子標的治療法

分子生物学の進歩により、悪性腫瘍の発生・増殖など、病態に関わる分子機序が明らかになり、これら腫瘍特異的な分子を標的とした薬剤を分子標的治療薬という。MM においても腫瘍細胞の生存・増殖にかかわるサイトカインの同定や細胞内シグナル伝達経路の解明、さらに骨髄微小環境とのかかわりなど、分子病態の解明（図2）が急速に進み、多くの治療標的候補分子が明らかになった。それらをターゲットにした分子標的薬剤が開発されているが、それらのうち現在臨床試験が進み、効果が確立された薬剤について述べる。

（1）サリドマイド（商品名：サロミッド®）

サリドマイドは 1950 年代に催眠剤として使用されていたが、その催奇形性のため

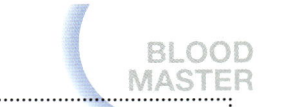

市場から姿を消した。しかしサリドマイドには血管新生抑制作用があること、免疫調節作用があることが報告され、またMMの進展に血管新生が重要であることも示され、MMの治療薬として再び注目されるようになった。サリドマイドには、

① 直接的アポトーシス誘導
② 骨髄間質細胞への接着抑制
③ 骨髄間質細胞からのサイトカイン産生抑制
④ VEGF、b-FGFによる血管新生抑制
⑤ CD8陽性T細胞、NK細胞の活性化

など、多彩な効果があることが明らかとなった（図2）。

投与方法は初回100 mg/日の眠前内服から開始し、1〜2週ごとに増量する。投与量については50〜800 mg/日の報告があるが、日本においては100〜200 mg/日が一般的で最大耐用量は300 mg程度である。副作用としては、眠気、便秘、口渇、末梢神経障害、血栓形成傾向、皮疹、などがあり、深部静脈血栓症（DVT）や肺塞栓症の予防のため、少量アスピリン投与や低分子ヘパリン投与などが推奨されている。

図2　骨髄腫細胞と骨髄微小環境の関係、及びサリドマイドの作用機序

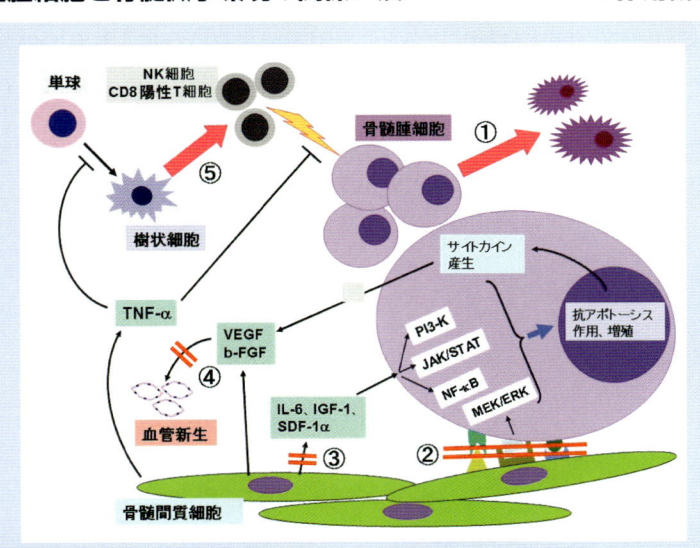

骨髄腫細胞は、骨髄間質細胞とVLA-4、ICAM-1などの接着因子を介して骨髄内に定着し、また間質細胞から分泌されるIL-6、IGF-1、SFD-1αなどのサイトカインからの刺激により生存・増殖している。また骨髄間質細胞から産生されるTNF-αは、骨髄腫細胞を攻撃するNK細胞やCD8陽性T細胞、などの免疫担当細胞の機能を抑制し、骨髄腫細胞の生存を支えており、VEGFやb-FGFにより血管新生を促し、骨髄腫の進展に寄与している。サリドマイドは①生存・増殖シグナルを阻害するとともに、カスパーゼ活性を亢進させることにより、直接的に骨髄腫細胞をアポトーシスに陥らせる、②骨髄間質細胞への接着を抑制する、③骨髄間質細胞からのサイトカイン産生を抑制する、④VEGF、b-FGFによる血管新生を抑制する、⑤CD8陽性T細胞、NK細胞の活性化する、ことで骨髄腫細胞に抗腫瘍効果をもたらす。

サリドマイドは当初、難治性・再発性のMMに対するサルベージ療法としての効果が確認されたが、最近では初期治療として、デキサメタゾンや化学療法剤と併用することで、現在の標準療法と考えられるMP療法やVAD療法との比較試験にてその有効性が報告されている。デキサメタゾン大量投与(D)とデキサメタゾン・サリドマイド(TD)併用療法の第III相ランダム化比較試験では、奏効率がTD群63％対D群41％とTD群で有意に高いことが示され、TD療法後の自家末梢血幹細胞採取効率にも支障がなかったと報告している[30]。また、65歳以上の大量化学療法に適応のないMM患者に対するMP療法とサリドマイドを併用したMPT療法の比較試験[31]においても、MPT群は高い奏効率を示し、2年無病生存率もMPT群54％対MP群27％と有意に高いことが示された（図3）。しかし、grade 3以上の有害事象がMPT群で多く、特にDVT、肺塞栓の発症率はMPT群12％対MP群2％と有意に増加している。

(2) ボルテゾミブ（商品名：ベルケイド®）

　ボルテゾミブはプロテアソーム阻害剤であり、nuclear factor-κB（NF-κB）活性を抑制することを目的として開発された。NF-κBはIL-6など、MM細胞の増殖因子のシグナルの下流に存在する転写因子で、刺激がない状態ではIκBという蛋白と結合しており不活化された状態で細胞質内に存在する。IL-6などのサイトカインにより刺激が加わるとIκBがリン酸化される。リン酸化されたIκBにはユビキチンという蛋白が結合

図3　高齢者に対するMPT（サリドマイド・メルファラン・プレドニゾロン）療法の有効性（文献30）より改変引用）

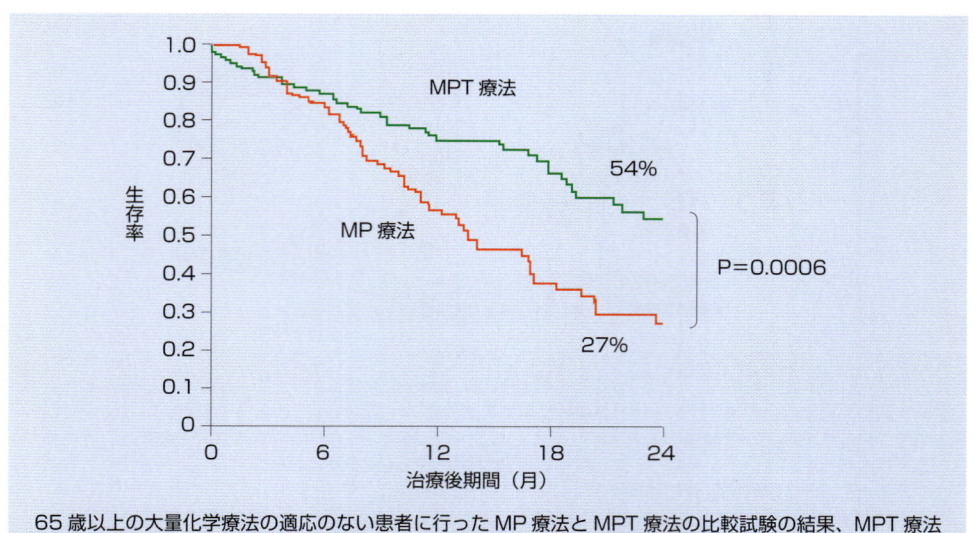

65歳以上の大量化学療法の適応のない患者に行ったMP療法とMPT療法の比較試験の結果、MPT療法はMP療法に比して、統計学的に有意に高い2年無病生存率を示した。

されるが、このユビキチン化された部位を蛋白分解酵素複合体、プロテアゾームが認識してIκBを分解する。この結果 NF-κB が核内に移行し、標的遺伝子の転写が誘導される。IL-6、TNF-α、VEGF などサイトカインの産生、接着因子の発現の亢進などがもたらされ MM 細胞は増殖・生存していくが、ボルテゾミブはプロテアゾームを選択的に阻害しIκBの分解を阻害することにより、NF-κB の活性化を抑止することで MM 細胞に対して増殖抑制効果をもたらす（図4）[32]。

図4 ボルテゾミブの作用機序（文献33）より改変引用）

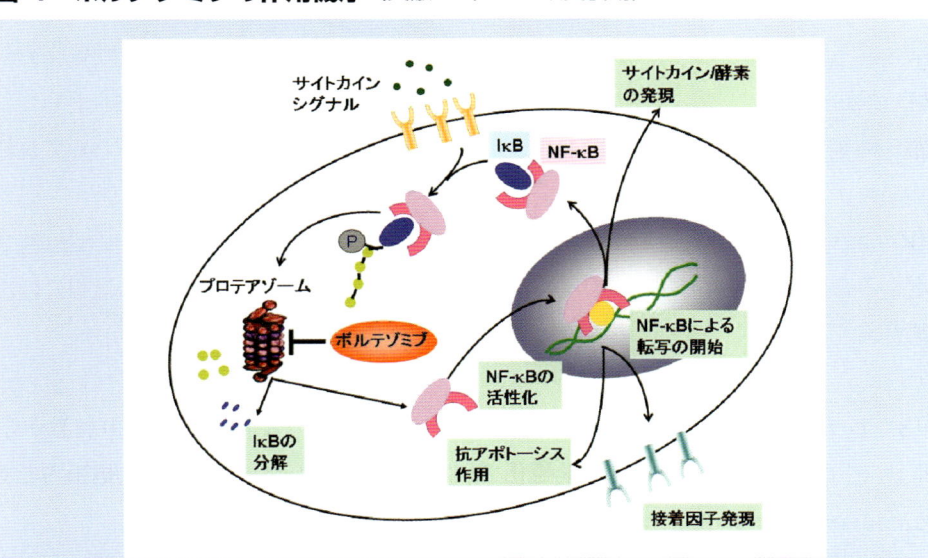

NF-κB は IL-6 などのサイトカインの刺激がない状態ではIκBという蛋白と結合しており不活化された状態で細胞質内に存在し、刺激が加わるとIκBがリン酸化される。リン酸化されたIκBにはユビキチンという蛋白が結合されるが、このユビキチン化された部位が蛋白分解酵素複合体、プロテアゾームが認識してIκBを分解する。この結果 NF-κB が核内に移行し、標的遺伝子の転写が誘導される。ボルテゾミブはプロテアゾームを選択的に阻害しIκBの分解を阻害することにより、NF-κB の活性化を抑止することで骨髄腫細胞に対して、増殖抑制効果をもたらす。

表7 ボルテゾミブの有効性（APEX 第 III 相試験）

評価項目	ボルテゾミブ（%）	デキサメタゾン（%）	P 値
有効率（CR+PR）	38	18	P<0.001
CR	6	1	P<0.001
near CR	7	1	P<0.001
PR	32	17	P<0.001
MR	8	17	ND
NC	43	48	ND
PD	7	13	ND
無増悪生存期間（月）	6.2（4.9〜6.9）	3.5（2.8〜4.2）	P<0.001

奏効の判定基準は Bladé の基準（表6）に基づく。
near CR：免疫固定法で M 蛋白を認める以外は CR の基準を満たした状態

文献33）より改変引用

投与方法は 1.0、ないしは 1.3 mg/m^2 で days 1、4、8、11 に静脈投与し、3 週を 1 サイクルとして継続する。

治療歴のある難治性 MM 患者において、デキサメタゾン（D）大量投与とボルテゾミブ（Vel）単独投与による APEX 第 III 相臨床試験では奏効率（CR+PR）は D 群で 18％、Vel 群で 38％、免疫固定法で M 蛋白を認める以外は CR の基準を満たした near CR はそれぞれ 7％、1％とボルテゾミブ投与の優位性が示された（表 7）[33]。またほかの化学療法剤との併用療法においては、VAD 療法のビンクリスチンの代わりにボルテゾミブ、ドキソルビシン、デキサメタゾンを用いた PAD 療法が検討されている。4 コース終了後の CR は 24％、PR 以上の奏効率は 95％ときわめて良好な成績であった。PAD 療法終了後、自家末梢血幹細胞移植を併用したメルファラン大量療法を行っているが、幹細胞採取に支障を来すこともなく、かつ移植後の CR 率は 43％ときわめて良好な成績を示している[34]。

ボルテゾミブの副作用としては、嘔気、倦怠感、下痢、末梢神経障害、血小板減少などがみられる。本邦では本剤による重症間質性肺炎の報告があり[35)36]、使用には細心の注意を要する。

(3) レナリドマイド（商品名：レブリミド®）

レナリドマイドはサリドマイドの誘導体で、T 細胞刺激効果は 50 ～ 2,000 倍強力であり immunomodulatory drug（IMiD）と呼ばれている。

難治性・再発性の MM に対するレナリドマイドの第 II 相臨床試験では、奏効（CR+PR）率は 15 mg/回 × 2/日では 14％で、30 mg × 1 回/日では 18％であり、30 mg/日投与群での無病生存期間の中央値は 7.7 カ月とボルテゾミブの成績と遜色ない結果であった[37]。また、初発 MM 患者に対するレナリドマイドとデキサメタゾン併用療法の第 II 相臨床試験では、PR 以上の奏効率は 91％と、きわめて良好な成績であった[38]。

副作用では、眠気や便秘、末梢神経障害などの非血液毒性はサリドマイドより少なく、またサリドマイドで問題となった催奇形性がないといわれているが、妊婦への投与禁止、内服中の避妊は必要である。血栓形成傾向はサリドマイドと同様にみられ、骨髄抑制はサリドマイドより強く生じるが、今後はサリドマイドに代わって用いられていく可能性が高い。

これら 3 つの新規治療薬は米国 FDA の認可を受け米国内では販売されている。本邦ではボルテゾミブが 2006 年 10 月に認可されたが、ほかの 2 剤は未だ認可されていない。特にサリドマイドは医師の個人輸入により入手し投与されているのが現状で、適

正使用が行われているとはいえない状況にある[39]。このような現状から安全使用のためのガイドラインの作成が急務となり、特にサリドマイドについては過去の薬害事件を踏まえ、日本臨床血液学会は厚生労働省からサリドマイド使用に対するガイドラインの作成を委託され、日本血液学会の協力のもと作成した（http://www.rinketsu.jp/guideline041210.pdf）。処方にあたっては学会への登録を原則とし、厚生労働省から薬物監理証明の取得を義務化しており、厳重な管理体制をとっている。

9）補助療法
（1）ビスフォスフォネート製剤

ビスフォスフォネート製剤（BPs）は、破骨細胞の活性化を阻害し、骨吸収を抑制することを目的に開発された。MMに対しても骨痛、高カルシウム血症の治療薬としてBPsの効果が盛んに検討され、現在では多くの研究グループの多発性骨髄腫治療ガイドラインにおいて、BPsは支持療法薬として推奨されている[40)41)]。骨に親和性の高いピロリン酸に似た基本骨格を持つが、ピロリン酸とは異なり、基本骨格の中央のO（酸素）をC（炭素）に変えてあり、活性を増強するため中央のCに結合する二つの側鎖に化学修飾を加えた構造を有する。一方の側鎖の構造により、第一世代（メチル基、またはクロル基）、第二世代（炭素鎖にアミノ基を導入）、第三世代（アミノ基を含む炭素鎖環状構造）に分類される。その結果、第二世代は第一世代に比べ10〜100倍、また第三世代は第一世代の1,000〜10,000倍強力な骨吸収抑制作用を有する。第一世代のエチドロネート（商品名：ダイドロネル®）は経口で、第二世代のパミドロネート（商品名：アレディア®）、第三世代のインカドロネート（商品名：ビスフォナール®）やゾレド

> **MEMO 2**
>
> 　第二、第三世代のビスフォスフォネート製剤は、悪性腫瘍細胞において恒常的に活性化されているRas関連蛋白のプレニル化を阻害することにより、抗腫瘍活性を発揮することが基礎的検討で明らかにされた[42)43)]。MM細胞に対しても抗腫瘍効果を発揮することが示され[44)45)]、臨床的にも抗MM効果を認めた症例報告も散見される[46)]。また他化学療法剤との併用による難治性MMに対する治療効果も報告されている[47)]。
> 　一方MM細胞は、骨髄において破骨細胞が骨を破壊していく過程で放出される増殖因子の供給を受け増殖していく。このことを踏まえると、ビスフォスフォネート製剤のMMに対する抗腫瘍効果は、直接的な効果のほか破骨細胞の機能を抑制することによる栄養路の遮断によるものもあると想像される。また、第三世代のゾレドロン酸は、組織適合性抗原に拘束されずに腫瘍細胞を攻撃するγδT細胞の抗腫瘍作用を活性化させることが明らかにされ、MM細胞にもその抗腫瘍効果は示されている[48)49)]。
> 　このようにビスフォスフォネート製剤には骨吸収抑制のみならず、多方面からの抗腫瘍効果（ビスフォスフォネート・トライアングル）があり、今後のさらなる検討が期待される。

ロネート（商品名：ゾメタ®）は点滴静注にて投与する。これらのうち、ゾレドロネートのみ MM に対する骨病変に対して保険適用がなされている。

　副作用には、低カルシウム血症や骨痛、発熱、などがみられるが、一部の症例で顎骨壊死（ONJ）がみられる。歯の下の骨は露出し、しばしば疼痛を伴う。病理所見では当該部位の壊死、骨髄炎を認め、ときに感染所見を伴う。ONJ を発症するとビスフォスフォネート製剤を中止しても、一般的には軽快することはない。また、現在までのところ、その発症機序は不明であるが、診断前 1 年以内の歯科口腔外科的処置を受けている症例が多く、感染が ONJ の発症を助長していることも考えられ、口腔内保清による発症予防対策が重要である。

(2) 高カルシウム血症

　生理食塩水による補液とビスフォスフォネート製剤の投与を行う。十分な尿量が確保できず体液貯留が疑われる時はループ利尿剤を使用する。プレドニン® の 40～100 mg/日の併用も有効である。またカルシトニンは 4～6 時間でカルシウム値を下げ、速効性を期待する時に使用する。しかしその効果は 48 時間に限られ、反復投与で効果は徐々に失われ、反跳性の高カルシウム血症に注意が必要である。

(3) 腎障害

　MM による腎障害は骨髄腫腎（myeloma kidney）と高カルシウム血症が原因である。中心静脈モニター下にて補液と $NaHCO_3$ 投与による代謝性アシドーシス、電解質の補正を行う。十分量の補液を行うが、心血管系合併症を有する患者や腎不全の進行した患者には十分注意を要する。保存的治療で管理不可能な場合は血液透析を行う。

(4) 感染症

　MM 患者では診断時より免疫不全状態がしばしばみられ、ステロイド投与によりさらに助長される。感染症は MM の死因の主なものであり、発熱を伴う細菌感染症に対しては、早期より抗生物質投与が必須であり、好中球減少時には G-CSF の投与も考慮する。

(5) 過粘稠度症候群

　過粘稠度症候群の症状は、精神状態の変化、呼吸障害、出血傾向（口腔内出血、鼻出血など）などがある。IgA 型に多くみられる。治療としては、血漿交換を行い M 蛋白除去による血清粘度の正常化と、化学療法による M 蛋白産生の抑制がある。

(6) アミロイドーシス

アミロイドーシスに対して効果的な治療はない。しかし原発性アミロイドーシスに対して自家造血幹細胞移植を併用した大量化学療法の有効性[50]を踏まえると、アミロイドーシスを合併したMMに対しても、臓器障害が軽度なうちに速やかに自家造血幹細胞移植を併用した大量化学療法を行う必要性がある。

まとめ

　MMの化学療法の根幹がMP療法であることは、この40数年間不動のものであるが、近年の新規分子標的薬剤の開発により完治も夢でない状況になりつつある。本編で紹介した以外にも多くの新規分子標的薬剤が開発中で、MMの治療は新たなステージに入った感がある。

　基礎研究で解明された病態に関与する分子をターゲットに薬剤を開発し、それを臨床の現場に生かす。血液学は多くの臨床科目の中でも基礎研究と臨床の歯車が密にかみ合った科目であり、今後も基礎・臨床医学研究者の手によって発展していくことであろう。

　本稿を執筆するにあたり、貴重なご意見をご教授くださった京都大学医学部附属病院輸血細胞治療部前川平教授、京都府立医科大学血液・腫瘍内科学島崎千尋講師に深謝する。

参　考　文　献

1) International Myeloma Foundation (Prepared by Durie BGM)：Multiple Myeloma Cancer of the Bone Marrow. concise review of the disease and treatment options. 2006 Edition.
2) The International Myeloma Working Group：Criteria for the classification of monoclonal gammopathies, multiple myeloma and related disorders: a report of the International Myeloma Working Group. Br J Haematol 121：749-757, 2003.
3) Greipp PR, San Miguel J, Durie BG, et al.：International staging system for multiple myeloma. J Clin Oncol 23:3412-3420, 2005.
4) 日本骨髄腫研究会編：多発性骨髄腫の診療指針. 分光堂, 2004.
5) Alexanian R, Haut A, Khan AU, et al.：Treatment for multiple myeloma. Combination chemotherapy with different melphalan dose regimens. JAMA 208：1680-1685, 1969.
6) Bergsagel DE：The role of chemotherapy in the treatment of multiple myeloma. Baillieres Clin Haematol 8：783-794, 1995.
7) Belch A, Shelley W, Bergsagel D, et al.：A randomized trial of maintenance versus no maintenance melphalan and prednisone in responding multiple myeloma patients. Br J Cancer 57：94-99, 1998.
8) MacLennan IC, Chapman C, Dunn J, et al.：Combined chemotherapy with ABCM versus melphalan for treatment of myelomatosis: The Medical Research Council Working Party for Leukaemia in Adults. Lancet 339：200-205, 1992.
9) Myeloma Trialits' Collaborative Group：Combination chemotherapy versus melphalan plus prednisone as treatment for multiple myeloma: an overview of 6,633 patients from 27 randomized trials. Myeloma Trialists' Collaborative Group. J Clin Oncol 16：3832-3842, 1998.
10) Bergsagel DE, Cowan DH, Hasselback R：Plasma cell myeloma: response of melphalan-resistant patients to high-dose intermittent cyclophosphamide. Can Med Assoc J 107：851-855, 1972.
11) MRC Working Party on Leukemia in adults：Myelomatosis：comparison of melphalan and cyclophosphamide therapy. Br Med J 1：640-641, 1971.
12) Brandes LJ, Israels LG：Weekly low-dose cyclophosphamide and alternate-day prednisone：an effective low toxicity regimen for advanced myeloma. Eur J Haematol 39:362-8, 1987.
13) Imamura Y, Takagi T, Yawata Y, et al.：Combination chemotherapy with MCNU, vindesine, melphalan, and prednisolone (MCNU-VMP therapy) in induction therapy for multiple myeloma. Japan Myeloma Study Group. Int J Hematol 59：113-123, 1994.
14) Wada M, Mizoguchi H, Kuriya SI, et al.：Induction therapy consisting of alternating cycles of ranimustine, vincristine, melphalan, dexamethasone and interferon alpha (ROAD-IN) and a randomized comparison of

interferon alpha maintenance in multiple myeloma: a co-operative study in Japan. Br J Haematol 109 : 805-814, 2000.
15) Barlogie B, Smith L, Alexanian R : Effective treatment of advanced multiple myeloma refractory to alkylating agents. N Engl J Med 310 : 1353-1356, 1984.
16) Samson D, Gaminara E, Newland A, et al. : Infusion of vincristine and doxorubicin with oral dexamethasone as first-line therapy for multiple myeloma. Lancet 334 : 882-885, 1989.
17) Guideline : Diagnosis and management of multiple myeloma. Br J Haematol 115 : 522-540, 2001.
18) Monconduit M, Menard JF, Michaux JL, et al. : VAD or VMBCP in severe multiple myeloma. The Groupe d'Etudes et de Recherche sur le Myelome (GERM). Br J Haematol 80 : 199-204, 1992.
19) Fritz E, Ludwig H : Interferon-alpha treatment in multiple myeloma: meta-analysis of 30 randomised trials among 3948 patients. Ann Oncol 11 : 1427-1436, 2000.
20) Myeloma Trialists' Collaborative Group : Interferon as therapy for multiple myeloma: an individual patient data overview of 24 randomized trials and 4012 patients. Br J Haematol 113 : 1020-1034, 2001.
21) Wilder RB, Ha CS, Cox JD, et al. : Persistence of myeloma protein for more than one year after radiotherapy is an adverse prognostic factor in solitary plasmacytoma of bone. Cancer 94 : 1532-1537, 2002.
22) Knobel D, Zouhair A, Tsang RW, et al. : Rare Cancer Network: Prognostic factors in solitary plasmacytoma of the bone : a multicenter Rare Cancer Network study. BMC Cancer 6 : 118（9 pages）, 2006.
23) Chronic leukemia and Myeloma Task Force of the National Cancer Institute : Proposed guidelines for protocol studies. II. Plasma cell myeloma. Cancer Treat Rep 4 : 145-158, 1973.
24) Alexanian R, Bonnet J, Gehan E, et al. : Combination chemotherapy for multiple myeloma. Cancer. 30 : 382-389, 1972.
25) Bladé J, Samson D, Reece D, et al. : Criteria for evaluating disease response and progression in patients with multiple myeloma treated by high-dose therapy and haemopoietic stem cell transplantation. Myeloma Subcommittee of the EBMT. European Group for Blood and Marrow Transplant. Br J Haematol 102 : 1115-1123, 1998.
26) Durie BG, Harousseau JL, Miguel JS, et al. : International uniform response criteria for multiple myeloma. Leukemia 20 : 1467-1473, 2006.
27) Dimopoulos MA, Weber D, Kantarjian H, et al. : HyperCVAD for VAD-resistant multiple myeloma. Am J Hematol 52 : 77-81, 1996.
28) Berenson JR, Crowley JJ, Grogan TM, et al. : Maintenance therapy with alternate-day prednisone improves survival in multiple myeloma patients.

Blood 99:3163-3168, 2002.
29) Attal M, Harousseau JL, Leyvraz S, et al.: Maintenance therapy with thalidomide improves survival in patients with multiple myeloma. Blood 108:3289-3294, 2006.
30) Rajkumar SV, Blood E, Vesole D, et al.: Phase III clinical trial of thalidomide plus dexamethasone compared with dexamethasone alone in newly diagnosed multiple myeloma: a clinical trial coordinated by the Eastern Cooperative Oncology Group. J Clin Oncol 24:431-436, 2006.
31) Palumbo A, Bringhen S, Caravita T, et al.: Oral melphalan and prednisone chemotherapy plus thalidomide compared with melphalan and prednisone alone in elderly patients with multiple myeloma: randomised controlled trial. Lancet 367:825-831, 2006.
32) Armand JP, Burnett AK, Drach J, et al.: The emerging role of targeted therapy for hematologic malignancies: update on bortezomib and tipifarnib. Oncologist 12:281-290, 2007.
33) Richardson PG, Sonneveld P, Schuster MW, et al.: Assessment of Proteasome Inhibition for Extending Remissions (APEX) Investigators: Bortezomib or high-dose dexamethasone for relapsed multiple myeloma. N Engl J Med 352:2487-98, 2005.
34) Oakervee HE, Popat R, Curry N, eta al.: PAD combination therapy (PS-341/bortezomib, doxorubicin and dexamethasone) for previously untreated patients with multiple myeloma. Br J Haematol 129:755-62, 2005.
35) Miyakoshi S, Kami M, Yuji K, et al.: Severe pulmonary complications in Japanese patients after bortezomib treatment for refractory multiple myeloma. Blood 107:3492-3494, 2006.
36) Gotoh A, Ohyashiki K, Oshimi K, et al.: Lung injury associated with bortezomib therapy in relapsed/refractory multiple myeloma in Japan: a questionnaire-based report from the "lung injury by bortezomib" joint committee of the Japanese society of hematology and the Japanese society of clinical hematology. Int J Hematol 84:406-412, 2006.
37) Richardson PG, Blood E, Mitsiades CS, et al.: A randomized phase 2 study of lenalidomide therapy for patients with relapsed or relapsed and refractory multiple myeloma. Blood 108:3458-3464, 2006.
38) Rajkumar SV, Hayman SR, Lacy MQ, et al.: Combination therapy with lenalidomide plus dexamethasone (Rev/Dex) for newly diagnosed myeloma. Blood 106:4050-4053, 2005.
39) 平成14年度厚生科学研究費補助金 厚生労働科学特別研究事業「未承認薬の個人輸入による使用実態及び適正使用のあり方に関する調査研究」報告書
40) Berenson JR, Hillner BE, Kyle RA, et al.: American Society of Clinical

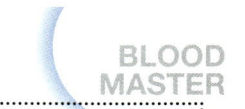

Oncology clinical practice guidelines: the role of bisphosphonates in multiple myeloma. J Clin Oncol 20：3719-3736, 2002.
41) Durie BG, Kyle RA, Belch A, et al.：Myeloma management guidelines: a consensus report from the Scientific Advisors of the International Myeloma Foundation. Hematol J 4：379-398, 2003.
42) Senaratne SG, Pirianov G, Mansi JL, et al.：Bisphosphonates induce apoptosis in human breast cancer cell lines. Br J Cancer 82：1459-1468, 2000.
43) Kuroda J, Kimura S, Segawa H, et al.：The third-generation bisphosphonate zoledronate synergistically augments the anti-Ph+ leukemia activity of imatinib mesylate. Blood 102：2229-2235, 2003.
44) Takahashi R, Shimazaki C, Inaba T, et al.：A newly developed bisphosphonate, YM529, is a potent apoptosis inducer of human myeloma cells. Leuk Res 25：77-83, 2001.
45) Ural AU, Yilmaz MI, Avcu F, et al.：The bisphosphonate zoledronic acid induces cytotoxicity in human myeloma cell lines with enhancing effects of dexamethasone and thalidomide. Int J Hematol 78：443-449, 2003.
46) Gordon S, Helfrich MH, Sati HI, et al.：Pamidronate causes apoptosis of plasma cells in vivo in patients with multiple myeloma. Br J Haematol 119：475-483, 2002.
47) Ochiai N, Yamada N, Uchida R, et al.：Combination therapy with thalidomide, incadronate, and dexamethasone for relapsed or refractory multiple myeloma. Int J Hematol 82：243-247, 2005.
48) Kunzmann V, Bauer E, Feurle J, et al.：Stimulation of gammadelta T cells by aminobisphosphonates and induction of antiplasma cell activity in multiple myeloma. Blood 96:384-392, 2000.
49) Uchida R, Ashihara E, Sato K et al.：$\gamma\delta$ T cells kill myeloma cells by sensing mevalonate metabolites and ICAM-1 molecules on cell surface. Biochem Biophys Res Commun 354：613-618, 2007.
50) Gono T, Matsuda M, Shimojima Y et al.：VAD with or without subsequent high-dose melphalan followed by autologous stem cell support in AL amyloidosis：Japanese experience and criteria for patient selection. Amyloid 11：245-256, 2004.

索引

■あ

アーチファクト……………………………………018
アイソトープ製剤…………………………………021
アガロースゲル……………………………………034
悪性黒色腫……………………………………022, 047
悪性腫瘍……………………………………………040
悪性腫瘍の転移……………………………………081
悪性リンパ腫…………………018, 019, 021, 022, 030 037, 039, 040, 043, 044, 052
悪性リンパ腫の画像診断…………………………014
アクラルビシン………………………………116, 120
アジュバント化学療法……………………………276
アズール顆粒………………………………………083
アスペルギルス症…………………………………141
圧迫骨折………………………………………232, 234
アデノウイルス……………………………………141
アビジン-FITC……………………………………033
アフェレーシス……………………………………197
アポトーシス………………………………………163
アミラーゼ…………………………………………228
アミロイドーシス………………220, 225, 226, 227, 254, 270, 285
アミロイド線維……………………………………226
アミロイド蛋白……………………………………226
アルカリホスファターゼ…………………………158
アルキル化剤……………………157, 176, 185, 271, 274
アルケラン…………………………………………274
アルコール過量摂取………………………………172
アルブミン尿………………………………………225
アルブミン濃度……………………………………241
アロ抗原……………………………………………202
アントラサイクリン系……………056, 114, 116, 178

■い

異型リンパ増殖病変………………………………050
移行期にあるRAEB………………………………159
異常芽球……………………………………………158
異常前骨髄球………………………………………158
異常多核型…………………………………………158
異常多核赤芽球……………………………………159
移植片対宿主病………………………128, 137, 188
移植片対腫瘍細胞効果……………………………132
維持療法……………………………………………278
異性間造血幹細胞移植……………………………136
イソニアジド投与…………………………………172
イダルビシン………………………………………115
遺伝子検索…………………………………………041
遺伝性アミロイドーシス…………………………226
遺伝性球状赤血球症………………………………166
遺伝性鉄芽球性貧血………………………………172
イホスファミド……………………………………061
イマチニブ…………………………………………107
イレウス……………………………………………189
インターフェロン……………………263, 274, 278
インターフェロン療法……………………………275
インフォームド・コンセント……………………056

■う

ウェジェナー肉芽腫………………………………022

■え

エオジン好性………………………………………224
エキソヌクレアーゼ活性…………………………035
エステラーゼ染色…………………………………085
エチヂウムブロマイド……………………………249
エトポシド……………………………………059, 121
エノシタビン…………………………………115, 118
エリスロポエチン…………………………………173
円形多核巨核球……………………………………158
円形透亮像…………………………………………222
塩酸イダルビシン…………………………………120
塩酸ミトキサントロン……………………………120
炎症性サイトカイン………………………………202

■か

火焔細胞……………………………………………222
化学療法……………………………………………176

化学療法後放射線照射……………………062
芽球増加を伴う不応性貧血………………159
核医学検査…………………………………238
核クロマチン………………………………083
核周明庭……………………………………222
カスパーゼ非依存性………………………163
ガスリースポット…………………………107
家族性 MDS ………………………………176
ガドリニウム………………………………028
過粘稠度症候群………………………275, 285
過分節巨核球………………………………158
過分節好中球………………………………158
過マンガン酸処理…………………………227
可溶性 IL-2 レセプター …………………065
ガリウム……………………………………021
ガリウムシンチグラフィ
　………………………021, 025, 027, 055, 056
顆粒球コロニー刺激因子…………………129
カルノア固定液………………………033, 251
カルボプラチン……………………………061
寛解期移植…………………………………134
寛解後療法…………………………………116
寛解導入療法………………………………114
間期核………………………………………251
肝機能障害……………………………190, 199
カンジダ症類似……………………………198
間質性肺炎…………………………………022
環状鉄芽球………………158, 159, 169, 172
乾性咳嗽……………………………………198
完全寛解…………………………114, 131, 261
完全キメラ…………………………………136
感染性腸炎……………………………138, 261
肝胆道系酵素………………………………056
肝トランスアミナーゼ……………………198
鑑別診断……………………………………190

■き

起炎菌………………………………………191
偽性 Pelger-Heut 異常……………………172
キナクリン…………………………………106
ギムザ………………………………………106
ギムザ染色……………………………032, 248

ギムザ溶液…………………………………032
キメラ………………………………………136
キメラ遺伝子…………………………099, 100
キメリズム解析……………………………137
急性 GVHD …………………………137, 188
急性 GVHD の grade ……………………194
急性 GVHD の診断基準 …………………138
急性巨核芽球性白血病……………………082
急性骨髄性白血病……………………080, 081,
　　082, 098, 132, 162, 172
急性骨髄単球性白血病……………………082
急性赤白血病………………………………082
急性前骨髄球性白血病…………………082, 100
急性単球性白血病…………………………082
急性白血病……………………………080, 083
急性リンパ性白血病………………………061
強皮症………………………………………138
胸部レ線………………………016, 017, 022
巨核芽球……………………………………082
巨核球や血小板の顆粒異常………………158
虚血性臓器障害……………………………139
巨赤芽球性貧血………………………166, 172
巨赤芽球様変化……………………………158
巨大血小板……………………………158, 159
巨大後骨髄球………………………………158
菌状息肉腫…………………………………046

■く

くすぶり型…………………………………268
くすぶり型骨髄腫……………………221, 236
くすぶり型白血病…………………………166
クラドリビン………………………………062
クレアチニンクリアランス…………056, 272
クロウ・深瀬症候群………………………242
クロット標本………………………………081
クロマチン結合……………………………172

■け

蛍光 in situ 分子雑種法 ……………248, 249
形質芽細胞…………………………………221

形質細胞	083, 220	光顕上エオジン好性	226
形質細胞白血病	221	抗原提示細胞	202
形質転換	038	高サイトカイン血症	191
頸部リンパ節	040	抗サイトカイン効果	174
ゲーティング	091	抗ジゴキシゲニン－ローダミン	033
劇症型 MM	221	高精度分染法	249
血液培養	191	抗生物質	190
血縁者間 BMT	133	好中球顆粒の減少	158
血縁者間 CBT	129	高内皮細静脈	043
血縁者間同種 HSCT	131	高ビリルビン血症	189
結核	017, 022	高齢者のリンパ腫	063
血管新生抑制効果	174	小型リンパ球様	048
血球形態異常	167	国際予後スコアリングシステム	160, 168, 177
血球減少症	166	骨硬化性骨髄腫	242
血球貪食症候群	172	骨シンチグラフィ	238, 239
血小板減少	139, 193	骨髄異形成症候群	156, 166, 168, 172, 176
血小板ペルオキシダーゼ	084	骨髄異形成症候群の FAB 分類	159
血小板輸血	173	骨髄移植	062, 130
血清 ALP	138	骨髄液 clot 標本	081
血清 EPO	173	骨髄芽球	082
血清アミロイド P 蛋白	226	骨髄芽球比率	168
血清クレアチニン	191	骨髄過形成を伴う再生不良性貧血	167
血性下痢	189	骨髄間質細胞	220
血清フリーライトチェーン分析	276	骨髄系幼若芽球	081
血栓性微小血管障害	138, 139	骨髄腫細胞	220
ゲノム DNA	037, 039	骨髄腫細胞の起源	220
ケモカイン	220	骨髄腫腎	223, 284
限局性皮膚病変	199	骨髄腫の画像診断	230
原発性 AL アミロイドーシス	227	骨髄腫の国際病期分類法	241
原発性骨髄線維症	172	骨髄腫の染色体異常	248
原発性脾機能亢進症	167	骨髄浸潤	061, 081
		骨髄生検	081, 227
		骨髄穿刺	081
		骨髄塗抹標本	081

■こ

		骨髄バンク	128
抗 CD20 抗体リツキシマブ	059	骨髄非破壊的同種造血幹細胞移植	062
高悪性度リンパ腫	053, 061	骨粗鬆症	232, 234
高アンモニア血症	228	骨痛	222
好塩基性	222	孤立性骨形質細胞腫	236, 243
効果判定基準	276	コルヒチン	032, 099
高カルシウム血症	228, 284	コロニー形成法	135
高カロリー輸液	190	混合キメラ	136
抗がん剤血管外漏出	126	コンピュータ断層撮像法	231
抗原血症（AG）法	142		

■さ

サイクリン依存性キナーゼ……………………253
再生不良性貧血……………157, 172, 174, 175, 176
臍帯血移植………………………………128, 130
臍帯血バンク……………………………………129
サイトカイン……………………………………220
サイトカイン療法………………………………172
サイトメガロウイルス…………………128, 141
細胞化学的ミエロペルオキシダーゼ…………093
細胞傷害性T細胞………………………………202
細胞診……………………………………………041
細胞表面抗原群…………………………………131
サザンブロット法………………031, 034, 037
サリドマイド………174, 200, 204, 263, 276, 278
サルコイドーシス………………………………022
サルベージ療法………………………060, 274, 278
残存腫瘍細胞……………………………………131

■し

シェーグレン症候群……………………………138
自家 BMT………………………………………129
自家 PBSCT……………………………………129
自家移植…………………………………………130
自家骨髄移植……………………………………259
自家腫瘍細胞移植………………………………131
自家造血幹細胞移植……………………………258
自家同種タンデム移植…………………………265
自家末梢血幹細胞移植………………052, 059, 259
自家末梢血幹細胞移植併用大量化学療法……062
磁気共鳴診断法…………………………………232
シクロスポリン………………………138, 190, 197
シクロスポリンA……………………………174, 193
シクロホスファミド……………………057, 274
ジゴキシゲニン…………………………………033
自己免疫性溶血性貧血…………………………166
シスプラチン……………………………………061
シタラビン………………………………115, 118, 178
若年性骨髄単球性白血病………………………107
若年性慢性骨髄性白血病………………………161

主要組織関連抗原………………………………201
腫瘍崩壊症候群…………………………………125
腫瘤形成性 AML………………………………117
消化管造影検査…………………………………024
消化管粘膜障害…………………………………138
症候性骨髄腫……………………………………269
常染色体…………………………………………032
小児 MDS 分類…………………………………161
上皮性腫瘍………………………………………018
消滅γ線…………………………………025, 026
腎機能障害………………………………………191
新規分子標的治療法……………………………278
真菌感染…………………………………………192
腎障害……………………………………………220
塵肺………………………………………………022
診療ガイドライン………………………………244

■す

髄外形質細胞腫………………………………236, 243
髄質………………………………………………042
水痘帯状疱疹ウイルス…………………………142
水様性下痢………………………………………140
膵ラ氏島障害……………………………………196
ステロイド……………121, 196, 199, 263, 278
ステロイドパルス………………………………200
ステロイドパルス療法…………………………196
ストローマ細胞…………………………………221
スポット像………………………………………021
スメア状…………………………………………037
スルホサリチル酸法……………………………224

■せ

正球性正色素性…………………………………228
成熟破骨細胞……………………………………223
正常核型…………………………………………032
成人T細胞性リンパ腫…………………………046
性染色体…………………………………………032
生着症候群………………………………………191
赤芽球異形成……………………………………172
赤芽球癆…………………………………………167

節外性辺縁帯リンパ腫	044	多発性骨髄腫	172, 220, 268
赤血球輸血	123	多発性骨髄腫の染色体異常	252
線維様構造	226	多発性骨髄腫の歴史	269
全骨髄有核細胞	083	単芽球	082
染色体解析法	033	胆管系酵素	198
染色体転座	031, 033, 098, 099, 100	単クローン性タンパク	230
染色体分析	041	単クローン性免疫グロブリン	220, 225
染色体分染法	032	単クローン性免疫グロブリン沈着症	225
全身骨 X 線検査	230	単純ヘルペス	141
先天性骨髄不全症候群	157, 176	胆道系酵素	189
全トランス型レチノイン酸	090, 107		
前破骨細胞	223		
前白血病	167		
前方散乱光	091		

■そ

■ち

臓器障害の stage	194	チミジン	249
造血幹細胞	129	中悪性度	065
造血幹細胞移植	062, 128, 130, 132, 134, 180	中悪性度リンパ腫	053, 057
造血幹細胞移植の適応と治療成績	131	中悪性度リンパ腫治療	058
造血幹細胞移植の分類	130	中心芽球	042, 047, 048
造血幹細胞移植関連血栓性微小血管障害	139	中心芽球様	046
造血幹細胞の定量	134	中心球	042, 047, 048
造血器悪性腫瘍患者の再発率	204	中心球様	048
造血障害	220	中枢神経系浸潤	117
側方散乱光	035	超音波検査	024
鼠径リンパ節	040	腸管 GVHD	140
ゾレドロネート	283	治療効果の判定基準	065
		チロシンキナーゼ	104

■た

■て

第 13 染色体異常	253	低悪性度リンパ腫	053, 061
第一世代化学療法	057	低カルシウム血症	284
大量化学療法	258	低体温状態	172
大量化学療法の予後不良因子	263	低リスク MDS	171, 174
ダウノルビシン	115	低リスク骨髄異形成症候群	166, 168
ダウン症候群	156, 161	低リスク骨髄異形成症候群の分類	166
唾液分泌障害	198	デオキシグルコース	025
タクロリムス	138	デキサメタゾン	061, 271, 280
脱髄性多発性ニューロパチー	242	デキサメタゾン大量療法	275
多発骨髄病変	238	鉄芽球性貧血	167
		鉄過剰症	173
		鉄キレート剤	173
		鉄欠乏性貧血	166

転座陽性率……………………………………031

■と

凍結標本………………………………………041
銅欠乏症………………………………………172
同種 PBSCT …………………………………129
同種移植………………………………………130
同種骨髄移植…………………………………184
同種臍帯血移植………………………………184
同種造血幹細胞移植………061, 174, 195, 263
同種末梢血幹細胞移植………………………184
同種免疫反応…………………………………132
糖尿病性腎症…………………………………226
動脈血ガス……………………………………056
ドキソルビシン…………………………057, 274
ドキソルビシン塩酸塩………………………119
ドップラーエコー……………………………024
ドナー別急性 GVHD 重症度 ………………194
ドナーリンパ球輸注…………………………142
トポイソメラーゼ II 阻害剤 …………………096
トランスフェリン……………………………021
トリソミー……………………………………251

■に

肉芽腫性疾患…………………………………022
二段引き骨髄液………………………………081
ニトロソウレア………………………………117
日本骨髄腫研究会……………………………274
日本骨髄バンク（JMDP）における donor 選定
　　時の臨床検査項目 ………………………134
乳児の急性リンパ性白血病…………………100
ニューモシスチス・カリニ肺炎………017, 022
尿細管性アシドーシス………………………226

■ね

ネフローゼ症候群……………………………224

■は

バーキットリンパ腫……………………053, 129
胚型バンド……………………………………034
肺生理学的検査………………………………056
肺線維症…………………………………022, 064
胚中心…………………………………………042
破骨細胞………………………………………222
破砕赤血球………………………………139, 193
白血病…………………………………………037
白血病移行……………………………………168
ハプトグロビン………………………………193
パラフィン包埋標本…………………………050
パラフィン包埋ブロック……………………051
パラプロテイン腎症…………………………224

■ひ

ビオチン………………………………………033
非寛解期移植…………………………………134
非血縁者間 BMT ……………………………133
非血縁者間 CBT ……………………………129
非血縁者間同種 HSCT ……………………131
微少残存病変…………………………………114
非ステロイド性鎮痛剤………………………224
ビスフォスフォネート製剤…………………283
非赤芽球系細胞………………………………083
ビタミン B_{12} …………………………………167
非特定…………………………………………044
ヒトヘルペスウイルス 6 型…………………141
非ホジキンリンパ腫………044, 053, 057, 063
肥満細胞………………………………………083
びまん性骨髄病変……………………………238
びまん性大細胞型 B 細胞リンパ腫 … 044, 046,
　　047, 051 053, 054
表在リンパ節腫大………………………024, 040
標的臓器…………………………………140, 188
ピリミジン代謝拮抗薬…………………115, 118
ビリルビン………………………………056, 198
ビリルビン上昇…………………………190, 194
ピロリン酸……………………………………283

ビンカアルカロイド……………………………120
ビンクリスチン…………………057, 115, 121, 274
ビンデシン……………………………121, 274
ビンブラスチン…………………………116, 121

■ふ

不応性巨赤芽球性貧血……………………………167
不応性貧血………………………159, 166, 167, 168
不応性貧血（骨髄異形成症候群）の診断基準
　………………………………………………169
副甲状腺ホルモン関連蛋白 ………………………228
腹壁脂肪吸引生検……………………………227
ぶどう細胞…………………………………222
ブドウ糖代謝……………………………………240
プラトーフェイズ………………………………272
プラナー像………………………………………021
プリン代謝拮抗薬………………………………119
フルオロデオキシグルコース…………………025
フルダラビン……………………………062, 185
ブレオマイシン………………………………057
プレドニゾロン………057, 112, 268, 271, 274, 278
フローサイトメトリー　　　031, 035, 036,
　　038, 041, 043, 049, 050, 090, 135, 144, 162
プロテアゾーム阻害剤…………………………280
分子標的療法……………………………065, 175
分染法……………………………………248

■へ

閉塞性細気管支炎…………………………138, 198
ペルオキシダーゼ陰性好中球…………………158
ヘルパーT細胞 ……………………………202
辺縁帯……………………………………042
ベンゼン……………………………………157
扁平苔癬様皮疹………………………………138, 198

■ほ

放射線照射………123, 124, 176, 185, 199, 258, 276
放射線照射単独…………………………………062

放射線照射の既往………………………………176
放射線療法………………………………………276
傍大動脈リンパ節領域リンパ節腫大…………018
傍皮質………………………………………042
ホジキン病………………………………………021
ホジキンリンパ腫………041, 044, 045, 050, 053
ポジトロン………………………………………025
ポドフィロトキシン……………………………121
ボルテゾミブ………………………………276, 280
ホルマリン…………………………041, 051, 081
ホルマリン固定……………………………051, 081

■ま

マイクロアレイ……………………………098, 106
マイクロサテライト……………………………034
マクログロブリン血症…………………………233
マクロファージ…………………………………083
末梢T細胞性リンパ腫 …………………………044
末梢血（造血）幹細胞移植………………129, 130
末梢血幹細胞移植………………………………062
末梢血塗抹標本…………………………………140
末梢性T細胞リンパ腫 …………………………053
麻痺性イレウス…………………………………138
マルチスライスCT………………………………232
慢性GVHD ………………………………138, 197
慢性GVHD合併例 ………………………………142
慢性骨髄性白血病………………………098, 162, 172
慢性骨髄単球性白血病…………………………159, 167
マントル層………………………………………042
マントル細胞リンパ腫………044, 048, 049, 050

■み

ミエロペルオキシダーゼ（MPO）染色陽性細胞
　………………………………………………084
未熟顆粒球………………………………………158
ミトキサントロン………………………………116
ミニ移植……………………………………132, 264
未分化がん………………………………………047

■む

無効造血 …………………………… 167

■め

メイ・ギムザ染色 ………………… 082
メチルプレドニゾロン …………… 061
メトトレキサート ……………… 057, 117, 119, 249
メルカプトプリン ………………… 119
メルファラン ……………………… 268, 271
メルファラン大量療法 …………… 258
メルファラン＋プレドニゾロン療法 …… 258
免疫芽球 …………………………… 047
免疫芽球様 ………………………… 047
免疫グロブリン …………………… 038
免疫グロブリン遺伝子 …………… 037, 039
免疫グロブリン軽鎖 ……………… 036, 049
免疫グロブリン軽鎖遺伝子 ……… 253
免疫グロブリン重鎖遺伝子 ……… 253
免疫グロブリンL鎖 ……………… 226
免疫グロブリンL鎖沈着症 ……… 225
免疫血管芽球型 …………………… 046, 050
免疫固定法 ………………………… 224, 261
免疫電気泳動 ……………………… 224
免疫抑制剤 ………………………… 197
免疫抑制療法 ……………………… 174, 175
免疫療法 …………………………… 065

■も

網赤血球 …………………………… 193
モノクローナル抗体 ……………… 141
モノクローナル抗体療法 ………… 203

■や

薬物動態パラメーター …………… 118

■ゆ

輸血 ………………………………… 172
輸血副作用 ………………………… 125
輸注 ………………………………… 258

■よ

溶血性貧血 ………………………… 139, 193
溶骨性病変 ………………………… 220
溶骨性変化 ………………………… 232, 233
葉酸拮抗薬 ………………………… 119
幼若芽球 …………………………… 082
陽電子 ……………………………… 025
ヨード系造影剤 …………………… 018, 233
ヨードアレルギー ………………… 018

■ら

ライト・ギムザ染色 ……………… 082
ラニムスチン ……………………… 274

■り

リツキシマブ ……………………… 039, 059
リボソーム ………………………… 222
リンパ芽球 ………………………… 082
リンパ芽球性リンパ腫 …………… 053, 061
リンパ球 …………………………… 034, 083
リンパ腫 …………………………… 030
リンパ腫関連遺伝子 ……………… 031
リンパ腫大 ………………………… 018
リンパ腫病変 ……………………… 018
リンパ節腫大 ……………………… 026, 061
リンパ濾胞 ………………………… 042

■れ

レナリドマイド ……………………………… 174, 282

■ろ

労作時呼吸困難 ……………………………… 198
濾胞性リンパ腫 ……………… 041, 044, 047, 048, 053, 061, 062

■わ

ワルダイエル輪 …………………… 015, 027, 028

■記号・数字

β_2－ミクログロブリン濃度 ……………… 241
β シート構造 ……………………………… 226
λ 鎖 ………………………………………… 226
5q- 症候群 ……………………………… 161, 171
5 - アザシチジン …………………………… 178
6 - メルカプトプリン ……………………… 112

■A

AA アミロイドーシス ……………………… 226
ACR …………………………… 075, 076, 116, 120
Acute Lymphoblastic Leukemia ………… 089
Acute Monocytic Leukemia ……………… 088
Acute Myeloblastic Leukemia with Maturation
 …………………………………………… 087
Acute Myeloid Leukemia without Maturation
 …………………………………………… 087
Acute Myelomonocytic Leukemia ……… 088
Acute Promyelocytic Leukemia ………… 089
ADR ………………………………………… 119

ADV ………………………………………… 191
aggressive lymphoma ……………………… 053
AL アミロイドーシス …………………… 225, 226
AMKL ……………………………………… 156
AML ……………………………… 080, 112, 161
AML の化学療法剤 ………………………… 117
AML-tMDS ………………………………… 162
ANC ………………………………………… 083, 085
aneuploidy（異数性） …………………… 031
Ann Arbor 分類 …………………… 015, 016
anti-CD20 ………………………………… 203
anti-CD52 ………………………………… 203
anti-IL2R α ……………………………… 203
anti-thymocyte globlin（ATG） ………… 174
anti-TNF α ……………………………… 203
Ara-C ………………………… 114, 116, 118, 156
Asymptomatic Myeloma ………………… 270
ATM 遺伝子 ……………………………… 252
ATRA（all-trans retinoic acid）療法 …… 112
Auer 小体 ………………………………… 090
a proliferation-inducing ligand（APRIL）…… 222

■B

B 細胞性リンパ腫 ………………… 031, 044, 046
B 細胞性腫瘍 ……………………………… 044
B 細胞マーカー …………………………… 047
BAC クローン ……………………………… 250
basic fibroblast growth factor（bFGF） …… 222
bcl-2 ……………………………………… 048
BCL6 ……………………………… 031, 032, 033, 039
BCR-ABL ……………………………… 104, 107
Behcet 症候群 …………………………… 173
BHAC ……………………………………… 118
BJP ………………………………………… 223
Bladé の基準 ……………………………… 277
BMT ………………………………………… 128
bone survey ……………………………… 230
BOOP ……………………………………… 199
B・T リンパ球 …………………………… 037
BUB1 ……………………………………… 252
bulky 病変 ……………………………… 016
bulky mass ……………………………… 058

BVAP ································· 258
B cell activating factor (BAFF) ········· 222
B リンパ球 ···························· 220

■C

c-KIT 遺伝子 ························· 106
c-KIT 変異 ···························· 104
canonical Wnt 経路 ··················· 223
capillary leak ························ 191
cast nephropathy ···················· 224
CBP 遺伝子 ······················ 101, 107
CBT ································· 129
CD4 ································· 036
CD5 ································· 038
CD8 陽性細胞 ························ 036
CD10 ···························· 036, 038
CD18 ································ 163
CD19 ································ 036
CD20 ································ 036
CD34 ···························· 135, 261
CD55 ································ 162
CD59 ································ 162
cdc2 ································· 252
cdc25c ······························ 252
cDNA アレイ ························· 039
centroblastic lymphoma ··············· 047
CHOP ··························· 055, 058
clonality 解析 ······················· 050
cluster of differentiation (CD) 分類 ······ 092
CML ································· 128
CMML ························ 161, 162, 168
CMV ································ 191
CMV 抗原 ···························· 142
comparative genomic hybridization (CGH) 法
····································· 039
Congo red 染色 ······················ 226
core binding factor (CBF) 関連染色体異常 117
Cotswolds 分類 ······················ 015
COX2 ································ 163
CREB ································ 102
cross-hybridization ··················· 250
CSP ···························· 195, 196

CT 検査 ······························ 232
CT-32615 ····························· 252
cyclin-dependent kinase : CDK ········· 253
cyclin D1 ························ 049, 050
cytidine deaminase ··················· 156

■D

DeVIC ······························· 061
De novo 5q- 症候群 ··················· 160
Diamond-Blackfan 症候群 ········· 157, 176
DIC ·································· 080
dickkopf (DKK) -1 ···················· 223
diffuse large B-cell lymphoma ····· 031, 036, 038, 054
DKK1 ································ 228
DLBCL ························ 038, 054, 059
DNA aneuploidy ················· 035, 036
DNA microarray ················· 051, 163
DNR ································· 119
donor の適性判定 ···················· 134
dose-adjusted EPOCH-R5 ·············· 059
dose-adjusted EPOCH4 ··············· 059
double-color FISH ···················· 248
dry tap ······························ 081
Durie & Salmon 病期分類 ············· 271

■E

E 病変 ······························· 016
EB ウイルス ······················ 031, 037
engraftment syndrome (ES) ··········· 191
EPO 製剤 ···························· 173
Epstein-Barr ウイルス関連リンパ増殖症 ······ 142
ESHAP ······························ 061
European Group for Blood and Marrow Transplant (EBMT) ·············· 276
exon2 ······························· 156
extracoproreal photopheresis ·········· 203
extramedullary plasmacytoma ····· 243, 270, 276

■F

- F-18 ·· 025
- FAB 分類 ···························· 080, 083, 086, 095, 098, 159, 166, 168, 170
- FACS システム ··· 035
- Fanconi 貧血 ··· 157
- FasL ··· 228
- FCM 解析 ··· 091
- FDG ··· 025
- FDG-PET ·· 027, 055, 240
- FGFR3 ·· 254
- Fibronectin ··· 221
- Fish（法）··················· 031, 033, 035, 098, 106, 136
- FK506 ························· 190, 193, 195, 197, 200
- FLT3 遺伝子 ·· 104
- FLT3 変異 ·· 104
- follicular center cell lymphoma ····················· 047
- follicular lymphoma ································· 026, 031
- free light chain アッセイ ································· 224
- fusion signal ··· 033

■G

- G 分染法 ··· 099, 101, 248
- G-banding ·· 031, 033
- G-CSF ························· 173, 177, 178, 183, 259
- G1 期 ·· 252
- G2/M 期 ·· 252
- Ganciclovir ··· 141
- GATA1 ··· 156
- GC：germinal center ······································· 031
- germinal center B cell ··································· 038
- GM-CSF ·· 173
- Golgi 体 ··· 222
- GP1 アンカー型膜蛋白 ····································· 162
- graft versus leukemia（GVL）効果 ················ 062
- GVHD ··· 063, 201
- GVHD の臨床 ·· 188
- GVHD 発症頻度 ·· 193
- GVL ··· 185, 202

■H

- GVL 反応 ··· 062
- GVT（graft-versus-tumor）······························ 185

- H 鎖沈着症 ·· 225
- HE 染色 ··· 043
- HE 標本 ··· 041, 050
- hematopoietic dysplasia ································ 167
- hemopoietic dysplasia ··································· 167
- HEPA ·· 141
- hepatic VOD ·· 192
- HER2（上皮増殖因子）····································· 051
- highly aggressive lymphoma ························ 053
- HIV 感染症 ·· 172
- HLA ··· 193
- HLA 一致同胞間 BMT ································ 128, 133
- HLA 抗原 ··· 131
- HLA6/6 座一致同胞間移植································ 131
- HLADR15 ·· 174
- HSC ··· 129
- HSV ··· 191
- HTLV-1 ··· 037
- human myeloid nuclear differentiation antigen（MNDA）遺伝子 ······································· 163
- hyaline 様物質 ·· 224
- hyperviscosity syndrome ······························· 233
- Hyper CVAD 療法 ··· 278
- hypoplastic MDS ··· 162

■I

- ICAM-1 ·· 202, 221
- IDA ··· 120
- IgG ··· 036
- IgH ·· 032, 033, 035
- IgH 遺伝子転座 ·· 253
- IgL ··· 253
- IgM ··· 220
- IL-1 ··· 202
- IMWG の国際基準 ··· 269
- indolent lymphoma ··· 053

institutional review board：IRB ……………056
insulin-like growth factor（IGF）-1 …………222
interdigitating cell（IDC）……………042, 043
Intergroupe Francophone du Myelome（IFM）
　の判定基準 ………………………………261
interleukin-6（IL-6）…………………………222
International Myeloma Working Group ……228
International Prognostic Index（IPI）………054
International Staging System（ISS）………262
International Staging Systemによる病期分類
　………………………………………………271
International Uniform Response Criteria for
　Multiple Myeloma ………………………276
in situ hybridization……………………………051
IPI …………………………………059, 063, 066
IPSS ……………………………………………160
ischemic colitis ………………………………140

■J

JALSG scoring system ………………………127
JMML……………………………107, 156, 161
JMMLの診断基準 ……………………161, 163

■K

kappa鎖…………………………………………050
karyorrhexis……………………………………158
Kostmann症候群 ………………………157, 176

■L

L鎖H鎖沈着症 ………………………………225
L鎖沈着症 ……………………………………223
LAF ……………………………………………141
lambda鎖………………………………………050
lamin B受容体 ………………………………172
LCDD …………………………………223, 225, 226
LDH ……………008, 012, 054, 055, 070, 078,
　133, 139, 140, 148, 193, 208, 209, 214, 217
Leukemia-Myeloma Task Force（MTF）の分類
　………………………………………………276
LFA-1 …………………………………………221
local osteolytic hypercalcemia：LOH ………228
LPS ……………………………………………202
lymphaplasmacytic lymphama ………………031

■M

M蛋白 ……………………………………220, 276
MAD遺伝子……………………………………252
MAHA …………………………………………193
malignancy type ………………………………167
MALTリンパ腫………………………………053
mantle cell lymphoma…………………………031
mantle zone B cell ……………………………038
MDS ……………………………………………169
MDSにみられる血球形態異常 ……………157
MDSの分類 …………………………………176
MDSの標準的治療 …………………………177
MDS-U …………………………………………161
MDS/MPD ……………………………………161
mesenchymal stem cell ………………………204
MGUS …………………………221, 236, 268, 270
MIBIシンチグラフィ …………………239, 240
micromegakaryocyte ……………………158, 159
MIP-1 …………………………………………223
MIP-1 α ………………………………222, 223
MIP-1 β ………………………………………223
MIT ……………………………………………120
MLL遺伝子 …………………………………102
MLL-ELL（MEN）融合遺伝子 ……………105
MMSET ………………………………………254
monosomy 7 …………………………………162
MOZ ……………………………………………103
MOZ遺伝子 …………………………………101
MOZ-CBP融合遺伝子 ………………101, 103
MOZ-CBP融合蛋白 …………………………102
MP療法 …………………………………268, 271
MPD ……………………………………………162
MPR画像 ……………………………………234
mPSL …………………………………………196
MRD ……………………………………035, 036
MRI……………………………………………025

mRNA ···································· 050
MTX ······························· 119, 195
mucosal cast ···························· 140
Multiple Myeloma ······················ 270
mycophenolate mofetil ····· 197, 200, 203
myelodysplasia ·························· 167
myelodysplastic syndrome ····· 156, 167, 168, 176
myeloid dysplasia ······················· 167

■N

N/K-RAS ································· 221
NEC ······································ 083
NK 細胞 ·································· 202
non-myeloablative or reduced-intensity HSCT
 ··· 132
Nonsecretary Myeloma ················· 270
NST（non-myeloablative stem cell
 transplantation ······················ 185
nuclear factor-κB（NF-κB） ········ 222, 280

■O

osteoprotegerin ·························· 223

■P

p-component ···························· 226
PAX5 ···································· 031
PCR 法 ·································· 035
Pelger-Huet 異常症 ····················· 172
perforin/granzyme ······················ 202
PET/CT ································ 240
Peyer 板 ································· 015
Ph 染色体陰性 ·························· 161
PHA ····································· 099
PI（propidium iodide）溶液 ··········· 036
PK/PD 理論 ····························· 125
Plasma Cell Leukemia ··················· 270
PML-RARA ····························· 107
PNH 型血球 ······················· 174, 175

POEMS 症候群 ·························· 242
pre-B 細胞 ······························· 220
preleukemic status ······················· 167
Pseudo-pelger 核異常 ············· 158, 160
PSL ······································ 196
PTPN11 ································· 161
punched-out lesion ······················ 232
PUVA ······························· 197, 200

■Q

quality of life（QOL） ·················· 137

■R

R-CHOP ································· 059
RA ······································· 168
RA/RARS ······························· 161
RAEB ··································· 161
RAEB-1 ································· 161
RAEB-2 ································· 161
RAEB-t ·································· 161
RANK ··································· 223
RANK ligand（RANKL） ············· 223
RARS ···································· 168
Ras シグナル ······················ 161, 163
RCMD ·································· 161
RCMD-RS ······························ 161
receptor activator of nuclear factor-κB（RANK）
 ligand ································· 222
RIST ···································· 185
RRT ····································· 190
RT-PCR 法 ························ 105, 108
Rubinstein-Taybi 症候群 ················ 107

■S

S 期 ······································ 252
Schwachman-Diamond 症候群 ····· 157, 176
SD（stable disease） ···················· 065
secreted Frizzled-related protein（sFRP）-2

......................................223
short-lived plasma cell 221
sirolimus 203
SKY（法）...............033, 098, 101, 106, 248, 251
small noncleaved cell lymphoma 061
smoldering acute leukemia 167
SNPs 034
Solitary Plasmacytoma of Bone 270, 276
SPECT 像 021
split signal 032
stem cell dysplasia 167
stromal cell - derived factor（SDF）-1α ...222
SWOG の分類 276

■T

T リンパ腫 044
T 細胞 201
T 細胞受容体 038
T 細胞受容体αβ鎖 036
T 細胞受容体β鎖遺伝子 031
T 細胞性リンパ腫 044, 050
T1 強調像 236
T2 強調像 236
TAM 156, 161
Tamm-Horsfall 蛋白（TH 蛋白）...........224
tandem autologous transplantation 262
TEL-AML1 108
TL：transient leukemia 156
Tl シンチグラフィ 239
TMA 193
TNF-α 202
total body irradiation（TBI）...........262
TRAIL 228
trisomy 8 173
trisomy 8 モザイク 176

■U

UVA 照射 197

■V

VAD 療法 258, 271, 274
vascular endothelial growth factor（VEGF）
......................................222
VCAM-1 ....221, 202
VCR 121
VDS 121
VLA-4 ....221, 223
VLB 121
VMCP 258
VZV 191

■W

WHO 分類 044, 095, 160, 166
WT-1 遺伝子 137

BLOOD MASTER
―血液疾患症例に学ぶ―

2008年10月1日 初版第1刷発行

[監　修] 内山 卓
[発行人] 赤土正幸
[発行所] 株式会社インターメディカ
　　　　 〒102-0072
　　　　 東京都千代田区飯田橋2-14-2
　　　　 TEL. 03-3234-9559
　　　　 FAX. 03-3239-3066
　　　　 URL. http://www.intermedica.co.jp
[印　刷] 大平印刷株式会社

ISBN978-4-89996-190-1
定価はカバーに表示してあります。